智慧治癌

主　编：何裕民

副主编：金泉克

编　委：杨　涛　张燕洁　朱秋媛
　　　　邹晓东　孙娜娜　陈秋月

C|S 湖南科学技术出版社

前言

这是笔者与笔者团队（主要是曾经的研究生及长期合作从事肿瘤治疗的临床医师等）所合著的又一本关于癌症防治的科普书籍。

———————————— 一 ————————————

笔者从 20 世纪 70 年代开始行医，80 年代醉心于癌症保守治疗，前前后后 40 余年。因为身份关系（笔者第一身份是医科大学教授），前后一共写了 60 余本书，既有很厚的专业书籍，也有权威性的百科全书（如主编《中华医学百科全书·医学心理学与心身医学》《中华医学百科全书·中医心理学》等），以及各类教材、学术著作；而自世纪之交开始接受国家任务，写下了全国中医院校统编教材多本（其中包括主编《现代中医肿瘤学》，2005），正是洋洋洒洒百万字的教材，启动了笔者后续18 年间颇多的肿瘤方面著作的问世。因为《现代中医肿瘤学》是中国协和医科大学出版社出版的，该书在国内外均有一定影响力。当时中国协和医科大学出版社社长袁钟教授几次约请笔者团队，希望将该书翻译成英文，推向国际，且已与多家国际出版机构达成协议推广。惜国际出版涉及环节众多，需要找专业翻译人才等，一时无暇顾及，此事只能遗憾作罢。但也由此引发了我们在肿瘤领域笔耕不辍。因为这一领域涉及大众的生生死死，人人关注。但其空白点甚多，甚至存在许多盲区和误区等，亟须普及常识，增添新知，开启民智，改善大众应对癌症的方式方法。

2008 年，笔者推出《癌症只是慢性病》一书，一炮走红，一时间"洛阳纸贵"，再版及重印十余次，销售几十万册，不仅传递了一个足以改变人们应对肿瘤行为的新观点（癌症是慢性病），改善了中国肿瘤防治现状，也斩获了科技成果奖。此后，我们又陆续推出《生了癌，怎么办》《生了癌，怎么吃》等（最近更细化精准到《生了肠癌，怎么吃》《生了乳腺癌，怎么吃》《生了肺癌，怎么吃》《生了胰腺癌，怎么吃》等）著作。而 2016 年，我们在总结以往治疗近 5 万例癌症患者第一手资料的基础上，提出了"抗癌力"的核心观点，在《抗癌力》（2016）一书中认为提升、呵护个体内在的抗癌力，对于防范及纠治癌症至关重要；且就抗癌力的构成，做出了颇为贴切的理论阐述。近期，我们又总结阐述了"惰性癌"的重要认识，认为癌症中存在着一类"惰性"现象（即：发展得不会很快，通常对人类健康危害不是很大），对此，人们对惰性癌的应对方式应该改进，而不能动不动就手术、放疗、化疗，滥杀无辜。前后林林总总关于癌症的几十本著作及科普书籍，折射出我们团队近 40 年来对癌症的探索、认知及应对深化、细化的思路；并在科学普及相关知识方面进行着不懈的实践，以提升中国社会芸芸大众对癌魔的认知水平及应对能力。

—— 二 ——

我们团队在系统介绍癌症中医药等防治常识（《现代中医肿瘤学》，2005）的前提下，总结认为癌症是一类慢性病（《癌症只是慢性病》，2008），这在全球范围内，是属于开创性的。在 2016 年，我们又提出"抗癌力"的概念，2020 年推出惰性癌

（《医学与哲学》，2021 年第 8 期）① 的理论。在这些理论认识及诊治经验的基础上，我们提出：防范及治疗癌症，不仅需要中西医等科学技术知识及技巧技能等，也需要智慧，并于新近撰有论文《应对癌：需要的不仅仅是科技，更是智慧》②。而本书就是这一重要认识的科普读物。其核心思想是：今天人类应对癌症有着很多方法手段，然而效果普遍不太理想。我们分析认为：重要的不只是高科技的"缺失"，也是智慧的"离场"。对付癌症只是迷信科技，而令智慧"虚化"，导致尴尬的癌症控制不佳等困境。我们从癌症本身的特别之处、临床实际案例、正反经验教训等，探讨了这个问题，指出既要认识到癌症的错综性，某些惰性癌无须大动干戈；又提出性质不明朗的时候几种可供选择的富含智慧的对策；并强调治疗癌症既需要中西医知识技能，向前努力探究高科技，也需要不时向后寻求历史智慧照耀，包括可吸取《孙子兵法》中的很多真知灼见。可以说，此书是我们团队 40 年来努力探究的结晶——从讲究药物的一般性"治癌"，到指出癌症是"慢性病"；到深入分析抗癌本质上应依赖于内在自我的"抗癌力"；到不盲目主张对大量"惰性癌"大动干戈；以至于到最后力主治癌还需要智慧，需要聪明才智，体现出一条清晰的思维发展脉络。我们相信，这些对所有关心癌症的患者家属及相关者，都是意义重大、开卷有益的。而且，本书是我们团队基于坚实的临床基础（诊疗 30 余万人次，5 万余例），系统分析研究后的原创性结论，故显得尤其与众不同及难能可贵。

---

① 何裕民、邹晓东：《肿瘤惰性病变与医疗干预》，《医学与哲学》2021 年第 8 期。
② 何裕民：《应对癌：需要的不仅仅是科技，更是智慧》，《医学与哲学》2022 年第 1 期。

最近，因统校本书，在权衡有关表达的同时，笔者常掩卷而思，过去临床的一幕幕浮现脑海，感慨万千。统校完书稿，滋生想写点东西的意愿及冲动，遂有了《应对癌：需要的不仅仅是科技，更是智慧》一文。

的确，防治癌症是半个多世纪以来全球投入最多，也是期望值最高的领域。笔者自从事癌症防治伊始，一直关注全球相关领域的进展，总是听闻乐观派说人们很快就将有效地"征服"癌症。一查相关历史，原来早在 20 世纪 60 年代，美国就把治愈癌症定为国家目标，如肿瘤权威贾伯出版了《治愈癌症：国家目标》(1968)。1963 年，时任美国国家癌症研究所所长的恩迪克特（K. Endicott）强调"下一步：完全的治愈，势不可挡"。即使今天，虽然治疗癌症捷报频传，新疗法层出不穷，攻克癌症的新成果几乎天天见诸报端；进入新世纪后，美国部分癌症的发病率/死亡率确有明显下降。但业内权威分析后认为"美国癌症发病率和死亡率下降的真正原因得益于美国人生活习惯的改变和对癌症过度诊断的减少"，而不是癌症治疗上的根本性突破。中国国家癌症中心赖少清主任医师认为：人们依然没有走出癌症治疗的尴尬境地，并概括出"神药不神，精准不准"的困顿。如靶向药物曾一度给人带来战胜癌症的希望，被认为是神药，但其实并没那么神奇。原因在于：

1. 靶向药物不能治疗所有的癌症，多数癌症没有针对性的靶向药物。

2. 即使有效，靶向药物也不能彻底治愈癌症，只不过是延长生存期；而且几乎所有靶向药物都会产生耐药性，耐药后就不好使了，甚至会促使病情迅速恶化。

3. 靶向药物也有不小的副作用，且不能精准地选择癌细胞。

故赖少清主任医师在《癌症的现状与困境、希望与出路》一文中指出：癌症问题陷入泥淖是因为"癌症理论的困境"，"生物医学模式的基因突变理论不能解释癌症的全部现象，不具备成为理论假说的条件"。"战胜癌症的出路"在于"癌症认识的理论突破"，并提出"强烈的应激负荷是癌症的重要病因"等理论。对此，笔者完全赞同，但似乎意犹未尽，还没完全触及癌症困境的真正痛点！

人类防治癌症的困境究竟在哪里？这也许是一时半会儿没法寻求一致的难题，各位专业人士仁者见仁，智者见智。根据认知科学常识，越是难解之题，越是需要"知己知彼"。这也是2500多年前中国古代军事家孙子的不刊之论。因此，这一破解谜团的智慧，一直指引世人（包括中国、欧美等多国贤士）获得洞悉之光，破解迷雾，以寻得案底之举。

这里，"知己"是对人类自我能力的认知。对此须检讨：对于癌症，人们或自视过高（如上述的癌"完全治愈，势不可挡"）；或自我极度蔑视（如曾经在中国广为流传的"十个癌症九个埋，还有一个不是癌"）。现在通过努力，人们多少有了点"度"，有了点进步，却还远远不够！各种神药、精准药、靶向药物的不神/不准就是其典型体现。

就本质而言，关键更在于"知彼"很差，没达到探明"癌症"奥秘的境地。对癌症（彼）的认识，太受制于旧的学说窠臼或习惯认识了。

近300年来，经典物理科学的进展，催生了大工业化进程，后者的巨大魅力又潜移默化地滋生出"科学＝简洁"的坚定信念——万事都须寻求最简洁的答案。而简洁的往往也是最本质的，等同于科学的！因此，人们在癌症探寻中也同样前仆后继，奋勇探究，提出了数十种简洁的科学解读。这些解读，有的契合这类现象，但不符合那类临床表现；或仅在一定条件下有所契合，甚或都不契合。可以说，尚没有一种解读能"解释癌症的全部现象"。用英国皇家科学院院士、血液病（血癌）专家格里夫斯（Mel Greaves）形象的话说，对于癌症，人们现在只是"蒙着双眼的射手"。因此，陷于迷茫中"不神""不准"是再正常不过的事了。这，才是癌症应对中人类遭遇的真正困境！

笔者丝毫没有嘲讽肿瘤学界付出的巨大努力之意。因为大家已有共识：癌症是有史以来人类遇到的"真正的对手"——这个对手太多样化、太狡猾、太强大，且太有智慧了！一点都不输给近期正在肆虐、已导致 3 亿人感染、500 多万人丢失性命的新型冠状病毒肺炎及其不断变异的新病株，虽然后者无影无踪地就打得整个世界人仰马翻，慌乱不堪；欧美等发达国家更是黔驴技穷，纷纷尴尬地按下社会的"暂停键"。但新型冠状病毒总有消解之时，而癌症则不然，它注定会与每个人（至少半数以上人群）打交道，因为有资料确认：现在活着的人，半数以上会在一生中某个时候遭遇到它。故亟分析防治癌症究竟困在何处，如何破解，以便让芸芸众生能够更从容地应对它！

———— 四 ————

我们先进行必要的历史反思，知道过去走过的路，有助于审视今天正在做的事。《众病之王·癌症传》是印度裔美国肿瘤医师及科学家悉达多（Siddhartha Mukherjee）的成名作，书中他系统回顾了全球百年的肿瘤治疗演变史。此书一经出版，便风靡全球，并很快获得了普利策奖（The Pulitzer Prizes）①。因此，可以视为全球癌症治疗演变史方面的佳作。

现试着梳理《众病之王·癌症传》归纳的全球癌症治疗之

———————————

① 普利策奖是全球新闻及纪实领域的国际最高奖项。

演变：

癌症的现代治疗，当从审视手术开始。自 19 世纪中叶以来，外科医师逐渐向癌症发起大无畏的进攻，借大范围手术以切除肿瘤。例如，19 世纪末杰出的外科医师霍尔斯特（W. Halsted）声称开始了他的"一个更根治性的"乳房切除术，以至于最后发展成"超级根治性"。在他的影响下，外科医师对乳腺癌等疾病患者纷纷要求切除其乳房、胸部肌肉、腋窝淋巴结、胸壁，以及部分肋骨、胸骨、锁骨及胸内淋巴结等。外科根除术仿佛是能够解决癌症问题，恢复健康的神秘仪式。结果，时至 1981 年，大数据对照结果公之于众：根治性手术组与其他治疗方法组在统计学上并没有任何差异；而接受根治性乳房切除术的妇女往往付出了身体上的沉重代价，却没有在存活率、再生率和死亡率方面获得相应收益。而此前的近一百年间，已至少超过 50 万妇女接受根治性乳房切除术"根除"癌症，许多人不仅没有很好地活下去，而且，最后时光还被永久性地毁形了。最终，当根治性手术在 20 世纪 80 年代被证明失败之际，整个癌症治疗的外科扩大根治文化也随之消融。如今，再谈根治性乳房切除术等已属罕见了。

作为癌症治疗三斧头的其他两大法宝——放疗、化疗也差不多。从 80 多年前发现放疗对部分癌症患者有效后，放疗便开始大行其道，以至于到后来的不断强调扩大放射视野以求放疗根治癌症。最终结果却表明：这是有失偏颇的，放疗需要慎行。而始自 20 世纪中叶的化疗，一度也使人们对其信心十足，以致到 70 年代发展出多种化疗药物的组合。更为厉害的是，同一个人身上甚至一次性同时用 6～8 种化疗药物（平克尔，Donald Pinkel）；有人曾称颂平克尔博士的化疗是"将'治愈'这个概念带到了癌症领域"。然而，另一方面，患者本人恐惧化疗，犹如进入"全面地狱"。尤其值得一提的是南非的医师沃纳·贝兹沃达（W. Bezwoda）的化疗，他是20世纪80～90年代世界范围最"杰出"和最"成功"的癌症专家。他采用大剂量化疗加移植的方案，每位患者花费数十万美元，取得了征服乳腺癌的"非凡成功"，轰动全球。全世界有4万名乳腺癌妇女进行了这类治疗。结果，世纪之末的2000年2月，真相披露：整个事件就是欺诈、数据捏造，一场骗局。随着贝兹沃达的身败名裂，狂妄的化疗征服疗法终于偃旗息鼓，很不情愿地退出了它曾主导过的癌症治疗舞台。

梳理这些并不是为了指责医师，而是认为大多数医师兢兢业业攻克癌症的背后①，自有一种更深层次的意识在主导并操控着他们：这就是西方的军事思想。

人们素有医家如兵家之说。治病确与打仗有相似之理。可以肯定地说，西方医学的治疗指导思想与西方军事思想同源。癌症治疗中便鲜明体现这一特点。众所周知，影响近代西方的军事家首推克劳塞维茨（K. G. Clausewitz），他号称"西方兵圣"，认为战争的目的就是消灭对手，必须借武力决战，原则是最大限度使用全部力量；尽可能集中兵力于主要突击方向；打击须突然、快速、坚决和彻底……第二次世界大战中苏德战争不正是体现出这些吗？上述癌症治疗的演变史，也正折射出其清晰的理路。

我们暂且把视野放宽点，看看军事战争思想的变革。

1993年美国打伊拉克，柯林·鲍威尔（C. L. Powell）任美国参谋长联席会议主席，这是美国最高军阶的将领，他是有一定哲学头脑的，年轻时曾参加了60年代的越南战争。回忆录里他认为当时的越南战争受克氏的军事思想影响，美国用的是

①　在此，南非的贝兹沃达医师是个例外。我们相信他早期的化疗治乳腺癌，应该是确有一定效果的，只是盛名之下，其实难副，最后只能选择造假来博取更多关注。

"破城锤战术"——以绝对优势兵力，快速压进，充分利用现代化武器，争取第一时间击垮对手，结果却在越南战争中惨遭失败。而到了伊拉克战争时期，他已身居高位，有了话语权，遂力排众议，抛弃欧美传统的战术思想，用另类的中国游击战中的"四两拨千斤"的战略思想。其结果是，在美伊战争中，他领导美国军队重写了国际军事思想史。

反观当今主流的癌症治疗，不正是上述"破城锤战术"的简单复制吗？

时至今日，仍旧恪守于陈腐的"破城锤战术"主流的癌症治疗，是不是也应该适度反思一下而改弦更张呢？！

其实，鲍威尔一改美军原先的军事战争思想，本质上不在于其他，只是添加了智慧成分——既靠军事实力，也借助于所谓"四两拨千斤"的东方智慧！

这也是本书想重点讨论的主题。

五

很显然，想借助生物科学视野对癌症获得一统的认知，此努力已陷入困境。癌症防治中，欲想获得良好疗效，按照《孙子兵法》的教导，"知彼（癌症）"是必需的。而在常规科学陷入无解及困境之时后退一步，就其更宽泛性质进行哲理分析，不失为有价值、有智慧的举措。换句话说，科学探索遭遇困境时，借助哲学思维未尝不是一条路。

在笔者看来，今天临床常见的癌症（包括形形色色的"恶性肿瘤"），其实根本不只是一种病（或者一大类病），它不仅大大小小有300余种，而且即便是同样的肺癌，同样的肺腺癌，基因雷同，其表层差异巨大、背后机制错综复杂，并不存在真正的共性之处！要说"共性"，充其量是因为癌症（恶性肿瘤）只是原先没有（或不应有）而新近发现的，也就是通常说的

"异常增生"；再加上组织形态上的不太契合于"常态"，遂定义为"蜕变"或"癌变"等，这就是"彼"（癌细胞）之本质。在生物模式窠臼下，人们太想把"彼（癌症）"纳入某一类"病"（disease）的"现成框架"之下，遂有了人们拼命努力而不太成功，却越挫越勇的勇气及尴尬。

笔者喜欢隐喻：体内被发现有癌细胞，类似于社会有"坏小子"；坏小子可以是偷鸡摸狗的、好吃懒做的、有坏念头的，或为非作歹的、欺行霸市的，甚至杀人越货的⋯⋯差异巨大，一同于癌！如此宽泛地寻找其一统的共性，给出"简洁"的答案，客观上存在吗？可能吗？有意义吗？⋯⋯众所周知，辩证法的核心是"具体问题具体分析"。这对癌症研究及防治来说，同样是重要的。

六

1982 年，笔者在北京聆听了内科大师张孝骞的一堂课，受益良多，终身享用——他说他一辈子看肠伤寒，看了 2000 多例患者，却没有两例是完全相同的。这一说法很像黑格尔所说的"天下没有两片树叶是相同的"一样。这其实是契合哲理的。传染性的肠伤寒尚且如此，更何况比肠伤寒复杂得多的癌症呢？因为肠伤寒是伤寒沙门菌引起的，病因非常明确，单纯简洁得多了！而癌症呢？癌症临床表现的差异就十分鲜明，更不消说其内在本质的不同！人类应对癌症的困境，正是拘泥于以往模式成功之后的作茧自缚，希望按图索骥，硬套在千差万别的癌症中，这是典型的削足适履！

至少，在我们看来，拷贝常规疾病的研究范例，试图对癌症做出清晰划一的界定不足取，也绝无可能性。每个癌症的案例都是"个案"！即使同样是肺癌，甚至基因雷同，仍因人而异，甚至差异很大。对此，40 年前张孝骞就"肠伤寒"的教诲，一直回响在笔者耳边。本书中很多案例，也说明了这一点。

因此，笔者认为第一要义是须对癌症区别对待，不奢求癌症的共性机制及简洁要点；别试图给癌症做出划一且清晰的定义，并以科学统一模式以应对。而应借鉴临床，悉心观察追踪，理解其基本特点后，逐步深化对其细节及异同的具体认识——善于做出如同中医学所说的"因人""因病""因时""因地（境地/场景）""因个性"而异的、恰如其分的应对，以求枪鼓相应、锁钥匹配。如此，才能追求患者长期效益最佳化。

已有著名学者指出，癌症，是人类碰到的"真正"对手！不是说以前没有癌症，而是说以前的癌症并没成为人类急须面对并着力解决的巨大威胁。过去的健康威胁很多，如感染、传染病、器械伤、流行病、代谢病、自身免疫性疾病等，且人们应对这些疾病大都取得了耀眼的成绩，但它们的性质大都与癌症截然不同。这不同体现在多方面。前面说的这些疾病相对而言都比较简单、单纯，而且是异体的，可以清晰地区分出"敌""我"来，但癌症则不然。要错综复杂得多了。至今为止，人们还很难系统勾勒出癌症与正常组织的清晰界线。

笼统地说，癌症具有下列鲜明的特点：

1. 癌症是自体细胞的变异，或说自身细胞的"异化"。癌细胞与自身细胞同根、同源、同种。可杀死癌细胞的，往往也伤及正常细胞；"补益"正常组织的，一不小心也可能"补癌"！故《众病之王·癌症传》的作者悉达多引用美国专家意见说："化疗之难，就像想用同种药物烂掉右耳，却须保全左耳那么困难！"

2. 癌变起因或诱因复杂。可以说，所有影响生命过程的因素，都可能起着某种作用。笔者意识到，本书中提到的患肺癌的女军旅作家，其感性细腻、多虑，有挥之不去的担忧，容易处在应激状态等，就是潜在的、促其癌变不消停之因，成为阻遏康复的拦路虎，从而导致其不幸去世的潜在因素。

3. 作为活泼的生命体，癌细胞等同于病毒，顽强生存下去是其生物本能。不断适应、变异、逃逸、迭代等，目标是顽强延续下去，这是它们的共性特点。故癌细胞不断表现出耐药、暂时潜伏、变异、转移、逃窜、复发、回缩、自愈等特征。癌细胞与病毒都有"智慧"，人类必须承认这点。有智慧的癌细胞碰上"蒙着双眼"的鲁莽的人类，其结局不难预料！

4. 就中医学视野来看，几乎所有的病症都呈现出邪正两势力的争斗态势，相互消长中决定了该病的转归。尽管中医学仍恪守此睿见，但它却没能登堂入室，成为现代医学（西医学）的主导性认知。主流的现代医学依然聚焦于某一具体的"邪"，并视其为病本——如冠心病核心在于斑块阻塞，新型冠状病毒肺炎关键是病毒肆虐，癌则是癌细胞增殖失控。故对策就是着眼于发明种种对抗性措施：消斑块、抗病毒、抗癌等，不一而足。然而，既然是复杂的互动，涉及双方；只抓一极，难免顾此失彼，春风吹生，永无消停。这就是癌症临床困境哲思之果。

在上述意义上，癌症，构成了人类真正的对手。鉴此，应对癌症更需要智慧！

临床事实可以开导人，也可以帮助深化对癌症的认知。20多年前，一位胰腺癌手术失败者的康复历程，犹如醍醐灌顶，令笔者醒悟其趣。

徐某，女，时年45岁，2000年1月初因确诊胰腺癌在上海中山医院破腹探查，胰腺头见 5 cm×5.5 cm 灰白色硬块，包裹大血管，发硬，没法切除，主刀主任医师是其亲戚，只能放弃，建议用中医药善后，故找到笔者。当时她伴有严重胆结石、胆囊炎，但患者不知实情。中医药治疗后，当年 10 月份，徐某恢复上班。她在龙华寺附近工作，有人走漏风声，她知道自己是胰腺癌，无法手术，但其性格乐观，大大咧咧，认为既然治疗后症状没有了，应该是好了，就快乐地活着。2003 年秋，她心窝下又疼痛，一查，胆囊炎、胆结石发作。这时，查体其胰腺头部已正常，胆囊里一大把结石，她还想保守治疗，笔者说治不了，手术才是根治性的。你还是找亲戚做手术吧。该主任最初不同意，因为腹部开两次刀风险很大。不过，经过检查，看了 CT 后，该主任愿意一试。手术打开腹腔后，主任傻眼了，因为徐某的胰腺与两年多前见的完全不一样，已完全光洁、柔软，呈现正常暗红色，遂切除了胆囊。因此事震动颇大，有中央媒体专门做了采访报道（2004 年 7 月 17 日中央电视台《科技之光》）。22 年过去了，患者现已退休多年，一切都很好，常来看我，无任何不适。此事的重要提示是：癌是生物细胞，是在变异中发展的；既可往前走，也可往后退（回缩、自愈）。诸多不利因素消解后，可退回来，甚至回到正常状态，故某种程度而言癌是"可逆"的。而且，我们坚定地认为，癌症也是有智慧的，人类需要充分调动智慧，以应对癌症。本书就从这一方面进行探索。

九

在不断地临床学习、分析案例过程中，我们不经意地收获经验。因此，近些年来，一旦临床条件许可，癌症的诊疗须借互动视野，兼顾双方消长，而不是一味地滥杀。由于"所有影响生命过程的因素"都可能影响癌症及双方的消长；相对说来，癌细胞又较为强势，生命力更旺盛，故早期需抑杀其态势，并着重于消解可能助癌生长的危险因素，哪怕只是潜在的。这就是笔者40年来防治癌症的一孔之见，亦即传统理论"扶正抑邪"的旨趣。笔者认为"扶正抑邪"的现代含义，需借助手段，细化深化而令其登堂入室。

而一旦病情相对稳定，癌症患者应当也着力背景性因素的纠治。早期，当患者深处于痛苦之际时，进行综合治疗有点为时过早。只有症状稳定、基本危险消除后，再采取综合措施，患者才可能积极配合。因为前面阶段对患者来说，消除症状，获得安全感才是最重要的。而这时候的综合配合，对患者的长期康复，至关重要。

十

人们现已开始重视惰性癌。我们刚发表的研究论文指出，惰性癌的确较普遍存在。惰性癌自是应强调稳着点，别大动干戈，具体可参见相关论文。然而，惰性癌与进展型癌之间并非泾渭分明：惰性可加速发展为进展型；进展型有所控制，也可转为惰性。临床怎么取舍决定？何时该"不战""慎战"？何时又该全面开战？尺度如何把握？这既是专业性很强的难题，其中也浸透着智慧，非一篇短文所能涉略。在此不想就专业问题全面展开。仅想谈谈当属性并非十分明确之时，该怎么应对之智慧。

首先，须确立这一思想——"观察，未尝不是积极的诊疗措施"。须知，癌症的早治疗不见得都是正确的。有时，积极观察更重要。观察不是鸵鸟政策，不是消极回避，更不是拖延，而是资深医师指导下的悉心分析，并可采取相应的调整措施，努力消解症状；同时静观其变，以便采取更合理的对策。

其次，须确立几个原则：如患者并无特异性症状；非高危人群（如肺有磨玻璃结节但不抽烟）；情绪尚稳定，并非焦躁不安（或能控制焦躁）；年事相对已高，综合评估创伤性治疗得不偿失；通过说理能够坦然接受……此时，积极观察也许最正确。此外，医师比较有把握加以控制的，也以积极观察为宜。

最后，明确设定观察时间、方法、目标等。如肺磨玻璃结节连续观察，400天倍增不到一倍，按照现有的研究标准，就算稳定，诸如此类！

至于靶向药物的运用智慧、免疫疗法的运用经验，也非常丰富及重要，往往决定着最终治疗的成败。但这一问题十分专业，本书多多少少都有所涉及，可以参阅之，也可以共同商讨之。

笔者信奉"从容面对老而死，尽量避免未老先死，力戒过度/不当治疗而死"。癌，既要积极诊疗，也要避免过度及不当之治，才算是优雅而有智慧的活法。

鉴此，笔者认为，本书对许多人，尤其是为癌症所困所苦者及其家属，或者从事相关研究者，都会是开卷有益的。

让我们像尊重科技一样，尊重智慧吧！

上海中医药大学教授，博士生导师
中华医学会理事兼心身学会原会长　　　何裕民
2022年1月10日于上海

目录

第四章　现实中面对癌症：该如何智慧地应对 / 141

第六章　癌性难治性症状的调控技巧 / 227

1

喜忧参半的
癌症治疗

夫以铜为镜，可以正衣冠；以史为镜，可以知兴替；以人为镜，可以明得失。

——《旧唐书·魏徵传》

癌症，曾被称为"不治之症"。尽管目前许多癌症依然治疗效果较差，但至少40％的癌症是可以预防的，且现阶段癌症五年生存率大有改观，约70％的患者可以长期生存。

—— • 第一节 • ——

百年抗癌史回顾

回顾人类百年抗癌史，喜忧参半。在癌症研究、预防、治疗及康复领域，我们虽然成就斐然，但暴露出许多亟待解决的难题及症结！只有真正直面癌症时，人们才猛然发现：紧急时一剑封喉之法太少！相当多的患者或家属仍处在极度无奈及焦躁之中。

一、好消息：源源不断

随着医疗科技及临床诊疗水平的不断进步、经验的不断积累，癌症防治中的好消息源源不断，纷至沓来——人们几乎天天都能获悉癌症治疗新进展，也似乎感受到了越来越多的癌症治疗新希望。

（一）新药/新疗法，层出不穷

过去100年间，关于癌症的新药/新疗法不断涌现，手术、化学治疗（化疗）、放射治疗（放疗）、中医药治疗、微创治疗、靶向治疗、免疫治疗，等等，层出不穷。至于究竟有多少种癌症治疗方法，连专业医生都没法说清楚，更何况是一般的患者和家属呢？真可谓是刘姥姥进大观园，眼花缭乱，不知所措。我们目睹了一个个里程碑式的发现！限于篇幅，这里不可能对癌症的研究成果做出细致的划分，仅罗列近50年来抗癌领域具有里程碑式的成果，与大家共享：

1970年，放射性粒子植入应用于前列腺癌及其他癌症治疗。

1971年，创伤更小的乳房切除术用于早期乳腺癌患者。

1974年，CT面世，为肿瘤的筛查提供了更清晰的影像学依据。

1975年，辅助化疗用于早期乳腺癌治疗，提高了乳腺癌患者的治愈率。

1981年，乙肝疫苗诞生，使得肝癌发病率显著降低。

1990年，腹腔镜手术的应用，最大限度地减少了手术创伤和恢复时间。

1997年，第一个芳香化酶抑制剂阿那曲唑被批准用于治疗ER阳性的绝经后晚期乳腺癌。

1997年，预防性手术有助于提前防范高风险女性的乳腺癌和卵巢癌。

1997年，首个靶向药物利妥昔单抗（美罗华）用于治疗非霍奇金淋巴瘤（NHL），从根本上改变了这类癌症患者的治疗和预后。

1998年，新辅助化疗诞生，目标是缩小肿瘤，以便手术切除。

2003年，科学家成功绘制出人类基因组图谱，标志着人类基因组计划的初步完成，燃起了以"精准医学"模式治疗癌症之希望。

2006年，人乳头状瘤病毒疫苗被批准用于宫颈癌的预防。

2010年，第一个人类癌症治疗疫苗获批准。

2011年，抗CTLA-4抗体伊匹单抗（Yervoy）被批准用于治疗晚期黑色素瘤。

2013 年，癌症免疫疗法 CAR-T 开始应用于儿童白血病的治疗。

2014 年，免疫疗法 PD－1 制剂被批准用于治疗各种实体瘤。

2017 年，第一个癌症基因治疗被批准用于儿童和青年人的血液和骨髓癌。

2019 年，FDA 批准 PD－1 抑制剂阿特珠单抗用于一线治疗局部晚期或转移性癌症。

……

回顾过去抗癌百年，可以说，人类努力抗争癌症的脚步从未停顿过。

首先，人类对癌症的认知发生了颠覆性的变迁。过去，癌症被称为"不治之症"，坊间流传着"十个癌症九个埋，还有一个不是癌"之说，人们一听说"癌"就不寒而栗。2002 年，何裕民教授曾做客上海人民广播电台 990 的《民生健康》栏目，他明确提出：多数情况下，癌只是人类衰老进程中难以避免的一种偏差，或者说是衰老性的生理异常，它就像高血压、糖尿病那样，多数情况下是躲不过去的，但只要合理应对，它不过是种慢性病。现在临床数据证实：70％的癌症患者可长期生存。癌，已然成为一种"慢性病"，并变得不那么可怕了！

为此，何裕民教授率先总结出"癌症是慢性病"，于 2006年以论文形式详加阐述。并于 2008 年出版专著推广这一理论。这是在世界上最早明确提出并系统化阐述这一观点的。为此，他获得了上海市科技成果奖。

在治疗方面，人们也从最初的束手无策，听之任之，到如今拥有了手术、放疗、化疗、中医药治疗、生物免疫治疗、基因靶向治疗等多种有效措施。尤其是近十年来，癌症靶向治疗与免疫治疗更是捷报频传，在一小部分患者身上甚至取得了治愈性效果。就拿大家耳熟能详的靶向药物治疗的着眼点来说，也是五彩缤纷，其作用机制可分为激素疗法、信号转导抑制剂、基因表达调节剂、凋亡诱导剂、血管生成抑制剂、免疫疗法和毒素传递分子等多种通路。如具体到药物，那可以更明确地说，至少有几百种；若细化到某一癌种的具体用药，每种常见癌症至少有几种到十几种靶向药物可供选择，如最常见的、发病率最高的肺癌，其肺腺癌常用的靶向药就有克唑替尼、厄洛替尼、吉非替尼、埃克替尼、阿法替尼、色瑞替尼、艾乐替尼、曲美替尼、达拉菲尼、雷莫芦单抗、阿特珠单抗等。

　　免疫治疗是近几年的癌症研究热点与焦点，在 2013 年美国《科学》（Science）杂志评选的十大科技突破中，"肿瘤免疫治疗"居首位；而 2018 年的诺贝尔生理学或医学奖也颁发给了癌症免疫治疗领域的相关人员。免疫治疗最早被大家所熟知是因为美国前总统卡特，他用免疫疗法"治愈"黑色素瘤的"亲身"经历，让更多人认识到免疫细胞治疗的切实疗效与无限可能的事实。免疫治疗已成为继手术、放化疗之后的又一比较有竞争力的潜在治疗方式；而且也已取得了一些成就。CAR-T 疗法、免疫点抑制剂，如 CTLA - 4 和 PD - 1 等，还有我们熟悉的 DCs、溶瘤病毒等免疫疗法，都在肿瘤治疗中取得了一定疗效。免疫治疗作为医学领域最前沿的技术手段之一，已成为许多濒临绝望的癌症患者渴望抓住的最后一线希望。

　　这些重大突破自然吸引了更多人的注意。即使是 2020 年，虽然国内外依然持续笼罩在新冠肺炎疫情的阴霾下，但世界医药行业对于抗肿瘤新药的研发热情丝毫未减，反而快马加鞭，好消息持续不断。许多制药企业在抗癌药研发领域也竞相投入巨资，大量风险投资迅速跟进。仅美国，2020 年共批准了近 50 种新疗法，覆盖了十大实体肿瘤治疗，使得很多癌友等来了新的希望和治疗的多种选择。除此之外，还有多款正在研发的抗癌新药也显示出广谱抗癌的实力。终于，人们看到了征服癌症的可能性正一步步变成现实。

（二）5年生存率：更上一层楼

随着新疗法和新药物不断涌现，癌因性死亡人数也有所下降，5年生存率（确诊为癌症后，活过5年的患者比例）明显升高。要知道，九成以上患者的癌症复发或转移发生在手术后5年之内。一般来说，一个癌症患者如果能活过前5年，虽然不能等同于患者不会死于癌症，或者体内已经没有了癌细胞，但至少后面的复发风险会降低很多；而且，很有希望临床治愈或长期存活。因此，这的确是一种很好的兆头。

当然，需指出的是，欧美癌症死亡率的明显下降，始于世纪之交前的社会有效抗癌措施，包括戒烟、控酒、定期筛查等。但可以预料，抗癌新疗法/新药物不断涌现，将进一步增强这一趋势，令癌症防控效果更为改观！

2018年1月，世界顶尖医学杂志《柳叶刀》（*The Lancet*）发表了2000—2014年全球癌症生存率变化趋势监测研究报告。该研究报告详细分析了全球71个国家和地区、18种主要癌症患者5年生存率变化的趋势、地区差异及部分国家和地区所采取的癌症预防、筛查措施等，这是目前在全球人口癌症生存率方面最详尽、样本数据最多、最权威的研究报告之一。研究结果显示：全球范围内，癌症生存率普遍呈上升趋势，即使一些致死率很高的癌症也不例外。

以乳腺癌为例，在2010—2014年中，澳大利亚和美国的乳腺癌患者5年生存率已经分别达到89.5%和90.2%；对于胃肠道肿瘤，亚洲国家的患者5年生存率水平较高，例如，韩国的癌症患者5年生存率中的胃癌为68.9%，结肠癌为71.8%，直肠癌为71.1%；日本的食管癌患者5年生存率为36.0%（全球平均10%～30%）。50年前，美国的癌症患者5年生存率就已经差不多达到 49%，而现在更是达到了 70% 以上的水平。

目前，以下 5 种类型的癌症治愈希望更大：

（1）前列腺癌：5 年生存率约为 99%。

（2）甲状腺癌：5 年生存率约为 98%（取决于不同的组织类型）。

（3）睾丸癌：5 年生存率约为 95.1%。

（4）黑色素瘤：5 年生存率约为 91.7%。

（5）早期乳腺癌：早期（0 期和 1 期）5 年生存率为 99%～100%！

在中国，近年来肿瘤的防治水平也一直在提升，除极个别癌症（胰腺癌、卵巢癌、儿童急性淋巴性白血病等）的 5 年生存率有所降低外，总体 5 年生存率均呈上升趋势；目前已从 10 年前的 30.9% 提升到 40.5%；其中，乳腺癌与宫颈癌的 5 年生存率在近十几年提升幅度较大；尤其是乳腺癌的 5 年生存率提升最高，达到 83.2%；已经与日本相差不大。虽然，中国癌症患者整体 5 年生存率与发达国家相比来说，仍然偏低，如肺癌、肝癌患者的 5 年生存率均不足 20%，分别为 19.8% 和 14.1%；胰腺癌患者的 5 年生存率最低，仅为 9.9%。不过大家也不要过于担心，其实某些肿瘤的生存率，我们是已高于美国等发达国家了，如食管癌，美国同期仅为 20%。

（三）胰腺癌为例：难治性癌症也曙光初现

何裕民教授 40 年前开始从事肿瘤治疗。当时，也就是 20 世纪 80 年代中期，上海地区的癌症治疗水平虽然是全国最高的，5 年生存率也仅为 28%～30%。但是到了 2018 年，上海有一份权威的官方报告：上海地区癌症患者 5 年生存率已经达到 54%，提升了近一倍。

我们从 20 世纪 80 年代开始治疗肿瘤，截至 2021 年初，已经治疗了 5 万余例。曾粗略地统计过，我们后期有数据的 4 万多例患者中，5 年生存率接近 73％。而且，我们接诊的那些肿瘤患者，绝大多数都是癌症晚期，相对来说，治疗比较麻烦，比较棘手，也比较难治①。其中，还有相当部分是胰腺癌、小细胞肺癌、印戒细胞癌、卵巢癌、脑瘤及肉瘤等公认的难治性癌症。

这些难治性体现在：①本即很难根治的癌瘤，且一般对现代疗法不敏感，如胰腺癌、脑瘤等。②已转移或复发了的癌症患者。③老年癌症或身体不堪手术、化放疗者。④迁延难愈或须较长期创伤性治疗的癌症，如卵巢癌、肝癌等。

以"癌中之王"的胰腺癌为例。众所周知，胰腺癌是目前真正难治性癌症之一，它预后最差，严重威胁人类生存。1990年至 2017 年期间，全球胰腺癌发病率增加了 12％，死亡率增加了 10％。而中国人的胰腺癌发病率也正逐年增高，据中国胰腺疾病大数据中心（CPDC）发布 4 年期最新研究数据显示，中国每年新发胰腺癌 9.5 万例，在所有恶性肿瘤中排名第 10 位，死亡率却排在第 6 位。由于它早期难以发现，确诊时 85％～90％已属晚期或已有转移，因此，只有约 10％的胰腺癌患者有手术机会；晚期胰腺癌的中位生存期仅 3～6 个月；即使手术后，5 年生存率也仅 9％左右（最新数据显示只有 7.2％）；化疗、放疗、微创、靶向等，都只是无奈的安慰性措施，且常常弊大于利，对生存质量改善或生存期延长帮助不大。我们曾对中外数据库收录的几十篇文献进行综合分析，发现不能手术的晚期胰腺癌患者，1 年生存率几乎都是 0。

胰腺癌的确"凶险"，且"凶险"之处在于人们无制胜之法，但我们如果换个思路，也许就"柳暗花明"了。至少，本

---

① 中国人习惯一般癌症早期都是先求助于西医的。而且，大多数都是先到大医院，走投无路才寻求中医药治疗。起初，我们只是一个以中医药为主的诊所，疗效提升，口碑四达后，才引来全国各地的患者。

医疗机构一共诊疗了 4000 余例胰腺癌患者。何裕民教授指导的一批博士们系统分析了其中的 1000 多例胰腺癌患者，治疗效果明显，1 年、3 年、5 年生存期都大大超过国际水平。而且，哪怕是晚期已无法手术的 100 余例患者，单纯借中医药（不包括加用化疗等）的，3 年生存率也达到了 40% 以上，且获得症状消解、生存质量改善、生存期大大延长等佳效。这篇分析论文发表在国内顶级的中医药学权威杂志上[①]。现在有赖于中医药而很好活着的胰腺癌患者有千余例，有几十位手术失败的晚期胰腺癌患者，已然活过了 15～20 年！

我们总结认为，对难治性癌症，患者病情往往比较错综复杂，单靠一两种现代方法常不足以解决所有问题。这时候，多种治疗方法的有序整合，就成了合理的对策和有效的选择。通过整合治疗，可使胰腺癌等难治性癌症也出现曙光。

二、坏消息，接踵而至

与此同时，癌症领域的坏消息也是不断涌现，接踵而至的。例如，在近期（20～30 年）内，中国的癌症发病率仍将居高不下，且还在往上攀升的过程中；癌症的疾病谱与以往大不相同；难治性癌症还会增加；晚期患者依然不少；虽然新的疗法的确很多，但其代价昂贵，临床治疗似乎仍旧有点黔驴技穷；很多来找我们的患者已经是各种治疗方法都用过了，江郎才尽，确实很棘手……

（一）癌症发病率居高不下，还会攀升

目前，非传染性疾病是全球人群的主要死因；癌症则已成为 21 世纪 64 岁以下人群死因的首位。并且，随着医疗水平的不断提高，民众预防意识的增强，脑卒中和冠心病等的死亡率

---

① 赵若琳、郭盈盈、阮益亨，等：《中医为主治疗胰腺癌的疗效评价》，《中华中医药杂志》2017 年第 4 期。

相对会明显下降；比较而言，癌症将成为阻碍预期寿命增长的主要疾病。曾有统计资料预测——把英国/美国的数据综合在一起，男性 2020 年还活着的，当中将近一半（48%～54%）一生中会生癌；女性则超过三分之一（34%～44%）一生中会生癌。也就是说，现在活着的人中，接近一半的人，一生中会与癌症打交道。换句话说，生癌将是人类的新常态。根据 2015 年世界卫生组织（WHO）估算，现在全球 172 个国家中，癌症是其中 91 个国家 70 岁以下人群的第一或第二大死因。

2019 年，国际癌症研究机构（IARC）发布了《2018 年全球癌症统计报告》，该报告对全球 185 个国家 36 种癌症的发病率和死亡率进行了评估。

2018 年全球癌症上升至 1 810 万新发病例，其中肺癌发病率稳居榜首，新发病例为 2 093 876 例（占 11.6%）；其次为乳腺癌，2 089 000 例（占 11.6%）；再次是结肠直肠癌，1 800 000 例（占 10.2%）。在死亡人数方面，2018 年全球癌症死亡人数约 960 万人；肺癌是死亡率最高的癌症，约为 180 万人；其中，男性肺癌死亡率为 22.0%；女性肺癌死亡率为 13.8%。

数十年来，我国癌症发病呈快速上升趋势，且这种上升趋势是与世界同步的。研究提示：癌症负担的日益增加主要是由老龄化造成的。在中国，现阶段癌症发病率远不是世界最高的，我们现在还远没达到世界水平。世界上发病率水平最高的是欧美发达国家，特别是北欧等。

2018 年中国癌症新发病例 430 万例，其中，肺癌新发病例为 774 323 例（占 18.1%）；其次为结肠直肠癌，521 490 例（占 12.2%）；胃癌，456 124 例（占 10.6%）。中国肺癌的人均发病率高于全球平均数；肺癌新发病例约占全球肺癌新发病例的 37%。且肺癌死亡人数位居恶性肿瘤死亡原因的首位，约为

63.1万例，占全球肺癌死亡的 35%；其次为胃癌（38.8 万例）、食管癌（37.0 万例）、肝癌（32.6 万例）、结直肠癌（30.4 万例）等。

全世界罹患癌症的人数在"迅速增长"，到 21 世纪中叶，癌症将成为全球头号"杀手"，也是阻碍人类预期寿命延长的最大"拦路虎"。癌症发病率持续上升，究其深层次原因，人口老龄化是其最主要因素；其次，信息技术的提高，使得各地癌症发病人数统计更加全面准确，促使数字提升；再次，诊断技术的进步，也使得确诊人数随之增加；还有生存压力剧增，以及污染、生活方式骤变等，这些都不同程度地促进了患癌人数的增加。

最后，须明确指出的是：癌症发病率的这种上升趋势，是一种客观规律，是与人类进步相伴随的客观现象。其因素复杂，平均寿命延长则起着基础性作用，基于此也可以解释为何越是发达国家，癌症的发病率越高等奇特现象。

（二）疾病谱变化，兼夹情况更复杂

曾经，癌症在中国的死因排位很是靠后。由于社会经济的发展，医疗卫生事业的进步和人们生活方式的剧变，我国人群的疾病谱已发生了巨大变化，由传染病为主逐渐转向慢性病为核心，这是当代疾病发展的总趋势。

据中国卫生部门记载：1957 年，我国城市居民死因前 5 位依次是：呼吸系统疾病、急性传染病、肺结核、消化系统疾病、心脏病，恶性肿瘤还没有踪影；60 年代后期，恶性肿瘤第一次出现在死因顺位中，排进前五；1975 年挤进了前三位，排在脑血管疾病和心脏病之后；而到了 2014 年，恶性肿瘤升至我国城市居民（64 岁以下）死因的首位。

21 世纪初，我国进行了 3 次死因回顾调查。第 1 次调查发现，我国常见癌症多呈地域性聚集。在这些地域内，1 种或几

种癌症的死亡率显著高于全国水平,我们称为癌症高发区。如肺癌高发代表区域在云南宣威,与当地人爱吃熏制的火腿、常年用敞开的燃煤炉取暖和做饭等生活方式有关。鼻咽癌主要集中在广东、广西、福建、湖南、江西等省;其中又以广东为多见,被称为"广东瘤"(恶性肿瘤的命名能冠以地名,这是唯一的一个)。肝癌高发代表地区则是江苏启东,肝癌是最具中国特色的癌症,全球大部分肝癌患者都在中国;究其原因,一是与乙肝病毒感染有关,这些地方的乙型肝炎患者本身就很多;二是启东一带气候潮湿,农民收下的粮食晒不干,容易发霉产生黄曲霉素,这是很强的致癌物,农民经常吃发霉的粮食,容易罹患肝癌。

第 2 次调查发现,恶性肿瘤死亡呈快速增长趋势,原有的上消化道恶性肿瘤死亡率居高不下;肺癌死亡率快速增长;乳腺癌、肠癌等亦呈上升趋势;且农村增幅大于城市;原死亡率水平较低的省份其增幅则大于原死亡率水平较高的省份;同时,出现了一些新的、某些肿瘤高发的地区。

第 3 次调查发现,大部分原高发地区的高发癌,如胃癌、食管癌、肝癌、肺癌、大肠癌、鼻咽癌和宫颈癌等的死亡率水平仍然高于全国平均水平;但其间差距与 20 世纪 70 年代相比,已有不同程度的缩小。一些地区原高发癌的死亡率已经有所下降,甚至接近于全国平均水平。

近 20 年来,随着对人类基因组的认识加深,最新研究显示中西方癌种有很多不同。肺癌先后取代胃癌、肝癌,成为我国病死率最高的癌症。究其原因,在于吸烟人群的增加、空气环境污染及人们不良的生活方式等。紧随其后的分别为肝癌、胃癌、食管癌、结直肠癌等。同样,我国癌症谱的分布特点呈现发展中国家与发达国家共存的局面:城市地区肺癌、女性乳腺癌、结直肠癌等高发;农村地区消化道肿瘤,如胃癌、肝癌、食管癌等仍旧相对高发；男性癌症发病率和死亡率均高于女性。

癌症异常错综复杂。因种类不同，它们的进化和体内的转移等因素也全然不同。即便是同一种类型的癌症，也往往千差万别。临床上，癌症患者的病情往往不是由单一因素所决定的，多数时候夹杂着多种错综复杂的疾病。人们需要区别对待，因人制宜。如谭先生是肝癌患者，2000年手术，手术不太成功，2年内出现腹壁种植、局部复发、膈顶部有病灶等多次反复情况；而他多次住院前后结识了十四五位同样病情复杂的病友，除部分后来接受中医药和综合治疗后尚活着以外，其余已先后去世了。故吴孟超院士曾动情地说："肿瘤的确是当前医学面临的大难题，我是搞肝胆肿瘤的，搞了几十年了，虽然疗效有所提高，但是提高得还是不快，而且问题越来越多，越来越复杂，发病率也越来越高。"

虽然，近几十年来无论是科研还是临床，都斥巨资投入；癌症天书似乎也被撕开了一个个小角；每次新疗法铺天盖地地介绍后，也能激起阵阵涟漪；但大都很快复归于平静。其实，对于癌症的复杂性，我们仍处于"盲人摸象"阶段。离完全认识它，征服它，或者根治它，还相距太遥远！我们始终认为：医学虽从整体上说已然成为一门科学，但临床诊疗很大程度上还受制于人们的经验、学识、灵感等，带有浓厚的技术与技艺等的色彩。而数千年来沉淀的博大精深之中医药学，除有理论认识等丰富内容外，更值得重视的是诊疗经验。特别是疑难杂症纠治经验，对于错综复杂的肿瘤，有时能从古人验案或经验中获取启迪，或可"柳暗花明"。

刚刚去世不久的吴孟超院士，虽是一位外科大夫，有70余年肝癌手术治疗经验，却对中医药特别看好。他不止一次地说，肝癌患者手术之后，往往就靠中医药维持而活着。他曾说过，他在20世纪60年代曾为一位肝癌患者做手术，50多年后该患者还活得好好的，就是靠中医药善后治疗。因此，癌症情况复杂，更需要综合方法，包括中医药等来综合维护、调整及改善。

（三）晚期患者有增无减，黔驴技穷者众多

医学界普遍认为，高于 1/3，甚至 1/2 的癌症是可以有效预防的。健康的生活方式和早期癌症筛查，是目前世界各国癌症专家公认的预防癌症的两道重要防线，尤其是杜绝不良生活方式、早期发现、早期治疗等。大量临床数据表明：癌症Ⅰ期的治愈率高达 90％以上，Ⅱ期为 80％以上，Ⅲ期则降为 40％以下，Ⅳ期则不到 10％。虽一直这么强调，但现实中为防范须主动采取行动，如杜绝不良生活方式等，人们做得并不好，大都存在侥幸心理，以至于我行我素，导致在我国就诊的癌症患者中，晚期患者依然不少，有 60％～80％的患者刚到医院确诊时，就已经进入中晚期，包括肺癌、胃癌、胰腺癌、肝癌、宫颈癌等，这些癌症大多早期没有征兆，到了有症状才注意，多数已属晚期，治疗常常很被动了。

根据 2009 年中国疾病预防控制中心的数据，我国胃癌早期的检出率低于 10％。2018 年，中国国家癌症中心通过多中心回顾性流行病学调查发现，2005—2014 年间，中国肺癌的ⅢB～Ⅳ（中晚期）的比例从 41.9％增加至 47.4％；Ⅱ～ⅢA 期（早中期）的比例则从 41.9％降至 31.5％。其实，只要提升 10 个百分点，就可以减少一大批癌症患者的死亡率！可惜，唯到痛时，方知有病！"斗而铸锥，不亦晚乎？"

（四）治疗之困境——神药不神，精准不准

关于癌症的防治问题，虽然近年来人们在对抗癌症方面发明了不少方法手段，诸如微创治疗、靶向药物治疗、免疫治疗等，但多数情况下似乎人们常处于黔驴技穷状态；在部分有效或仅是早期有效等情况下，不少人很快出现耐药或罔效；更有因不合理使用（特别是过度乱用、滥治等）还枉送了不少人的性命。本书主编十分敬仰的著名哲学大师高教授，患肺癌后早期疗效不错，被人劝说加强治疗后，在某医院做微创治疗，老人信心十足地自己走进医院，几天后则直挺挺地送了出来。主编何教授的老友，三航局某领导，患肝癌3年多其病情控制得很好，本计划与主编一起去杭州踏青，行前在他人劝说下试行"预防性"微创，加强及巩固疗效，不料横膈打穿，当即休克，随后高热不退，严重感染，几个月后死于多脏器衰竭。主编去看他时，老泪纵横，却无力应答，好不伤感……花了大钱走得更快，可不哀哉？而这类悲剧一而再，再而三地重复上演着，以致社会上出现另一极端反应——绝对排斥高科技手段！表现在部分患者身上，凡这类治疗及检查一概拒绝，有的还极其顽固；表现在某些医师身上，则把他不了解的一些疗法说得一无是处；有的中医师甚至对凡用过放化疗的患者一概拒治，不予接诊……不仅手段上黔驴技穷，观念上更表现为教条主义倾向，好不悲哉！

针对上述窘境，中国国家癌症中心的赖少清主任医师认为存在着"神药不神，精准不准"[①]的尴尬，人们并没走出癌症治疗的泥潭。如靶向药物一度给人带来战胜癌症的希望，被认为是神药，但实际使用后并没那么神奇。原因在于：①靶向药物不能治疗所有癌症。②不能彻底治愈癌症，只是延长生存期。③也有不小副作用，且不能精准地选择癌细胞。赖少清在《癌症的现状与困境、希望与出路》一文中，分析指出癌症问题陷入泥淖是因为"癌症理论的困境"，"生物医学模式的基因突变理论不能解释癌症的全部现象，不具备成为理论假说的条件"；进入新世纪后美国部分癌症的发病率/死亡率确有下降，但"美

---

① 赖少清：《癌症的现状与困境、希望与出路》，《医学与哲学》2019年第12期。

国癌症发病率和死亡率下降的真正原因得益于美国人生活习惯的改变和对癌症的过度诊断的减少",而不是癌症治疗上的根本性突破。

医学之父希波克拉底有一句名言:"知道是谁生了病,比知道他生了什么病更重要。"但在生物医学领域,到处充斥着"生物至上""技术至上",人们忽略了"人本"精神,忘记了医学的本质首先是敬畏生命,呵护生命,而不是其他。这一现象,在肿瘤治疗领域发挥得淋漓尽致。面对癌,人们一心只想征服它,无论何种类型癌,一定是类似程咬金式的"三斧头"开局:手术、放疗、化疗;当今则再加上各种新方法,轮番使用,也不管肉体之躯能否承受!一旦"三斧头"之类的征服性措施"没辙",便乖乖地缴械投降,患者只能认命等死。即使现在提倡的精准/靶向治疗等,亦不外如是!对治疗后病情曾一度稳定,后因种种因素而某些指标又现异常者,出于本能,常习惯于再次无休止地祭起化疗/放疗等老法宝;有的甚至病情十分稳定,仅仅是为了预防未来可能出现的复发或转移,就漫无目的地靶向或生物免疫治疗一起上,直至生命终结。且美其名曰,为了安全保险起见!以至于"癌未治好,人已走了"的现象一而再,再而三地重复出现。

说到底,这其实是人类对癌症本质及生命意义缺乏重新探寻及深入思考的恶果。在人们眼中,只有"癌"这个恶魔般的病,却把生命延续及其生活质量等都抛诸脑后。其实,多数情况下癌症只是慢性病,有时只是比较难以治疗而已!这些都已成为人们共识。慢性病通常不讲治愈,人们不应该一味强调"征服",完全治好。而且,从临床看,很多慢性病(包括癌症、冠心病、糖尿病等)有时的确还真的很难找到一个完全治愈之策。人们须知(无论是医师,还是患者,抑或家属):医学的宗旨,呵护生命重于征服疾病(包括癌症)!追求活下去,才是时刻努力遵从的第一要义。故呵护生存质量及生存时间应该和控制瘤体之大小及指标是否正常等，具有同等重要的意义。甚至，前者的意义更为重大！

三、癌症患者的"年轻化"问题

值得一提的是，癌症发病似乎呈现出年轻化趋势，这问题引起了人们的关注。

（一）年轻癌症患者越来越多

临床工作中，我们碰到不少 80 后、90 后，甚至 00 后的癌症患者。而新闻中也经常看到年轻人因癌症去世的消息，他们的名字我们似乎都能脱口而出：乔布斯，胰腺癌，56 岁；罗京，淋巴瘤，48 岁；傅彪，肝癌，42 岁；姚贝娜，乳腺癌，33 岁；年画娃娃邓鸣贺，白血病，8 岁……何裕民教授经手治疗的最年轻的胰腺癌患者 16 岁、卵巢癌患者 14 岁、晚期肝癌患者初中刚刚毕业……至于更年轻的一些儿童常见癌症，则不在此列，因为这些属于儿童本身就容易患的，而上述这些情况，着实有点例外。

因此，癌症患者年轻化问题，是近年来反复被提及的事。每当有年轻人得了癌症，人们就会关注是否会有更多的年轻人会生癌。

（二）权威研究提示：伴随着年龄，有升有降，情况不一

要回答这个问题，我们先简单罗列一组数据：2020 年，世界顶尖医学杂志、英国的《柳叶刀》发表了一篇研究论文，给出了一项关于 2012 年全球 20～39 岁的年轻人癌症发病率和死亡率的研究数据。相关数据显示：2012 年全球共约 100 万年轻人身患肿瘤，其中男性 342 721 名，女性 632 675 名，男女比例约 1∶2。按照年龄进行标准化处理，则年轻患者每年癌症总体发生率为 43.3/10 万。而据中国肿瘤登记中心的数据显示：2000 年，20～39 岁的年轻人每 10 万人约 39 人罹患癌症，到了

2013年该数字变成了每10万人约70人罹患癌症，这意味着，在短短的13年时间里，遭遇癌症的中国年轻人群体在急剧膨胀，发病率增长了将近2倍。

从已有的数据来看，得癌症的年轻人确实不少。其中，有些癌种发病率增加很明显，如乳腺癌、结直肠癌等这类与现代生活方式密切相关的癌症，不仅数量明显增加，发病年龄也越来越提前。尤其是女性乳腺癌，在相同年龄阶段，不同年份出生的女性，其罹患乳腺癌风险是持续升高的。60后出生的要比50后的风险高，70后的比60后的风险高，80后的比70后的风险高，90后的比80后的风险高。早在2004年，何裕民教授也发现在中国深圳等地有"乳腺癌30岁现象！"[①] 不过，并不是所有癌都有年轻化趋势。比如，肝癌"年轻化"倾向就不明显。从2000年开始，50岁以下人群的肝癌发病率其实已经开始下降，而70岁以上的比例增加了。这背后自然涉及诸多因素，最重要的原因就是乙肝疫苗的普及。中国肝癌患者中70%左右都是乙肝病毒携带者，慢性乙肝病毒感染会大幅提高肝硬化和肝癌的风险。从20世纪90年代开始，中国新生儿开始广泛接种乙肝疫苗，儿童感染率开始大幅度下降。很多年轻人在不知不觉中就逃离了肝癌。可以期待，肝癌发病率还会继续下降。

所谓癌症年轻化，体现在癌症的发病年龄、中位数年龄[②]

① 指30岁左右突兀地冒出来的一个乳腺癌高发现象，往往多见于高压力生存者。这是本世纪初何裕民教授首先在深圳发现的，后相继在上海等高压力城市都有所体现。具体可以参见《癌症只是慢性病》《让博士却步的"30岁"现象》。

② 中位数年龄是指将全体人口按年龄大小的自然顺序排列，位于中间的年龄。可用来代表整个人口的年龄水平。它和平均值不一样，平均值是总数除以个数得出的一个平均值，考虑到癌症发病年龄影响因素很多，所以排序后正中的数值常更能反映一些客观实情。

的提前，以及年轻人发病率的上升。从目前的统计结论看，年轻人的发病率上升已得到证实，但前两项则仍处于研究阶段，尚未得出最终结论。而且中国人口年龄结构正趋于老龄化，癌症这个"老年病"在老年群体中来势更为凶猛。所以，无论是中位数年龄还是平均年龄都有被拉高的可能，故无法反映真实的癌症发病年龄变化趋势。

癌症患者的"年轻化"问题，就中国整个肿瘤发病率来说，的确是存在的，且比较严重。其中，尤其以乳腺癌、卵巢癌、胰腺癌、脑瘤等年轻化更为典型，上升趋势更明显。但与此同时，有些癌种则是下降，如肝癌、宫颈癌、阴道癌等。虽升降原因不一，但如果每一位国人不善于自我防范，癌症离你并不遥远，且无论你年轻，还是年老！

—————— • 第二节 • ——————

与癌共舞，需要智慧

随着人均寿命的延长及社会生活诸多剧烈变迁，可以预料，与癌相伴是必然趋势。对我们所有人（包括医师在内）都要有这样一种思想准备：癌症和高血压、糖尿病一样，将是一种十分常见的慢性病，几乎谁都难以避免。

至少，有一半左右的人一生中会在某个时候和它贴身打"交道"。

一、与慢性病相伴，将是人类新常态

（一）老年人遭遇癌是普遍情况

早在 20 世纪 80 年代末，何裕民教授就注意到美国有医学专家报道说：在 80 岁左右老年人的尸体解剖中，1/4 左右的老人其身体内患有恶性肿瘤，但这些老人生前都没出现与癌相关的任何症状，他们死于其他疾病或原因。换句话说，老年人的

体内，出现癌症或癌变等将是十分自然的事情。

有美国专家根据现在的癌症发病学数据及其趋势，结合期望寿命推算认定：在美国，如果人均期望寿命活到 90 岁（现为 77 岁），若是男性，这辈子患癌的概率是 44.29%，最终死于癌症的可能性为 23.2%；如果是女性，终生患癌的概率则为 37.76%，死于癌症的可能性为 19.58%。前述的英国研究结果是最近两年做的，更新了这一数据，男女平均约对半（男性 54%，女性 48%）会在生命的某一阶段（多数是上了年纪时）被癌魔盯上。

世纪之交前后归国学者黄又彭教授通过对人体解剖后分析认为：当人均寿命达到 100～120 岁时，每个人体内将出现 3～4 个肿瘤组织。考虑到许多高龄老人都可能有隐匿的、无症状的体内肿瘤存在，故他倡导"100% 老人有癌说"，在我们看来，这并非是无稽之谈！

（二）"你不碰到它反而是怪事"

其实，癌症离你我并不遥远，今天发生在你探视的对象身上，明天很可能就是你自己被癌症"盯上"了！人们常说，到一定年龄，每个人身体里都存有癌细胞；而每个人的一生中，都有四成以上的概率因患癌"被知觉"了而苦恼。换句话说：谁都难免会在某个时候"遭遇"它。英国皇家科学院院士，著名血液肿瘤专家格里夫斯（M. Greaves）甚至认为"你不碰到它反而是怪事"！近年来因从事全球癌症研究及治疗史而走红的印度裔美国肿瘤专家穆克吉（S. Mukherjee）曾在《众病之王·癌症传》中明确指出："很可能，癌症对我们来说，也就是常态，我们注定最终走向致命的结局。的确，随着在一些国家受癌症影响的人口比例无情地从 1/4 增长到 1/3，再增长到 1/2 时，癌症无疑将成为无法避免的'新常态'。于是，问题不再是我们在生命中是否会遇到这种永恒的疾病，而是我们何时会遇到它。”

二、癌症是慢性病：学会合理应对才是关键

2002 年，我们提出了"癌症是种慢性病"的新概念。2006 年底，WHO 在一份文件中表达了"面对慢性病：癌症"之意。现在"癌症只是慢性病"的新概念已广为人知，大众坦然接受了。

（一）癌症的常规应对方式需要检讨

癌症的发生发展，是一个多因素、多阶段、复杂渐进的慢性过程，它通常是十几年甚至几十年累积的结果。而且，很多情况下其进程呈现为"钟摆样"效应，一定条件下存在着某种"可逆"性。再者，致癌不仅有已明确的诸如基因缺陷、内外致癌物诱发等生物、理化因素等，同时，还与社会、心理、人文、生活方式等因素休戚相关，这些因素都对癌症的发生发展起着或多或少不可忽略的作用，特别是精神心理状态及持续难以化解的压力等。

得了癌症后，人们的第一反应往往就是"赶紧治""赶紧托人，住院开刀"，而且治疗力求彻底，不留后患。这看似合理，长期效果却未必理想。很多时候，人们越想彻底战胜癌症，越是积极攻克癌症，很可能死得越快。

何裕民教授在《抗癌力》（2016 年）一书中列举了中部某省先后两位省政协常务副主席同样得肺腺癌，都曾经嗜烟，却因治疗态度不同，结局完全不一样的例子①。其实，类似情况天天重复着，只不过人们已熟视无睹了！所有这些都促使人们应该好好地思考一下：何以同样治癌，结局迥异？人类应对癌症的主要目标究竟该是什么？是杀死癌细胞，消灭癌症吗？还是其他？

---

① 何裕民：《抗癌力》，上海科学技术出版社，2016。

（二）癌症防治有"U"形特征

在《癌症只是慢性病》一书中，何裕民教授归纳过这样一个现象。认为癌症患者的"死亡现象"有倒"U"字形特征[①]：地位高、钱多、资源多的，死得快（因为有太多的资源/条件让他们拼命地争取各种治疗）；地位低、没法治疗的，也容易死（因为缺乏必需的医疗条件及资源）；中间一段的患者，不太容易死（准确地说，生存时间相对较长）。他们有一定的经济实力接受必需的治疗，但没有太多的资源和条件让他们拼命进行各种治疗，所以，常可较长期地存活着。这个现象本身就耐人寻味！换句话说：癌症治疗的高投入，未必能有高产出！

比如，在我们诊治的患者中，温州地区的患者疗效往往不佳，一个重要原因是温州人普遍比较有钱，而且舍得花钱，不够理性。但从治疗结果分析，却未必是最好的，有时花再多的钱，却未必能达到预期效果，因为如果医师和本人的治疗观出现了偏差，那么治疗路径也容易出错，结果往往是花钱越多，错得越离谱，治疗效果也就可能适得其反了。

在《癌症只是慢性病》一书中，何裕民教授列举了温州某企业家只是简单的早期肠癌，误以为钱能买来健康，8个月用了200万元，结果多脏器衰竭，冤死于非命！这类现象并非罕见。鉴此，产生了临床一个悖论事实：癌症领域钱多的、有权的且资源多的，往往死得更快！

癌症患者病情往往比较错综复杂，尤其是中晚期，靠一两种方法常不足以解决问题，这时候，多种治疗方法的有效整合，就成了科学的对策和必需的选择。面对癌症侵袭时，学会合理应对才是关键！

---

① 何裕民：《癌症只是慢性病》，上海科学技术出版社，2018，第207-208页。

（三）先想明白：抗癌究竟是为了什么

其实，对于这类问题，也许现实世界的人们过于忙碌了，无暇思考！

鉴此，何裕民教授写下了《大病之后才明白》（2015 年）①，引起了颇大反响！对于忙忙碌碌的中国人，的确需要思考这类哲理性命题！

很明显：追求活着，先活下去！正所谓"留得青山在，不怕没柴烧！"享受幸福生活的前提是人要活着。至于活着的同时，是否存在癌症等健康威胁问题，却因人而大异！很多情况下，即使被癌症盯上了，也可适当调整一下自己的期望值，先把许多关键问题思考通透！因为癌症属于慢性病范畴，不一定需要刻意追求治愈它（有时，想彻底治愈它并不现实），谁还能够确保自己身体里没有任何蜕变了的癌细胞？追求太理想化的"无癌生活"，多数时候不仅不可能，且没有多大的实际意义。俗话说"水至清则无鱼"；甚至，有可能适得其反，结果更糟糕。何裕民教授曾举过这样一个例子：一家四口都生了肺癌，完全不同的结局——老爸是军人出身，生活比较随意，也不恐惧，拒绝过度治疗，他患的是最凶险的小细胞肺癌，有长期抽烟史，却活得最长，活了近 10 年，过 80 岁后才死于感染；其妻子从不碰烟，胆小谨慎，一听说自己患了肺癌（其实是最普通的肺腺癌），却活活吓瘫了，在床上静静躺着，不吃不喝，拒绝治疗而在确诊一个多月就死了；女儿也是肺腺癌，不抽烟，一度四五年间控制良好，母亲死了，伤心加恐惧，半年余也走了！儿子抽烟，患的肺腺癌，活了七年多（当时还没有靶向药物等），最后脑转移而死……活生生的差异，更是典型教案！这类案例，不胜枚举！所以，面对癌症，要学会合理应对，活着，

① 何裕民：《大病之后才明白》，湖北科学技术出版社，2015。

才是人们最要追求的目的！

尽管目前许多癌症依然治疗效果较差，但随着新药、新疗法的不断涌现，癌症治疗效果将不断提高，5年生存率也将不断刷新。可以这样说，第一时间确诊以后，适度选择，借助合理且综合的治疗，就是各种方法科学有序地综合在一起，绝大多数新发现的患者都可以很好地活过5年、10年、15年，甚至终生。因此，从这个角度来看，癌症并不难治，癌症问题，不像以前那样，让人谈之色变。癌症已然成为一种慢性病，已变得不那么可怕！而且，医学每天都在快速发展，我们有理由相信，在不久的将来，癌症一定能成为可治愈之病，至少是个可以从容应对的疾病！

三、知晓"惰性癌"新概念

（一）查出来的癌，不少并不致命

随着认知的深化，人们发现原来癌症不是铁板一块的，而是内在错综复杂，应该对其进一步细分的。近年来，这一呼声越来越强烈。

早在20世纪80年代，人们在对淋巴瘤的观察中注意到有些非霍奇金淋巴瘤（NHL）临床进展缓慢，遂区分出惰性及侵袭性的，所谓"惰性"（indolent）的，是指生长非常缓慢的；而"侵袭性"的，是指在变化之中，不断快速生长的。2008年，世界卫生组织（WHO）接受这一看法。发现在许多上皮来源的恶性肿瘤中，都存在着不同类型，包括进展缓慢、很少引起临床症状甚至不影响生存的亚型等。对于这类癌，遂命名为惰性癌（indolent cancer）。

2019年，美国著名的梅奥诊所将肺腺癌分为3组：惰性组（indolent）、中等预后（intermediate）与较差预后（poor），相对应的5年生存率分别为100%、79%、58%。这一分组呼应了上述说法。

（二）对惰性癌积极医疗干预，似属不妥

有鉴于此，面对癌，人们首先需学会鉴别"惰性"与否。何裕民教授及其助手应邀在《医学与哲学》上发表的《肿瘤惰性病变与医学干预》一文，对此做出了进一步阐述[①]，引起广泛关注。本书后面章节中还将有所涉及，并展开讨论。

四、应对癌：除高科技外，有时智慧更重要

上述探讨得出了一些明确结论：今天，面对社会变迁及不断增多的癌症侵扰，或许人人都将遭遇癌；与癌共舞，将成为人类现实生活新常态；而当今抗击癌的方法、手段、药物等，多如牛毛，可谓是进展无限，却最终效果一般般！至少，对每个患癌个体来说，都希望成功走出来，但现实是或然的，很可能是令人失望的。因此，对诸多方法技术能否长袖善舞，有效利用，最大限度地扬长避短，并非简单之事！常须依赖科学技术之外的哲思及智慧等。简而言之，应对癌，不仅需要高科技，更需要智慧之光！这就是本书将重点讨论的问题。

（一）外科院士倡导借"孙子兵法"以治癌

其实，国内肿瘤临床大师也早已意识到这个问题。例如，曾多次与何裕民教授同台传播中西医抗癌科普的医界前辈，外科泰斗汤钊猷院士，耄耋之年写下几本这方面的专著：第一本（2011年）《消灭与改造并举》[②]，重点探究对肝癌治疗的智慧，强调不仅要消灭它，更重要的是改造它，倡导"（对于肝癌）有时，不治疗是最好的治疗"。接着，2014年他又写下了《中国式抗癌》[③]，副标题即"孙子兵法中的智慧"，提倡参佐孙子兵法以抗癌，且系统地作出阐述。2018年，他又借毛泽东智慧指

① 何裕民，邹晓东：《肿瘤惰性病变与医疗干预》，《医学与哲学》，2021年第8期。
② 汤钊猷：《消灭与改造并举》，上海科学技术出版社，2011。
③ 汤钊猷：《中国式抗癌》，上海科学技术出版社，2014。

导肿瘤治疗，写下《控癌战，而非抗癌战》一书①，副标题是"《论持久战》与癌症防控方略"。这些，体现了他的大智大慧，且满溢着传统智慧，如孙子兵法、毛泽东持久战思想等。他不是空谈家，而是一位有着 60 多年临床手术经验的外科院士；动了几十年手术，却反思认为手术虽有时能提高临床疗效，但也会异化而导致癌恶性程度增加，故强调需借助智慧，各种具体治法方药仅仅是在智慧指导下的应用而已。这充分折射出一位杰出临床大师的远见卓识。

汤钊猷院士关于癌症治疗的论著洋洋洒洒，不下千万字，一篇小文难免挂一漏万，也无力体现。其实，汤钊猷院士的观点集中到一点：防范癌症，除了科学技术外，智慧（包括抗击癌症的策略技巧及生活智慧等）有时更重要。各位读者应找来细细阅读，轻松有趣，定会开卷有益。在此，不作赘述。

（二）对高龄癌症老人来说：治癌更需要智慧

上述阐述可能还会让人有些不解，我们想陈述一个案例，折射智慧的重要性。

有一位九旬老太，很乐观，好吃肉，很少生病，家庭条件颇佳，子女孝顺。因其先生死于前列腺癌，子女觉得应该让妈妈也查一查，结果发现一项与癌相关的指标（CA19-9）偏高，几天后复查，更高。子女就忙开了，到处请教，又是 B 超，又是 CT、磁共振，还是没法明确。当时咨询我的意见，我考虑胆道炎症可能性大，说 90 岁了，你妈红光满面的，什么都好，你们就放放手，让老人舒适些。部分子女听从了，但有一位特较真的子女，不依不饶，认为一定要查出来，才能让妈活得更好。结果又去做 PET/CT，PET/CT 需要注射放射性药水，有点反应。查完后老人就不舒服，手脚也不麻利了，在家摔了一跤，

---

① 汤钊猷：《控癌战，而非抗癌战》，上海科学技术出版社，2018。

再加上子女叮嘱，不能放开吃肉了……就此，老人一蹶不振，原本非常快乐的人，变得沉默寡言了，两周后送医院，也没有查出什么，还是CA19-9偏高，但不到一个月，老太走了。

老太走后子女心不甘，来咨询我何以如此！我只能说"过犹不及"。你们出发点是好的，但结果是可以预料的、糟糕的。就你妈当时情况，别干涉，放放手，让她优哉游哉，也许再活个三五年，甚至度过百岁都不成问题。这里，不是科技能力及孝心与否，而是智慧问题，是对人性需要有更通透认识的哲思等问题。

作为鲜明的对照，何裕民教授经常提起一案例[①]：

一个93岁的上海乐姓老太，知书达理，很有文化（这年龄很有文化教养者很少），一个儿子是免疫学院士。她因右下腹疼痛，查出CA19-9很高，被确诊为肠癌（升结肠癌）。她自己想得很开，并无特别不适，儿子又懂医，故全家认识统一，不到万不得已不大动干戈，毕竟93岁高龄了。然后就借中医药改善症状。开始老太中医药吃得很认真，因为右下腹时有隐痛。不久，大便通畅，已无不适。老太乐滋滋的，也不当回事了，提出要求，有点苦涩的中医药能少吃点吗！当然我们同意了。几年后，她越活越滋润，接近百岁时，她提出目标，要活过宋美龄（107岁）。结果，该老太真的兑现了。

如果第一时间拼命查，美其名曰"查清楚"，然后紧接着高科技的手术、放化疗等，该老太能活这么长吗？也许，拖一年都很难！因此，对高龄老人来说，更需要智慧。悠着点，未尝不是最好的对策！

鉴此，何裕民教授除写了《大病之后才明白》，还著有《生了癌，怎么办》《从"心"治癌》《抗癌力》等，都是尝试回答这类问题的，可以一并参阅之。

[①] 何裕民：《大病之后才明白》，湖北科学技术出版社，2015，第438页。

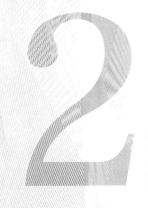

2

因应癌症"四部曲"

知晓真相是解决复杂问题的第一步。

——题记

前已述及，多数情况下癌症只是一类慢性病。近年来，癌症的新疗法层出不穷，新的治疗手段及成就不断涌现，但总体上说，疗效并不是很理想，"投入产出"不匹配。究其因素诸多，人类对癌的认知目前还几近乎盲人摸象是主因之一。几十年临诊经验促使我们意识到：欲有效因应癌症，须兼顾"知癌""识癌""防癌""治癌"的"四部曲"，且每一步都应该有针对性。

————— • 第一节 • —————

知癌——真正知晓癌是怎么回事

众所周知，癌的成因很复杂，且涉及诸多环节，一两句话难以说清楚。但近半个世纪以来，癌症发病率直线飙升，却是毋庸置疑的事实；人们深入研究，有所斩获，认知不断深化。而以下这些观点，基本已属定论了。

一、癌症 ABC

（一）癌症，社会进步（长寿）的副产品？

此话看似讽刺，实为不刊之论。

首先，人们惊讶于癌症发病率最高的居然是欧美等发达国家（表1）。

很显然，学术界对上述现象的主要解释之一是人均寿命的延长。因为老年人更容易生癌。作为旁证，全球癌发病率最低的国家大都集中在不发达地区，特别是非洲。其因素之一就是非洲人均寿命短。换句话说，很多人没法活到易生癌年龄前已离世了。

表 1　世界癌症发病率十大国家排行榜（2021 年发布的资料）

国　家	发病率/（1/10 万）
澳大利亚（Australia）	452.4
新西兰（New Zealand）	422.9
爱尔兰（Ireland）	372.8
美国（United States of America）	362.2
丹麦（Denmark）	351.1
荷兰（The Netherlands）	349.6
比利时（Belgium）	349.2
加拿大（Canada）	348
法国（France）	341.9
匈牙利（Hungary）	338.2

注：中国 20 世纪 80 年代前约为 130/10 万，现在则是 204.8/10 万（2020 年）。

数据来源：GLOBOCAN 2020 via the Cancer Today website。

印度也是全球癌症发病率最低的国家之一，据 2020 年统计，其仅为 97.1/10 万，仅为上述发达国家的 1/4～1/3。其原因复杂，除了平均期望寿命较短外，印度全民偏于素食也是重要原因之一。

当然，上述只是解释之一，此现象背后因素复杂。需要特别重视的是发达国家/地区通常医疗水平都比较高，故有条件查出一大批本身不一定致死的癌症。也就是说，有可能此发病率是"虚"高的。对此，国内已有权威指出了这一点，我们也曾就此有过呼吁（见后文细析）。就是说，虽然癌症发病率高，但是危害及死亡率却不高。国外有学者做过相关研究可以佐证，他们按联合国开发计划署（UNDP）提出的人类发展指数（human development index，HDI），把各国分成 4 个层次：最不发达、中等发达、高发达、最发达；发现最发达区域的癌症发病率明显高于其他地区；但以同年龄段（29～45 岁群体）的对照比较看，最不发达区域癌死亡率是最发达区域的 3 倍之多。这可一定程度解释上述悖论——伴随着社会进步、人均寿命延长、医疗条件改善等，癌的发病率还会升高的，因为更易于发现大量非致命性的癌症。

这里，最典型的例证是美国的一项研究，其结果显示了一有趣的现象：1975—2005 年的 30 年间，美国甲状腺癌、肾癌、乳腺癌、黑色素瘤和前列腺癌的发病率都增加了 3 倍左右；但这 5 种癌症的死亡率却没有大变化。一种解释是：这 30 年间癌症发病率不断增高，但由于诊疗水平提高，做到了早发现、早治疗，从而大大降低了死亡率。这与其他研究显示的同时期内筛检组和对照组死亡率无明显区别的严肃结论相互矛盾。因此，一种更加可能的解释是：几十年医学诊断技术的快速进步，查出了很多不治疗也不会死的惰性"癌症"，人为地拔高了发病率，病理学权威韩启德院士就持此见[1]。

（二）癌症也有"贫富"之分

癌症起因复杂，根据其特点，可大致分成"贫"和"富"两大类。所谓"贫"癌，是指与生活水平低、卫生条件偏差、营养不良、慢性感染等因素有关的癌，如食管癌、阴道癌、宫颈癌等；"富"癌则多为富营养化所导致的癌，如肺癌、结/直肠癌、胰腺癌及乳腺癌等。前者多见于发展中国家，后者多见于发达国家。在中国则存在两类癌发病率均偏高的尴尬局面。对此，十多年前的《癌症只是慢性病》[2] 中，我们就已做过分析。

中国的情况相对较特殊，是典型的"贫癌"与"富癌"都高发（详见下文具体论述）。这与中国快速进步的社会变迁密切

---

① 韩启德：《对癌症早发现、早诊断、早治疗方针的考量》，《医学与哲学》，2017 第 1 期。
② 何裕民：《癌症只是慢性病》，上海科学技术出版社，2018。

相关。

（三）认知偏差常助长癌之肆虐

时至今日，绝大多数人对癌的认知仍不清晰，即便早在 40 年前，世界卫生组织（WHO）已明确指出：1/3 的癌可以预防的，1/3 的癌可以通过早期诊断得到根治，还有 1/3 的癌可以通过适当治疗减轻患者的痛苦，延长生命，提高生活质量[①]。但随着癌发病率的逐年上升，再加上互联网急速发展，各种博眼球、恐慌式的带"癌"信息层出不穷，"癌症先兆""致癌食物""致癌行为"等真假难辨的内容让人看得心惊肉跳、疑神疑鬼，包括很多明星英年死于癌症而事后不乏黑手继续炒作等，更加重了坊间对癌的认知偏差。多数人对癌的了解远远不及心脑血管病和糖尿病等，仍停留在"癌症＝死亡"的旧认知水平，一旦有点蛛丝马迹便"病急乱投医"，力求将癌"赶尽杀绝"，但往往愿望与结果违拗。因此，今天人们首先要知癌，知道癌究竟是怎么一回事，对此，其路漫漫。

的确，癌是一个狡猾的对手，但它的狡猾何尝不是因为人们对其认知的苍白以及健康素养的欠缺而"加剧"了呢？在我们看来，民众的健康素养、个人的癌症风险意识、癌症早期症状识别、癌症筛查行为、治疗依从性及疾病自我管理能力等都与此密切相关，都对癌的发生、发展及结局等有着重要影响。

世界卫生组织早已确认：癌是一种生活方式疾病。国家卫健委疾控中心也明确提出：改变不健康生活方式可以预防癌的发生，从根源上控制癌症死亡率。吸烟、肥胖、缺少运动、不

---

① 世界卫生组织的 3 个 1/3 观点是 20 世纪 80 年代提出的，当时具有振聋发聩的意义。然而，随着研究进展，3 个 1/3 的判断已不太合乎时宜了，现在人们确定近 50% 的肿瘤可以预防，近三成的可以根治，仅 15% 的癌症比较棘手，有赖于新的治疗手段之突破。因此，癌可以转化为慢性病，已不是虚语，而正成为现实。

合理膳食习惯、酗酒、压力过大、心理紧张等都是不良的生活方式和状态，也都是促进癌发生及恶化的危险因素。

譬如吸烟，不少人，特别是一些老烟民觉得"有人吸烟几十年照样能活到八九十岁，而有人从不吸烟也得了肺癌，所以香烟该吸就吸"。其实不然，吸烟的人不一定都会患肺癌，但是吸烟确确实实会增加患肺癌的概率，而戒烟则会降低肺癌的发生率。其实，美国肺癌死亡率的下降就是典型例子：美国是20世纪70年代起加强控烟的，世纪之交后其肺癌死亡率下降了1/3，美国疾控中心曾分析了2005年至2009年的美国吸烟与肺癌数据，由于控烟措施得力，美国男性肺癌发生率在此期间每年下降2.6％；女性肺癌发生率每年下降1.1％。35～44岁年龄段的成年人肺癌发生率下降得最快，男性每年下降6.5％，女性每年下降5.8％。美国疾控中心主任明确指出：中青年肺癌发生率大幅下降与烟草控制有关。

此外，又如，中国人的隐忍特性，常常对小病小痛置之不理，结果小病熬成大病，这也是癌症一经发现就是中晚期的一大原因。

知癌，对中国人来说，还是个艰巨任务。它既涉及对错误认知的纠治（如癌症＝死亡），更需补上正确知识。简单说，癌只是生命过程中常见的偏差（细胞异化）；它既可能与基因相关，更可能是不良生活方式及各种不良刺激（如反复炎症等）所致；癌大多数可预防；就其进展特性言，表现为不同类型，既有进展很快而恶性程度较高的，也有不少发展缓慢的，更有一些惰性/几乎不太变化的。研究表明：各个部位癌中都存在3种类型，只是比例不同而已。尽管目前对惰性癌的区分，有时候并非泾渭分明的，但做出这类区分是重要的。至少，对惰性癌的滥杀无辜，其恶果远远胜于癌症本身。对惰性癌怎么办，我们近期受邀专门发表了相关论文阐述，尽管对惰性癌的鉴别，本身还有待于深化，但知道了癌中有很大一部分属于惰性的，本身就是消解对癌之恐惧的重要一环。

故我们强调："知癌"对中国国民来说极其重要。

二、癌症在中国的现状

（一）不容乐观的中国癌症现状

中国存在着发展中国家与发达国家高发癌谱并存的尴尬局面：肝癌、胃癌及食管癌等发展中国家常见癌的病死率居高不下，而乳腺癌、肺癌、结（直）肠癌等发达国家高发癌症又呈显著快速上升的趋势；即"贫癌"与"富癌"都高发。

我国的高发癌谱在逐渐发生变化。

1970 年代的排序是：胃癌、食管癌、肝癌、肺癌、宫颈癌……

1990 年代的排序是：胃癌、肝癌、肺癌、食管癌、直肠癌……

2000 年前后的排序是：肺癌、肝癌、胃癌、食管癌、直肠癌……

2009 年的排序是：肺癌、胃癌、结直肠癌、肝癌、食管癌……

2014 年的排序是：肺癌、胃癌、结直肠癌、肝癌、乳腺癌……

值得注意的是，2020 年世界卫生组织国际癌症研究机构发布的最新数据显示：乳腺癌发病人数首次超过肺癌，成为全球第一大恶性肿瘤。但我国的癌症发病率与全球总体情况有一些不同，肺癌还是癌老大，乳腺癌仍居男女总数的第 5 位；但乳腺癌早已高居女性癌症发病率第一位之交椅。而且，中国乳腺癌发病还有两个特别之处，一是发病率增速很快，高于世界平均水平；再就是平均发病年龄较欧美国家女性提早 10 年左右。

虽然我国社会经济等在不断发展之中，各方面情况都有所改善，但癌症的主要危险因素等并未得到充分重视并得以相应改善。全国肿瘤登记中心 2014 年的数据显示：从发病率看，城市高于农村；不同地区相比，华南地区发病率最高；其次是东北和华东地区，西南地区发病率最低；从死亡率看，城市死亡率低于农村，且不论城市还是农村，癌症都是中国居民的主要死亡原因；不同地区死亡率相比，华东地区死亡率最高，东北和中部地区则次之，华北地区最低……①

从国家层面来说，癌已成为严重威胁中国人群健康的主要公共卫生问题之一。在现阶段，癌症不仅仅是医学问题，更是社会学问题、综合治理等问题。据估算，每年我国因癌症所致的医疗花费超过 2200 亿元。而随着我国癌症发病率的逐年攀升、人口出生率的持续低迷以及人口老龄化的逐渐加剧，癌症负担也在逐年倍增，癌症的防控形势越来越严峻。从家庭层面来说，癌症不仅影响患者的生存质量，更影响家属的生活质量；而癌症治疗所产生的经济及社会负担等对家庭也是一个沉重的包袱。特别是在一些癌症高发或聚集性地区，更可引起居民恐慌，制约当地经济发展，影响社会和谐。

（二）新研究已确认：有些癌并不致命

眼下，有种普遍的共识：癌症治好了归功于"早发现、早诊治"；没治好，是因为发现晚了。但是，多国的研究都发现"早发现、早诊治之后，死亡率并没有下降"这一令人气馁的结局。

韩启德院士在谈及此问题时曾分析说：近 20 年癌症发病率

① 2013 年全国肿瘤登记中心收集了 2010 年 219 个登记处恶性肿瘤的登记资料，按照全国肿瘤登记中心制定的审核方法和评价标准对上报的登记数据进行评估，对确定符合要求的登记数据收录后进行整理和分析。相关内容由全国肿瘤登记中心主任陈万青等人于 2014 年发表刊登在《中国肿瘤》杂志上。具体内容可参见陈万青，张思维，曾红梅：《中国 2010 年恶性肿瘤发病与死亡》，《中国肿瘤》，2014 年第 1 期。

显著增高，可能的原因既有人均寿命延长导致生肿瘤的机会相应提高，也有生活方式改变、环境恶化等。同时，他提醒不能忽略另一种可能性：精密仪器的技术发展，发现了更多没有症状、在原有条件下不能被发现的，进展很慢或不会恶变的"惰性癌"。

的确，仪器越先进，早期微小癌/惰性癌发现的概率就越普遍。在死于意外或非癌症的人群病理研究中发现，36％～100％的人带有甲状腺癌，7％～39％的女性带有乳腺原位癌，30％～70％的男性带有前列腺癌。而且，这个比例与年龄成正比。也有研究显示，在没有诊断出患有癌症的一般人群中，可疑肺癌肿块在吸烟者中高达50％，在不吸烟者中为15％，可疑肾癌肿块为23％，可疑肝癌肿块为15％，可疑甲状腺癌结节为67％……甚至在20来岁的年轻男性中就发现有相当比例的隐匿型前列腺癌。如果把它们都查出来，那么，这将是非常庞大的数字。

但是，越来越多的事实表明，在这些微小的"早期癌"中，有相当比例属于惰性癌，即病情发展非常缓慢，或可以长期稳定不变，甚至余生都不会引起症状和病痛的，更不会致死的。很多国家都做了类似的研究。前述美国研究人员记录了1975—2005年甲状腺癌、黑色素瘤、肾癌、前列腺癌、乳腺癌等的患病情况，30年间，这5种癌症的患病人群都差不多增加了3倍。在此期间，美国推行了大量"抗癌运动"与早期筛查项目，但是开展"早发现、早诊治"后，人群死亡率并没有降低。

1993—2011年，韩国在健康人群中普遍开展甲状腺超声检查，结果甲状腺癌患者的数量持续急剧增加，这18年间总共增长了14倍，成为发病最多的癌，但是甲状腺癌的死亡率却基本维持稳定。研究人员根据当时的数据推算，98％的确诊人群终生不会受到甲状腺癌的任何折磨。请注意：是高达98％！但是，几乎所有诊断出来的患者，都进行了相应的治疗，2/3的患者做了甲状腺全切手术，1/3 的患者做了部分切除，大多数患者都接受了放疗和化疗。最后的结果是，其中 11% 的患者发生了继发性的甲状腺功能低下，2% 的患者因手术引起声带麻痹，很多人终生需要替代治疗，只能靠药物维持后半生[①]。

我们不得不承认高敏度筛查等技术的发展，对现今医疗界的重要贡献，但也不能否认因其所引发的一个冷酷的现实：众多无症状、无感觉人群被筛选进癌症的候选名单后，会带来什么样的后果？首先，衍生出当今临床非常普遍的过度诊断问题，且"无视情节"，皆"判为重罪"。其次，衍生过度且积极的治疗，"不问罪责，量以重刑"。许多人因此一辈子带上了癌症患者沉重的帽子！这其中的大部分病变本身很可能永远不会对该个体产生致命性的伤害，但最终却被"治疗"成为真正害人的癌症。

我们可以设想一下，由此所产生的影响还包含无法衡量的心理负担及社会、家庭生活等的难题。《黄帝内经》有云："得神者昌，失神者亡。"癌症这个恶魔，已有了一把可立即将人的精神意识摧垮的杀人"魔刀"。

所以，我们必须提高对癌症的认知，意识到并不是所有的癌都是致命的；真正消除对癌的无意义恐惧，努力避免过度治疗，防止伤损太大而得不偿失。

（三）癌症类别不同，所需对策有异

前文已提及，诊疗过程中，发现的非致命性癌越来越多。根据癌症的发展进程，我们可将其大致分为 3 类：

第一类：急速进展型。发展极快，一旦发现后，即使立即积极治疗也往往无法逆转。

---

① 韩启德院士在其编著的《医学的温度》一书中写了不少故事，其中就讲到韩国人的甲状腺筛查问题，旨在呼吁大家不要太在乎惰性癌。

第二类：渐进型。进展比较缓慢，症状出现前还有相当长的一段时间窗口可被检出，且病理上还属于早期，通过治疗后可以减缓或中断其病理进程。

第三类：滞进型。即惰性癌，其发展非常缓慢，患者生命终结时也不会出现症状或引起死亡，有时甚至会自动消失。很多人其实早已存在这类癌症，只是没有被发现，且一直相安无事而已。

根据对我们门诊 4 万余例患者的分析，可以明确地回应说，韩启德院士的判断有道理：绝大多数的癌种都包含上述 3 种类型，只是不同癌种所包含具体类型的概率不同而已，如食管癌、胰腺癌中多数为第一种类型；结肠癌、子宫颈癌中多数为第二种类型；而前列腺癌、甲状腺癌中多数为第三种类型。近年来，在乳腺癌、肺癌和黑色素瘤等中也发现越来越多的第三种癌症类型者。

不同的癌症类型，治疗措施也应当有轻重缓急之分，需兼顾治疗效果的短线与长期利益，从而追求治疗利益的最大化、伤害最小化。例如，同为肺癌，小细胞肺癌多数属于急速进展型，确诊时大多已发生转移，一般预后差，一旦确诊，应第一时间为患者进行放化疗治疗，积极抓紧治疗。若第一时间失误，则后果严重（但近期我们也发现女性中不少小细胞肺癌也呈现出惰性癌特征）。而肺腺泡癌中大多数为惰性癌，大都发展缓慢，本不足为惧；当然，除过度治疗会激活它外，天天因此恐惧不安、忐忑不宁，活在压力中也会触发其发展动势。因为现代研究已经确认：难以化解的压力是导致癌症进展的重要背后推手之一。

可惜，惰性与非惰性癌症并不完全是非白即黑的。到目前为止，临床上还没办法把二者截然区分开来，或者精准地估计癌症的惰性程度。对于患者和家属来说，更是难以自我判断所患癌种究竟属于哪一类别。所以，目前临床上一旦发现癌症，不管性质如何，宁可错杀，不可放过。都会积极给予创伤性治疗。如手术、化疗、放疗，乃至靶向药物治疗、免疫疗法等。但对惰性癌而言，多数治疗是不必要的，甚至花了很多钱，患者不但没有受益，反而出现很多副作用。

对此，我们的临床应对经验是"一停、二看、三通过"[1]，短期内不妨做些追踪，再分析所患癌种的类型，最后决定合理的治疗对策。

对于急速进展型患者，想要尽快彻底清除癌属天方夜谭，且往往是人财两空，得不偿失。因此，治疗对策应以努力加以控制、消解症状为主，改善和提高生存质量，并尽可能阻遏其进一步发展。此时，平衡利弊后化放疗、靶向药物疗法、免疫疗法等都可一试，能同时合理配合中医药则更佳，若短期内能稳定病情则为上策，获得稳定后则有时间缓缓图之，一步步解决。这就是我们在胰腺癌等难治性癌症防控中屡试不爽的对策。

对于渐进型患者，常应强调以手术等创伤性治疗为主，尽可能追求最大限度地杀灭癌细胞，消除可能的隐患。与此同时，积极配合中医药零毒抑瘤，既能对这些创伤性治疗措施起到"增效减毒"之功，又能对患者的身体起到综合调理的作用，提高免疫力，改善患者的生活质量，同时积极防范复发和转移。

对于滞进型患者，应当徐徐图之，避免采取过激的创伤性措施，"带癌生存"未尝不是长期利益的最大化。

对于模棱两可的患者或家属，找到有经验的资深医师把把关，或者借助相关的专业机构指导指导，也是重要途径之一。对此，也可参阅理性治癌章节。

---

① 何裕民：《癌症只是慢性病》，上海科学技术出版社，2018，第 119 - 121 页。

（四）遭遇癌，不妨学会"一停、二看、三通过"

癌的病程发展是一个动态的过程，在不同个体中的表现不尽相同，学术界称之为癌症进展的"异质性"。比如，有的癌它可能会快速生长（疯长），可很快导致症状，并可迅捷引起死亡；而很大一部分癌则生长缓慢，即使早期检测出癌的存在，却可以在多年后才出现症状，或多年后才引起癌因性死亡。还有一些肿瘤（癌）则生长非常慢，甚至不会增殖，它几乎是一类永远不会引起生死问题的癌，因为患者会在该癌大到足以产生症状之前已经因其他原因死亡了。最常见的临床例子可能就是老年男性低恶性程度的前列腺癌，和年轻人及中年人之中非常常见的惰性甲状腺癌。这类癌往往也会有细胞异常，也符合癌的病理定义，但大都永远不会生长到引起严重症状。或者，它们可能先生长然后退化。这些癌，就是前面说的"惰性癌"（indolent cancer）。惰性癌的生长，有些可能会被宿主的免疫系统或其他防御机制所识别，并被成功地遏制；有些，本身就根本没有那么强的攻击性、致命性。

也许，借助隐喻理解上述问题更能明白些：大家知道，可把人体内滋生的癌细胞看作是社会出现了坏孩子；人体内有癌变/蜕变细胞是难以避免的，就像一个社会里总会有一些出格的孩子，坏孩子有不同特点：从偷鸡摸狗、好吃懒做、撒谎骗人，到聚众闹事，打架斗殴……单个坏孩子也许并不危险；但这些坏孩子聚众成伙，行凶闹事，就蜕变成黑社会了，那就类似于体内癌细胞聚合成癌肿了。如果一概而论，凡坏孩子都要抑杀镇压，都要清除，那社会矛盾就扩大了。即使是坏孩子，还可以采取补救措施，有些需改造，有些需教育，有些需给予工作机会，并配合一定的制约措施等；有些则需坚决镇压。当然，坚决镇压的只是少数。否则，动不动就抑杀镇压，效果往往适得其反。逼疯了的温顺宠物狗也会咬人！惰性癌最后弄到十分尴尬的境地，临床见多了！

生了癌后，大多数人都会尝试用不同的对抗性治疗方法，很多患者真的贯彻了"生命不止，治疗不息"的精神。但实际效果如何？世人皆知，唏嘘不已。的确，求生是人的本能！很多人嘴上说看淡生死，一旦要死了还是会拼命抓住救命稻草的，哪怕这根稻草会引诱他陷入更凶险的深渊。因为人都不想死。所以，一旦被确诊癌，很多人不假思索会选择积极主动的对抗的创伤性癌治疗，且通常是杀戮为主的创伤性治疗，如手术、放疗、化疗、靶向、免疫治疗等；或任由医院/医师摆布！但很少去思考这样做有没有必要，是不是合理。

2007年，人民日报的资深记者凌志军在得知自己患了晚期肺癌脑转移后，深有感触地说："现在的医院最喜欢癌症患者，癌症患者是医院的唐僧肉。[①]"但他却选择了理性且适度的应对方式，被断定为寿限只有3个月的他，从容少痛苦地笑到了今天。

随着医疗水平的日渐提高，近几年来，新的靶向药物、免疫疗法等不断涌现，癌的治疗迎来了巨大变迁，患者的生活质量提高了，治疗过程中的痛苦也远比从前轻得多了。但即便如此，理性缺失情况依然泛滥。许多患者这也试一下，那也搏一下！殊不知，"过治猛于虎！"过度治疗给患者带来的危害，往往更为凶猛。

大家都知道央视主持人李咏死于喉癌。很多人可能会想：为什么作为名人的李咏，有足够的钱住最贵的病床、吃最贵的药，可以请到世界最顶尖的医师为他治疗，为何还是治不好他的病？或许，在李咏妻子哈文官微的字里行间就给予了我们答案：李咏的悲剧在于，不是死于癌症，而是死于对癌的过度杀戮……

---

① 凌志军：《重生手记》，湖南人民出版社，2012。

在哈文的微博里曾透露了一个具体的数字：17个月！这代表着，在这17个月里，李咏可能不断地在接受治疗，一次又一次的接受化疗、放疗……

也许会有人质疑：如果李咏不去美国治疗，如果李咏不那么着急治疗，如果李咏是普通老百姓没有钱治疗，如果李咏去找中医调理，如果李咏以置之死地而后生的态度，开开心心地去周游世界，做自己想做的事情，李咏还会这么快就过世吗？可能会活下来，3年、5年、10年，甚至更久……答案不得而知！

其实，类似悲剧一而再，再而三地重复上演着。世纪之初患淋巴瘤的央视主持人罗京，很快便死于过度治疗，事后医学界大都认为其本不至于如此。当时，我们也曾对此发出过感慨，只可惜，这类事后追悔并没引起多大的重视！

事实上，一旦被诊断为癌，我国多数患者都会接受一系列抗癌治疗，人们习惯于既定的思维模式，癌必须以创伤性治疗为原则，以毒攻毒……甚至认为治疗反应越重，疗效更好。诸如此类无知之盲动，其惨烈之结局，不断地重演着。

人们现已趋于认定：多数情况下癌只是一类慢性病。其中重要的一点就是：癌有自愈或治愈的可能性，它的整个发展过程或有可能出现走走停停，在某些条件下还可能逆转回归正常状态。因此，面对癌，尤其是面对很多活性不强的惰性癌，人们的目标不应是没癌或彻底治愈，不妨试着学会"一停、二看、三通过"的方法，尽可能减少癌症对患者生活及生存带来的不利影响，控制和减缓癌症的发展或恶化态势，帮助患者活得更久，活得更好！

（五）学会与癌共舞，活着就是成功

长久以来，人们对健康的认识往往在误区里打转。如误以为只要没病就是好的，生病了就是坏事；尤其是生了癌，更是生无可恋、天崩地裂。其实，生病是常态，某种意义上是正常的；一个人一生从不生病反而是反常的。因为生命处在不断地适应和耗散之中。"一切以不生病为最高境界的健康观都是不现实的"。

癌防治的目的也很明确：不是强求体内没有癌（细胞），而是别让它作祟，兴风作浪，危及健康与生存；有时，活着，好好地活着，而不仅是治愈或控制癌，可能是更现实的选择。防范、治愈、控制或妥协（带瘤生存）等，实际上都是为了能够活下去！

"与癌共舞"，即带瘤生存，是近20年来一个广为人知的新概念，指患者经治疗后，常见的症状（如出血、癌痛、咳嗽、吞咽困难等）消失，瘤体局部稳定或进一步缩小（消失），病情趋于平稳，并有可能长期好转，患者一般状况良好，可独立工作生活。换句话说：机体自我保护功能大于肿瘤扩散能力，使癌细胞处于静止、休眠，患者界乎临床治愈的准健康状态。

然而现实告诉人们，一旦患上癌症，就如同被判了死刑缓期，个人悲观失望，亲戚朋友焦虑着急，周围人也都戴着有色眼镜、带着怜悯同情的目光看你。于是乎，一旦确诊，手术、放化疗、中医或免疫、靶向治疗等齐刷刷地上阵，宁可过度，不惜一切代价也要征服它。长久错误观念的主导，在很多人眼中，癌就是一个异己恶魔，"与癌共舞"乃姑息养奸、养虎为患之举，难以接受。

理论上说，在癌可以根治时，应该尽力争取，但是当失去根治条件时，"与癌共舞"是临床医师及患者在整个抗癌治疗过程中的一种务实态度，就像高血压、糖尿病一样，带病生存。特别是中晚期老年患者，带瘤生存，形成互不消灭的局面，患者也可因此得以长期存活。

"与癌共舞"也有条件：一是确诊时治疗效果好，但出现复发转移后，再用任何方法治疗，效果都大不如前；二是确诊时已是原发灶与转移灶并存，手术和/或放化疗均不能消灭所有病灶；三是患者本身有基础疾病，体质差，器官功能不全，无法进行任何抗癌治疗措施。

"与癌共舞"并不是放弃治疗或放任自流，而是在医师的指导下，利用药物和食物提高免疫力；以及对症治疗，缓解患者的不适症状，如癌痛、乏力、便秘、失眠等，保证患者的生活质量；并以最大限度控制癌症的发展，保全患者。

研究表明：人体内蕴藏着的抗癌能力是巨大的，若能被调动发挥得当，它的抗癌力将高出平时数十倍。更何况从内部调节人体的免疫平衡没有任何副作用。这样，我们就不必以牺牲正常细胞为代价来对癌细胞斩尽杀绝，让它们在体内"和平共处"，使癌症也变成像糖尿病、心脏病等一样的普通慢性病。对中晚期患者来说，对各种创伤性疗法的耐受性很差，再加上本身癌瘤生长较慢，与其杀癌不成，反受其害，甚至加速死亡，何不"与癌共舞"呢？

（六）有时，先追求活着，再争取持久战的合力取胜

有一位江西患者，可以说是命被挂在悬崖上的人，因厌食查出肝占位性病变，进一步检查发现肝是转移灶，而胰腺才是原发灶，同时还确诊出早期鼻咽癌。当地医生束手无策，后在朋友的介绍下找到何裕民教授。经再三考虑，给出综合治疗方案：重点是先控制转移性肝内病灶和胰体病灶，因为肝内病灶的发展有时远比原发灶速度快，早期鼻咽癌短期内危害不大，可在中医药治疗时适当兼顾。胰体病灶着重以中医药零毒抑瘤为主，肝转移灶则先行介入治疗，后再考虑 γ 刀治疗。目的只有一个：活着！经过 5 个多月的系统治疗，肝内病灶基本不见，胰腺病灶也有缩小，鼻咽癌变化不大，一切都在往好的方向发

展。但患者总是对自己偏高的 CA19 - 9 耿耿于怀。每次见面都会问："为什么指标还不下来?""还要治疗多久才能正常?"

实际上，能维持现状已属不易，毕竟这是晚期多发性癌症。下一步的路还很长，鼻咽癌还需要放疗，肝和胰腺还没有达到安全境地。这样的心态肯定不利于下一步的治疗。在经过详细分析后，患者逐步转变心态，认识到过高的、不切实际的期盼有害而无利，目标只能一步步实现。此时活着，就是最大的成功!

一旦稳定后，又可借助合力，以综合方法，借持久战逐步取胜。福建的卓先生就是很好的例证。

他是 2003 年的晚期肺鳞癌，伴左锁骨上转移、食管鳞癌，没法手术;当时判断的寿限是 6～10 个月。他得知自己是嗜好烟酒葱的祸。遂在几次化疗后，疼痛咳嗽等基本稳定情况下，便纯以中医药（当时尚无靶向药物）治疗，并彻底改变生活方式:回归大自然，与夫人一起过上简单的耕种生活，茹淡吃素，也不复查体检，只是每一两年来上海找何裕民教授复诊一次。一晃，18 年过去了，人近七十，红光满面，神采奕奕。自报家门，说是癌龄 18 年的晚期患者，引得求诊者啧啧称奇。

"与癌共舞"并不容易，患者及家属都要有一个正确的认知。患上癌已是患者的不幸，加上对疾病的恐惧导致的悲观、失望、焦虑等不良情绪，若再加上医源性的过度治疗或语言等无意识的伤害，患者机体内部的协调和免疫机制的功能只会受到进一步的破坏，这对患者生存而言得不偿失。

—————— · 第二节 · ——————

识癌——知晓与癌相关的信息

知道大致情况后，还要有一定的见识能力，需学会识癌。

一、癌症的基本常识

基于临床体验，早在本世纪初我们就展开了相关探讨。2002 年，何裕民教授在上海电台 990′《民生健康》节目中，不止一次地倡导"癌症不可怕""癌症可以成为慢性病"之说。

（一）癌症只是慢性病

针对当时中国社会普遍盛行的恐癌思潮及应对过激倾向，结合临床大量病例分析：2006 年前后，我们更认为多数情况下癌只是种慢性病。并就其机制做了解析，同时提出防治癌"需从（原本的）应对战略失败中走出"，"不可企及的治愈理想"需检讨，治癌"目标需适当调整"，"对抗性治疗无效时不妨后退一步"，"姑息治疗应贯穿于癌症治疗全过程"，"（中西医加非医学措施）三驾马车：最佳的康复模式"；其中包括饮食、心理、压力调整、社会支持等多方面。从今天看来，上述阐述虽显粗疏、简略而欠缺深度，但基本见解还是有拨乱反正和一定前瞻性的意义。

无独有偶，2013 年，美国一些主要癌症研究机构的资深肿瘤专家倡导需重新定义"癌症"。他们建议：应当对癌的诊断和治疗进行彻底改革，包括改变癌定义本身，并把这个词从一些常见的诊断中清除。他们意识到癌筛查时在乳房、前列腺、甲状腺和肺部等多处发现的"病变"，许多不应称为癌，应重新归类与命名，故提出了惰性病变及惰性癌等新概念。他们倡导"需要一个 21 世纪的癌定义，而不是 19 世纪的癌定义。而我们一直都在使用后者"。高敏度筛查技术的涌现促使发现"惰性癌"的概率倍增，而它们本身并不会导致重大的健康威胁。但一旦告知患有癌变存在，人们大都会自动跟进一连串迫切且非理性的诊疗过程，想尽办法根除它，其中大多数是带有创伤性的。同时，患者的心身也开始承受痛苦、不安、恐惧及风险等。这正是肿瘤临床天天遇见的现实，大量患者因癌而焦虑恐慌、忐忑不安，每每又加重病情，并因惰性病变而导致生活质量极差。有美国专家提出"解决这一问题的方法之一，是更改筛查中发现病变的名称"。

我们认为，进入新世纪应对癌症取得了三大进展：①发达国家癌症死亡率已越过峰值，明显趋降了。②一大批新的诊疗方法/技术问世（包括靶向药物、PD-1、PDL-1、CAR-T等），应对手段/方法增多，可以更从容应对。③对恶性肿瘤进行"门户清理"，将一些低危甚至是无害的惰性病变开除"癌"籍，其意义毫不逊色于前两条。

人们对待癌症的态度也正发生着翻天覆地的变化，惰性癌的明确化更是让人们重新正视癌症，即使是被贴上癌症标签，仍然可以活得很长且有质量，甚至有些癌种无症状可以先不急着治疗，对待癌症更应像对待慢性病一样。

（二）为什么会生癌

"我为什么这么倒霉，会得这种病？""我这辈子没做过什么坏事，好不容易挨到安享晚年的时候，为什么还要受这种苦？"……因为癌症本身的某些特性，它被赋予了一些特殊的隐喻含义，所以一些患者会把疾病和道德、命运等联系在一起，发出类似的疑问。

事实上，癌症与命运，与人性善恶等没有任何关系，但为什么会生癌，这是每个患者都迫切想知道的问题。目前还没有任何人能够准确清晰地回答这个问题，因为癌症是一个多因素导致的结果。

其实人的身体就像一辆汽车，常年工作，随着里程的增加，自然会出现这样或那样的问题，癌症就是其中的一种。而吸烟、喝酒、熬夜等不良的生活饮食习惯，会提高患癌概率。而在癌症从无到有，以及转归这一发展过程中，还有一件起着类似"催化剂"效用之物，那就是心理状态，纠结、较真等不良的心理状态就如同一个会吞噬健康的"黑洞"，甚至会是压死骆驼的最后一根稻草。

有位肠癌转移肝癌的患者，从开始的"为什么会患癌症"，到后面"为什么要吃这个药""为什么不能吃这个菜""为什么指标还不下降"……每次见面总要问几个"为什么"。几次后何裕民教授提醒他不要如此纠结、较真，但他不以为然，他认为自己事事认真负责，是一个非常好的性格，做事情就应该"打破砂锅问到底"。但他一直弄不明白的是，自己明明是早期，又积极配合治疗，按理一定会好转的，为什么到最后又复发转移了！在我们看来，与自己较劲的性格，就是冥冥中促进其恶化的黑手。须知，完美主义者并不长命！因为天下并不完美。

（三）"三分之一癌长在心"

人们常说，性格决定命运。在医学上，真可以说是"性格决定癌症"。性格情绪等与癌症的形成、发展和预后都有很大关联。性格活泼开朗的，即使患癌，常常有比较好的治疗效果；性格郁郁寡欢的，即使没患癌症，也有被吓死的。故有"三分之一癌长在心"的通俗说法。

据心身医学的相关研究，癌症患者常具有某些特定的性格特征，这就是我们在日常生活中经常听到的"癌型性格"一说。癌型性格，就是说这种性格的人比其他性格者更容易得癌症。对此，已有较为深入的研究。我们也会推出相关论著。

癌症本就是一种心身疾病，在抗癌的这场战役中，谁能胜券在握，谁又会一败涂地，心理状态决定会走哪条岔路。什么事都要纠结一番，想问个明明白白的人，其精神、心理必定是长期处在紧绷状态，得不到松弛，反而不利于内环境的稳定，其神经、内分泌以及免疫等功能受到干扰。因此，我们还倡导癌症从"心"治起，此"心"，指的是认知、性格、情绪、心境等。而国外权威杂志更有提倡快乐治癌的。

（四）老年人的"伴随兄弟"

除此之外，还有一个重要的原因。当你身处医院肿瘤科，你会发现一个特别的现象：这里是中老年人的汇聚地！我们常常看诊一上午，很少看到 40 岁以下的患者。确实，除了白血病、中枢神经肿瘤等会在儿童阶段高发外，绝大多数的肿瘤发病率会随着年龄的增长而上升。

这到底是为什么呢？

冰冻三尺，非一日之寒，癌之变更是"蓄谋已久"。我们都知道肿瘤是细胞异常增殖的结果，一般来说癌细胞在早期发展会比较缓慢，然后逐渐呈加速趋势。这是一个渐进积累的过程，需要十几年到几十年不等。

人到 30 岁后，免疫功能便开始走下坡路，而到 40 岁，正是人生经济压力、精神压力最大的时候，免疫系统更是容易出现问题，抗癌力下降，留给癌细胞可乘之机。再者，年龄越大，被"挥霍"的健康就越多，不良生活饮食习惯的副作用在体内的蓄积量也越大，那么患癌的危险性也就随之增加。种种原因累积，这样一来癌症的高发频率就集中在中老年人群中。

最近，研究人员又在人体血液中发现了这一现状的答案：随着年龄增长，代谢失调会让体内环境变得有利于肿瘤进展和侵袭[①]。

研究人员搜集了两组志愿者的血清，一组是 30 岁及以下人群，另一组是 60 岁及以上人群。研究人员将这些血清分别喂给培养皿中的癌细胞。结果发现，老年人的血清让癌细胞获得了入侵、转移的潜力。其后在小鼠实验中也证实了这一点。不仅如此，实验还发现，老年人血清中的癌细胞对常用的化疗药产

---

① GOMES A P，ILTER D，LOW V，et al. Age-induced accumulation of methylmalonic acid promotes tumour progression ［J］. Nature，2020，585：283 - 287.

生了抗性。

早先，曾有学者以土壤学说来解释这一现象。

到底老年人的血清中有什么成分助长了癌细胞的威力呢？研究人员发现，相比年轻人的血清，老年人的血清中有一种叫甲基丙二酸（MMA）的代谢副产物，其浓度显著上升，正是这种物质让癌细胞有了侵袭、迁移、生存和不断进展的能力。

由此可见，衰老所带来的代谢失调也是肿瘤进展的关键点。其实，这一观点与我们一直在强调的"患者体内拥有适合癌种子发芽、生长的土壤内环境"的观点不谋而合。

尽管机体组织衰老是不可避免的，但中老年人也不必紧张，积极改善"土壤"内环境，对于健康人群而言，完全可以避免癌症的侵袭；对于患者而言，也可避免复发转移，得以长期稳定地带瘤生存。中医一向讲究"扶正气"，其实就是改善人体的土壤内环境，改变"癌症体质"。

想要解决中老年人"土壤病"的问题，需要建立健康的生活饮食方式，配合积极向上的心态，适量的体育锻炼，以及定期体检，及时发现癌症"作案"前的试探，及时纠治。

（五）癌发生的"同花顺①"理论

为更好地解释何以会生癌，何裕民教授借助隐喻讲述了一个真实的案例：

某冯姓企业家，原本有胆囊炎、胆结石，曾建议他手术，但因无症状且忙碌，未从。1998 年底，他匆匆去北京与外商谈生意，那天下雨，去机场时出车祸，处理事故时淋了雨，到机场没赶上飞机。第二天头班飞机赶到北京，但对方认为他没有诚意，没谈成。冯某心里很郁闷，当即感到不舒服。在北京医院一查，胆囊炎发作。一住半个多月，特郁闷，因为小擦碰，

---

① 同花顺原指扑克牌同一种花色的顺序牌。

订单丢了，且生了病，人也瘦了……回到上海，企业出了点小事，等他把企业调整好，慢慢恢复活力，好像一切过去了。想不到，几个月后，妻子发现他脸黄，一查，确诊为胆管癌。其实，何裕民教授很早就提醒过他要控制胆囊炎症，实在不行，早点手术。但他一直没当回事！

对此，何裕民教授总结了癌症发生发展的"同花顺"理论：就像打牌，抓了一手顺号牌，就是最大的"同花顺"。他认为，促癌症之发生，几乎都有"同花顺"现象——是一连串的因素，持续压力、基因变异、免疫偏差、饮食不当、代谢失衡、神经内分泌功能紊乱等，又加上环境污染、个人嗜好不良（抽烟酗酒）等，再遭遇某些小概率事件，诱发了"蝴蝶效应"，最后促成癌细胞的进展。至少，大多数癌症发生的机制，不是一两个环节失常所能解释的，往往涉及多个因素或环节。其中，除了基因、饮食、环境因素外，其他一些都与慢性应激相关，可以说慢性应激是这一过程中的基础性环节。也正因为这样，故我们特别强调要像打牌一样，以更大的治癌的"同花顺"才能压得住生癌的"同花顺"。而所谓的更大的"同花顺"，也就是癌症防治也要多环节切入，各个方面调整，才能取得较为满意的疗效。

二、癌症疗法大起底

20 世纪，人类应对肿瘤的对策就是"寻找与破坏"，强调越早发现越好，有任何蛛丝马迹，包括指标稍高，或影像学有点异常，立马架起抗癌治疗的旗帜，手术、放疗、化疗等杀伤性措施轮着上，务必在短期内将癌细胞彻底杀死。彼时所谓的"根治术""根治性放疗""根治性化疗"等广为流行，扩大手术范围、提高放疗或化疗的剂量，似乎成为提高肿瘤治疗效果的唯一办法。而且，衡量抗肿瘤疗效的指标很单一，即是否能够达到彻底清除肿瘤病灶。在这一思路的指导下，"只见树木不见森林"的盲目攻击，让患者尝尽了苦果，严重的副作用使得病患畏于就医，而致病情延误，间接造成治疗效果不佳，疾病无法有效根治，甚至因攻伐太过直接导致死亡等情况。

当今，临床所用到的癌症治疗方法不再只有手术、放疗、化疗，癌症免疫治疗与靶向治疗等新手段捷报频传，我们越来越多地看到了癌症治愈的希望。

（一）手术疗法

最为常见、可能也是最有效的治疗方式非手术莫属，尤其是对早期实体癌患者。手术治疗最大的优势在于能"彻底"切除肿瘤，但很多人都误以为手术治疗越早越好，或者切得越彻底越好。譬如 20 世纪 80 年代以前泛滥的乳腺癌根治术，医师不仅切除乳房内癌瘤，为防止复发，还会将整个乳房、胸部肌肉、腋窝淋巴等都切除，甚至还会将患侧的肋骨、锁骨和胳臂等切除。如此，理论上是为了减少复发，但事实上根本做不到这一点，而患者后半生却要在终身残疾中度过。故 20 世纪 90年代以后，扩大根治术寿终正寝，被送进了历史博物馆。与此同时，手术治疗的局限性及边界问题，也不断被提上议事日程。一般而言，对早期实体癌患者，手术切除的有效性为 18％～25％。然而，它的创伤性，包括不可补救的后遗症等，限制了它的拓疆开土之泛用。而且，随着惰性癌概念的深化及临床惰性癌的大量涌现，是不是该手术，成为值得深思的大问题。

（二）化学治疗

化学治疗简称"化疗"，是使用化学毒性药物破坏癌细胞，它常常通过阻止癌细胞生长及分裂的过程而起作用，也是目前治癌的主要手段之一。化疗有其无法避免的局限性：一方面是化疗药物的敏感性本身不够，另一方面是化疗药物的选择性不强，会对机体正常细胞造成巨大损害，所谓化疗"杀敌一千，自损八百"，产生严重的副作用，就像《众病之王·癌症传》作者悉达多所隐喻的那样：化疗之抑癌，像是用同一种东西既要消融右耳，又要保全左耳那么困难。再次，就是药效的递减难题。世纪之交，曾有化疗对癌症治疗贡献率为 5%～8% 之说。这些年，化疗的发展筛选出了少数比较满意的化疗药物及方案等，但伴随着其他疗法的大步前进，化疗在控制癌症中的作用正受到强烈的挑战。我们有理由预测：除部分癌种外，化疗的领地还将进一步萎缩。

（三）放射治疗

和手术治疗一样，放射治疗（简称放疗）也是一种局部治疗手段，可以作为某些癌症的首要疗法，也可以是其他一些癌症的辅助疗法。但由于照射野的范围不可能仅仅限于病灶区域，所以也会对邻近组织器官造成一定伤害。因此，曾有研究认定放疗对癌症防治的贡献率为 15%～20%。近年来，随着技术的进步，微创性质的伽马刀、射波刀、质子刀等大行其道，这些比较先进的微创放疗可以使照射野更加集中于病灶，对邻近组织和器官的伤害大大减轻。可以预料，随着技术的进一步发展，微创性的放疗将在部分癌症的防治中发挥更大的效用。

进入世纪之交后，随着医疗技术不断发展，内分泌治疗、介入治疗、靶向治疗、免疫治疗、支持疗法等如雨后春笋般地涌现，并先后应用于临床，很大程度丰富了癌的治疗体系，提高了整体治疗效果。临床上人们也不再追求彻底杀灭癌细胞、"无癌生存"等，因为癌症发展的变迁提示这并不现实。尤其是对中晚期癌症患者而言。在此认知指导下，杀癌为主的对抗性治疗退而求其次，在利弊综合效果评估下，人们开始讲究针对性的有效控制，且更注重患者的生存质量。

（四）内分泌治疗

内分泌治疗又称激素治疗，正式诞生于 20 世纪 80 年代末。临床上，应用较多的激素治疗方案有：①用甲状腺素抑制促甲状腺素的分泌以治疗甲状腺癌。②用性激素（包括雌激素、孕激素、雄激素等）及抗性激素药物（如三苯氧胺）治疗乳腺癌。③用有抗雄性激素作用的比卡鲁胺等治疗前列腺癌。④用肾上腺皮质激素与化疗联合应用以增强化疗作用，降低副作用等。

从临床上看，合理运用内分泌治疗，其重要性不亚于放化疗。但因治疗用药时间偏长，一般为 3～5 年，甚至长达 10 年之久，有些患者会有排斥及不接受心理。其实，这是非常重要的疗法之一。我们临床上用于一些晚期失控的乳腺癌患者，有时也有良好效果，加上其本身副作用相对较轻，故值得重视。

（五）靶向治疗

靶向治疗是在细胞分子水平，针对已明确的致癌位点（即"靶点"，该位点既可以是肿瘤细胞内部的一个蛋白分子，也可以是一个基因片段等）进行针对性拮抗或抑制，从而让癌细胞不能顺利生长的一类新疗法。故又称其为"生物导弹""分子疗法"等。近二三十年，靶向治疗进步飞快，已涌现出几十种临床疗效不错的靶向药物。其常见的类型集中在表皮生长因子受体（EGFR）分子及血管内皮生长因子（VEGF）蛋白质药物等的阻断上，因此，常可出现皮肤等方面的副作用。合理使用的靶向药物常短期疗效可以，但多半随即会耐药。且几乎所有的靶向药物都会耐药，并多多少少存在着这样那样的副作用。然而，使用经验告诉我们，这里也有一个使用技巧问题，剂量的适当调控，并配合综合治疗，既可使靶向药物使用时间大大延长，也可以使副作用降到最低。我们临床上几乎所有靶向药物都有适度调整后逐渐抽去不用，且长期稳定康复的案例。因此，在我们看来，靶向药物更像是一种救急之剂，给人以从容调整的应对机会，但并不是最终解决癌症治疗难题。因此，同样需十分讲究使用技巧和权变等。

（六）PD-1、PD-L1 等免疫疗法

免疫疗法又称生物疗法，但生物疗法是一个老概念，多年前就曾泛滥，却疗效欠佳。近年来，以 PD-1、PD-L1 与 CAR-T 为代表的新一代免疫疗法异军突起，大有横扫千军万马，独霸天下之势。因此，免疫疗法再次受到追捧。其机制十分复杂，简言之，PD-1 与 PD-L1 抗体属免疫检查点阻断剂。如 PD-1 抗体就是解除癌细胞自我的抵抗"武器"，接受自身免疫细胞的攻击，从而有可能被"歼灭"。换句话说，它复原了在正常人体中癌细胞被自身体内免疫系统识别、限制、杀灭的原本机制。当然，免疫疗法的细节复杂，且使用过程中常会产生诸如"免疫风暴"之类的强烈反应。目前世界上正在临床试验中的这类免疫疗法（PD-1、PDL-1 等）不下数百种，相信三五年后会有惊人的突破，从而在一定程度上改写人类征战癌症的历史。但在目前的情况下，许多都尚属探索试验阶段。若非必须，稳妥点可能会更为契合伦理。因为就我们临床而言，因盲目试用而遭遇不测者，并非少数。但三五年后此疗法肯定更为安全。故非万不得已，严密追踪观望，也许是眼下最为明智的选择。

（七）介入疗法

介入疗法又称"介入放射疗法"，是融合了影像诊断和临床治疗的一大类新疗法。它是在血管造影机、CT、B 超或磁共振等影像设备引导及监视下，利用穿刺针、导管及其他介入器材，通过人体自然孔道（如血管）或微小创口等，将特定器械导入体内病变处，进行微创治疗的一类疗法总称。这类疗法具体操作各有不同。对癌症治疗来说，它又可分成多类：①介入灌注，应用介入方法，在癌症供血动脉上方灌注化疗药物，使癌区域药物浓度增加，以达到提高疗效、减轻化疗药物不良反应的目的。②介入栓塞，是将栓塞剂注入癌症供血血管中，以切断癌症供血，从而阻遏肿瘤的生长。③介入消融，借助介入手段，

将高强度聚焦超声消融技术用于灭活各类实体肿瘤的疗法。在娴熟医师精心操作下，常能获得较好治疗效果。因其具体方法不一，没法一一介绍。在有经验的医师指导下，可以有选择地运用其中的一些介入疗法，以期获得佳效。

（八）中医药治疗

癌症疗法中还有重要的中医药治疗。由于认知关系，中医药治疗癌症，常处于尴尬状态，有人爱之，且受益匪浅；有人不理解，不接受，甚至盲目排斥。但40多年来，我们以中医药为主，在纠治难治性癌症方面，疗效有目共睹。有些成功案例甚至被《中央电视台·科技之光》及《人民日报·海外版》等追踪报道。不仅有效改善了5万余例癌患者的生存质量，控制其发展，延长其生存时间；而且，救治了不少被西医放弃的患者。其中，不少患者自己就是西医学专家。可以举出两个事例以说明之：

事例一，胰腺癌是公认的难治性癌，我们诊疗了4000余例，何裕民教授的博士生们就其中1115例诊断明确地进行总结，在权威专业期刊上发表了分析研究结果[①]：患者依疗法分成6组，没法手术、化放疗、纯以中医药为主[②]的，单独列为一组，计百余人，结果：其疗效仅差于手术后加化疗加中医药的，却明显优于其他各组。在统计分析时，该组仍有66%的患者生存着，中位生存期为12.47个月，1年仍生存着的53%；3年生存着的20%；5年生存着的10%。而胰腺癌世界同类报道中，没法手术的中位生存期仅2.3个月，一年仍活着的为0（1

---

① 赵若琳，郭盈盈，阮益亨等，《中医为主治疗胰腺癌的疗效评价》，《中华中医药杂志》，2017年第3期。

② 由于胰腺癌是消化腺的病变，纯以中医药为主者也配合一些"得美通"类的胰酶等，以助消化。

例也没有）；手术加化疗的，1 年生存着的仅 15.8%[①]。可见，没法手术而仅以中医药治疗的，其生存期甚至优于国外可以手术且做完化疗的。

事例二，就在写这段文字时，何裕民教授收到了一位高层领导的微信："尊敬的何老师，晚上好！前几天经医院全面检查，身体一切均正常，这与您的关心和精心调理是分不开的！对您表示衷心感谢！我已服中药 10 年多，是否可以暂停一段时间，择机再请您看一看，请酌。祝您夏安！"他十多年前胰腺癌伴腹膜后淋巴转移，手术后做了 4 次化疗，补了几次放疗，手术前就开始中医药治疗，整整十一年半了，一切皆好。何裕民教授回复说："可以的，先停一段时间完全可以，下半年我会来北京，来看您……"

（九）疫苗疗法

人们一直设想着能否像终结天花、脊髓灰质炎等致命疾病那样，用癌疫苗来终结癌症。最近，美国的梅奥诊所（Mayo Clinic）研发了一种新癌症疫苗，第一例使用者其肿瘤已全部消失。这让人们联想到有可能真有一天打针就能终结癌症。癌症疫苗属于免疫疗法中最新疗法，它的机制是通过识别特定癌细胞上的蛋白质，靶向这些蛋白质，以阻止其生长，防止其复发，并清除残留的癌细胞。理论上说，此类疗法副作用不大，但难度较大，有很高的科学要求。最近，新冠肺炎疫情中异军突起却有争议（主要是副作用）的 mRNA 疗法，就是此类疗法的初显身手。目前，在研的癌症疫苗分为全癌细胞疫苗、树突细胞

---

① 参照《英格兰国家癌症登记中心基于 3 173 例胰腺癌患者的研究结果》。SHARP L，CARSIN A E，CRONIN-FENTON D P，et al. Is there under-treatment of pan- creatic cancer? Evidence from a population-based study in Ireland [J]. European Journal of Cancer 2009，45（8）：1450–1459.

（DC）癌症疫苗、抗独特型抗体疫苗、抗原/佐剂癌症疫苗、全细胞癌疫苗、病毒载体和 DNA 癌症疫苗等数种。乐观预计，5～10 年间，有些疫苗疗法可以面世，提供社会化使用。

（十）支持疗法

支持疗法是抗癌治疗的重要组成部分，它的含义很广，凡涉及有支撑意义、有一定帮助的疗法，都可以视为支持疗法。它主要包括恶性肿瘤患者的营养支持疗法、饮食疗法、心理干预疗法、基础性病理状态纠治、消解宜癌滋生土壤、对症止痛治疗、某些症状的应对治疗（如失眠改善、电解质紊乱纠治）和身体功能的康复纠治等多方面。何裕民教授总结认为：癌的发生，往往具有同花顺现象，每每是多个因素综合作用的结果。故他提出了颇有影响的"同花顺"理论。而临床上要抗击具体的癌病例，又需根据不同病情，针对性地调动多方面因素积极加以消解。即使是人们期待的诸如疫苗疗法、靶向疗法、PD-1 疗法等，都有支持治疗及"清扫战场"等问题，以免"野火烧不尽，春风吹又生"。

（十一）背景性疗法

俗话说得好："兵马未动，粮草先行。"想要打赢抗癌这场综合战争，除了上述的常规治疗外，还必须做多方面准备：一方面，需要以同花顺压同花顺，多方面改善才能起到良好的长期效果（终生康复）；对此，我们总结出"知""心""医""药""食""运""环""社"的背景性疗法，分别指认知、心理、医学、药物干预、饮食、运动锻炼、环境改善、社会支持等，且自成体系。对此，后面章节会有所涉及，可以参考之。

至于对症性支持疗法，则范围更广。这些组合成了庞大的支持疗法的体系。

简单来说，八字方针实际上是对"背景性疗法"的归纳与整合。因为临床上应对癌症需要综合思路及方法手段，需要改善患者的背景性因素，但笼统地说支持疗法，嫌"太软"，缺乏核心及可抓之处，故总结出上述"八字方针"，作为对相关认识之归纳概括。作为一类哲学思维的总结，"八字方针"其实很好地体现出应对复杂难题时借助"合力"加以解决的特点。不仅在肿瘤应对中意义突出，在其他复杂病症的应对（如阿尔茨海默病，各种难治性慢性病纠治）中，都值得高度重视。

三、不同疗法的短长及其整合

上述各种疗法，其实可分成两类：针对性疗法/局部疗法、系统性疗法，各有各的优势短长。然而，由于受纯生物医学模式的制约，目前临床上无论是医师，还是患者及其家属等，往往只是重视各种具体抗癌疗法的努力应用，甚至叠加滥用，而有意无意忽略了癌症支持治疗的长期贯彻执行。这就像是只重视硬实力炫耀而忽略了软实力培基一样。不能不说，这是导致中国癌症控制（特别是长期疗效）有待大幅度提高疗效的关键所在。对此，需引起高度重视。

（一）各种疗法的优劣

近年来，尽管人们发明或总结出许多纠治癌症的方法，有效提升了治癌的疗效。然而，越是针对性强的疗法，往往短期效果越好，短板也越明显；使用不当，副作用也越大。而且，几乎所有的癌症疗法，都存在着制约性（专业术语所谓的适应证），故绝非疗法多多益善，也非可随意添加。且在医学被资本等捆绑的情境下，也非一味跟着"临床指南"走。目前，业内对"临床指南"的批评声不绝于耳，值得重视。应在资深且有经验的医师指导下，借助智慧，不断调整摸索，以求取得最佳的长期疗效。对此，我们将在以后的不同癌种论著中做出深入分析。

长久以来，人们形成了这样的思维定式：查出癌，先考虑手术，接着化放疗，或靶向、免疫疗法轮番上；等西医疗法用完了，山穷水尽了才想起中医药。可中医药不是神话，也不是大罗金仙，等身体无法耐受治疗副作用了，或是癌细胞扩散转移了，黔驴技穷时才想到用中医药，此时，纠治效果肯定大打折扣。

我们的经验提示，中医药并不是癌治疗的最后一站，中西医学两者各有千秋，且在很多方面是互补的。西医学在治疗癌局部病变或由于肿块压迫造成的功能障碍等方面有较好效果，但对癌引起的全身性病理改变常缺乏有效的应对措施；而中医学治疗强调辨证论治以及整体调节，注重兼顾病情的轻重缓急，着眼于改善内环境，同时吸收了一些现代观点，可有效调节患者体内出现的病理改变。前不久刚刚去世的吴孟超院士是以手术方法治疗肝癌见长的，他这些年多次谈到一个典型案例——是他20世纪60年代主刀治疗一位肝癌患者，几年前还活得好好的；也就是说开刀后活了近60年，这位患者一直用中药调理。故吴孟超院士反复强调说，西医治疗除开刀，其他就没招了。因此在中国应该重视借用中医药方法来控制，他曾经表示说在中国有中医药帮助，对癌症的长期康复，是非常幸运的事，是很好的机会，值得重视。在我们看来的确如此。对癌症的治疗，用中西医两者相结合的方式，取长补短，相辅相成，才更加利于癌症的治疗及长期康复。前面讨论的成功康复的胰腺癌患者中，大都是这一思想意识的受益者。

（二）治癌：力戒"赢了每一战役，输了整场战争"

随着社会科技的进步和发展，不仅人民的生活习惯在发生改变，医学也在发生相应变化。医学专科呈现出高度细化的趋势，这也导致医疗服务的连续性、完整性等受到影响。现代医学已经逐渐认清患者作为一个完整的生命体，致癌因素可能涉及多个方面，癌症并不是传统意义所讲的单纯局部病变，而是全身性的、慢性消耗性的、整体性的疾病。只不过是较为集中地体现在局部病灶而已。因此，用专科手段对付全身性疾病，其结果往往是局部病变虽有改善，但是整个机体状态却继续恶化，而最终可能走向死亡。

这使我们想起了一个深刻隐喻：就在写这段文字之际，美国在阿富汗撤军，乘着黑夜灰溜溜地走了，美国对阿富汗的战争用的完全是现代最新武器，每一场战役都打得很顺手，都以绝对优势赢了，但却输掉了整场战争。美国有媒体总结说："美国打赢了每一战役，却输掉了整场战争。"其实，癌症治疗正重复这么一个怪圈，很多癌症疗法局部运用都有一定效果，但却对整体的改变效果并不明显。人们需要的是赢得整个抗癌的胜利。这时候，至少就要讲究方法上的整合。

多年前，何裕民教授专门就癌治疗中的"将军思维"及"士兵情结"做过分析①。他指出士兵看重的是阵地上直接杀敌，且只顾眼前厮杀，难以考虑长期效果；将军则需通盘考虑，讲究长期战略；两者在癌治疗中都有意义，故需讲究战略战术结合；且战术是服从于战略的。特别是进行创伤性治疗前需评估后才行动。因为癌治疗的最终目的不是杀死癌，而是救人，让他活下去，这就需要战略上的考虑。

前文已提及癌症的常见疗法有很多，且新疗法层出不穷。如外科手术、血管性介入疗法、消融疗法（射频消融、微波消融）、靶向治疗、免疫治疗、生物治疗、化疗、放疗和中医药治疗等，都可以借战术、战略等简单做出区分；且每种治疗方法都存在各自的优势和缺陷，但是患者需要的是完整治疗，并不是某一个单学科就能够达到的。如手术治疗，在术中已经实现了"该切的完整切除，不该切的完全保留"，尽管给予如此精准

---

① 何裕民：《癌症防治中的"将军思维"及"士兵情结"》，《医学与哲学（A）》，2014 年第 8 期。

可控制的治疗，但多数癌症的术后生存率仍不见提高，生活质量堪忧。甚至是术后完全不如术前状况，或是出现手术加速死亡的情况。

（三）中西医结合治疗癌症的三阶段特点

临床经验提示我们，中西医结合治疗癌症要把握好 3 个阶段特点：

第一阶段，作为西医学治疗之辅翼，在手术/化放疗、靶向药物、免疫治疗前或治疗期间，联合合适的中医药内服或外敷治疗等，既可以明显减少恶心、呕吐、乏力、骨髓抑制、过敏、神经毒性、皮肤毒性、骨骼肌肉/关节疼痛、僵硬等的不良反应，还能缓解耐药问题，增敏减毒，尽快修复西医疗法所造成的创伤及毒性等，保护或提高患者生活质量。

第二阶段，巩固期和康复期防范转移复发，此阶段可以说是癌症成败的关键，而在此方面西医学并无良策，但这却是中医学的优势所在。充分加以利用，将大幅度降低远期复发和转移的概率，巩固治疗效果，提高患者的治愈率。而且，此阶段，中医药还可通过补益肝肾、兼调脾胃等方法，有效提高患者的消化吸收功能、改善营养状况、增强免疫力，修复治疗时造成的肝、肾等脏器损伤。

第三个阶段，癌症晚期阶段，已转移或复发；或是难治性肿瘤，对西医治疗方法不敏感者；或老年肿瘤，身体不堪西医治疗者；或是迁延难愈，需长期创伤性治疗者，如卵巢癌、肝癌、肉瘤等。面对这些难题，中医学都可作为不可或缺的综合治疗手段之一，或可作为主要手段，甚至唯一手段。对此，我们积累了数十年经验及数万例得失之教训，颇有独到之处。

中医药治疗癌症讲究局部和整体治疗，讲究改善症状与辨证治疗相结合。这方面有深刻的智慧及科学机制，值得人们去挖掘整理、提升，以为现代人类应对难治性疾病治疗所用。

（四）从"多学科诊疗模式"到不同疗法的整合

20年前，美国率先提出了多学科诊疗模式（multi disciplinary team，MDT），即由来自外科、肿瘤内科、放疗科、放射科、病理科、内镜中心等多科室专家组成工作组，针对某一患者，通过定期会议形式，提出适合患者的最佳治疗方案，继而由相关学科单独或多学科联合执行该治疗方案。其实，这就是试图弥合上述"打赢了每一战役，却输掉整场战争"弊端的努力。总之，今天的癌症治疗，只是强调单一方法难以奏效，尤其要强调在智慧指引下的整合治疗。

在医学模式已由生物-医学模式转变为生物-心理-社会医学模式的现今，我们更应该注重人的整体性与医疗服务的连续性和完整性。癌的治疗不是一个相关专家的单打独斗就能起效的孤立战场，只有建立整合型的健康服务及治疗体系，强调多学科、多科室，包括中西医学，也包括医学以外的相关学科（如心理、饮食、社会等）的综合运用，才能应对接踵而来的医学挑战，突破现有癌症治疗的瓶颈，取得更为显著的长期康复的效果。

（五）从疗法整合，到倡导"和合"学派，以"合力"纠治癌

上述这种整合模式不仅是中医学和现代医学自身内部之整合，更是基础与临床的整合、医疗与预防的整合、医疗与人文的整合、医疗与相关学科的整合、医学与社会管理的整合等；某种意义上，也包括中西医之间在更高层面上的整合；不同学科领域间的"和而不同"。并根据生物、心理、社会、环境、生态等的现实进行修整与调整，形成更加符合、适合人体健康和疾病诊疗的模式。且这种整合模式还不应该局限在自家医院，而是让各学科的优势资源在医院间及社会上得以互通、互补，以最大限度地提高癌症的防范效能及临床治愈率和生存率，并

尽可能改善患者的长期生存质量。

基于中医学的历史经验，特别是导师国医大师裘沛然学术的传承，也源自临床癌诊疗经验的积累，更受启于哲学智慧，从新世纪起，何裕民教授尤其倡导和合思想以纠治癌，努力借"王道"综合调整（而不是杀戮太过的"霸道"治法）来阻击癌症的发展。2014 年 9 月份，何裕民教授团队还举办了"中医和合学派"成立大会，引起了社会关注。

何裕民教授十分推崇恩格斯（F. Engels）的许多见解[①]：如恩格斯认为许多事件是"合力"所致，"最终的结果总是从许多单个的意志的相互冲突中产生出来的，而其中的每一个意志，又是由于许多特殊的生活条件，才成为它所成为的那样。这样就有无数互相交错的力量，有无数个力的平行四边形，由此就产生出一个合力……而这个结果又可以看作一个作为整体的、不自觉地和不自主地起着作用的力量的产物……到目前为止的历史总是像一种自然过程一样地进行，而且实质上也是服从于同一运动规律的……是融合为一个总的平均数，一个总的合力……每个意志都对合力有所贡献，因而包括在这个合力里面的"。透过这段拗口的话，何裕民教授悟出：癌的发生、癌的康复，何尝不是合力作用的结果?! 故他极力倡导借合力以治癌，并因此收获满满。可以说，这开创了癌防治的一个崭新领域及思路! 而且是经得起时间检验的指导性思路。

———— • 第三节 • ————

防癌——学会针对性地防范

尽管医学界始终不遗余力地致力于攻克癌症，效果也差强

---

① ［德］恩格斯：《路德维希·费尔巴哈和德国古典哲学的终结》，人民出版社出版，2018。

人意，从世界范围来看，癌症的发病率与死亡率仍然居高不下，治愈率不尽人意。最重要的因素是大多数人到医院就诊时已属癌症的中晚期。一般来说，人的细胞蜕变——也就是通常说的"癌变"——真正成长为引发症状的癌，往往需要十多年，甚至数十年时间。正是因为有这么长的"时间窗"，人们对癌的应对重点就应从关注出现问题后的积极"治疗"，转换到未出现问题前的有效"预防"，未雨绸缪。

一、科学抗癌，预防先行

虽然人们很难确切地知道一个人究竟因为什么才会患癌，但是，一些会增加癌患病率的因素已被证实。这些因素大多数都是可人为控制的。但也有些人目前尚无法控制的，如家族史、基因、年龄等。还有一些未曾知晓的，自然就更无法控制，对其也就谈不上积极主动预防了！然而，毕竟其中大多数因素还是比较明确的，故世界卫生组织（WHO）早就倡导：科学抗癌，预防先行。而且，预防先行可细化到三级预防。这些虽属老生常谈之话题，在此提及仍有意义。

当前，从理论上说，人们可通过三级预防来进行癌症的防控：一级预防是病因学预防，减少外界不良因素的损害；二级预防是"三早"预防，防止初发疾病的发展，避免发展到难以救治的癌症；三级预防是临床（期）预防或康复性预防，目标是防止病情恶化，防止残疾，延长生存时间。

（一）一级预防：针对性防癌

通俗地说，一级预防的任务包括研究各种癌症病因和危险因素，针对化学、物理、生物等具体致癌、促癌因素和体内外致病条件等，采取预防性措施；并针对健康机体，加强环境保护、适宜饮食、适宜体育，以增进身心健康。此阶段是重要的"防患于未然"时期。

对于此阶段的预防，本书还将进一步做出阐述，以落实到生活实处。

（二）二级预防：早发现，早诊断，早治疗

一级预防虽然是有效的，但不能完全避免癌细胞的产生，因为随着年龄的增大，人的细胞出现致癌性蜕变的概率自然会大增，且总是避免不了的，甚至是四处起火；而另一方面，伴随着衰老，人的免疫力逐渐下降是必然的，对癌细胞的监控和剿灭能力也越来越弱，难以应付；故二级预防就十分重要。它强调在癌没有发生转移前做出诊断，及时合理治疗，以阻止或减缓癌变的发展，或尽可能逆回到 0 期，恢复健康。

1. 值得重视的癌症危险信号

二级预防，它首先要求人们重视癌症危险信号。通常所说的这类信号有[1]：

（1）体表或表浅可触及的肿块，并逐渐增大。

（2）持续性消化异常，或出现食后上腹部饱胀感的症状。

（3）吞咽食物时胸骨不适感，乃至哽噎感。

（4）持续性咳嗽，痰中带血等。

（5）耳鸣，听力减退，鼻衄，鼻咽分泌物带血等。

（6）月经期外或绝经期后的不规则阴道出血，特别是接触性出血。

（7）大便隐血、便血、血尿。

（8）久治不愈的溃疡。

（9）黑痣、疣等，且短期内增大，色泽加深，脱毛，痒，破溃等。

（10）原因不明的体重减轻等。

---

① 在此，需指出的是，上述十大症状也好，再加上一些症状也好，其实都不是早期癌变，都是癌已发展到相当阶段的临床表现。这时，即使查出来已错过早期阶段，往往已是可以明确诊断的癌症病变了。但对芸芸大众来说，知道这些症状还是有其意义的。

其次，对体表可触及可看到的部位，也可定期进行自检。例如，妇女的自我乳腺定期检查等。

再次，要求民众定期检测、筛查，特别是有癌症遗传易感性和癌症家族史的高危人群。这里需要着重强调一些癌症体检的误区，常规体检不能代替防癌体检，高危人群需进行针对性的防癌筛查。如肺癌，常规体检中胸片是不能很好地诊断肺癌的，必须对高风险患者使用低剂量螺旋CT。

最后，还要积极治疗癌前病变，如食管上皮重度增生，胃黏膜的不典型增生、肠上皮化生、萎缩性胃炎，慢性肝炎和肝硬化，结肠息肉，乳腺非典型增生等。

2. 质疑之声

对于人们耳熟能详的以早发现、早诊断、早治疗为核心的二级预防，医学界的认识并非铁板一块，有越来越强烈的质疑之声，质疑集中在以下方面：

（1）并不是所有的癌早期发现都有积极意义。这又可分为两类情况：①非常普遍、比较易治，且本身威胁不大的癌（如大量的惰性癌），早期发现只会让人们过早地戴上癌症枷锁，生活在癌症患者黑色阴影的重压下。如对甲状腺癌、前列腺癌、肺内磨玻璃影（GGO）等惰性癌，越来越多的学者不主张早期发现、早诊断、早治疗。且目前有越来越多的证据表明，这类惰性癌的早发现、早治疗并不见得让患者长期利益最大化。②难治性癌症，特别是目前尚不具备控制能力的癌（往往也是罕见的癌），如上皮样血管内皮瘤、间皮瘤、巨大心脏恶性癌等，除非手术能够切除干净，否则，早发现意义也不是很大；而且，往往没法做到早诊断；更没法进行早治疗，过分强调"三早"，只能让当事人过早地遭受癌症恶魔的摧残。

（2）应强调的是那些对健康构成威胁，但早期能够较好控制（甚至彻底治愈）的癌，如肝癌、胃癌、肠癌、胰腺癌、肺癌、乳腺癌、鼻咽癌、食管癌、宫颈癌、卵巢癌、阴道癌等，这些尤其需早诊断、早治疗，大都可争取临床痊愈。

三级预防是临床（期）预防或康复性预防，目标是防止病情恶化，其任务是采取多学科综合诊断和治疗，正确选择合理甚至最佳诊疗方案，以尽早控制癌症，尽力恢复功能，促进康复；或延长生命周期，并提高生活质量，甚至重返社会。

1. 三级预防意义，一点不亚于临床治疗

没有任何人敢于承诺早期治疗后，就永远不会再患癌。尽管通过手术、放化疗等治疗手段，表面上将肉眼可见的癌肿消灭了，但患者体内仍可能残留看不见的微小癌细胞，在未对患者进行系统的"体质"调理前，很难改变患者"癌性体质"。哪怕是过了 5 年生存期，也不代表完全跨入健康安全线。之所以称其为癌（恶性肿瘤），其主要特点就是：①有好转移的属性特点，一不小心，就逃到远处。②有复发特点，甚至有些患者二三十年后，还会复发。

此阶段预防的内容仍然不可缺失，如果像常人那样"造次"，生活作息不规律，饮食不节制，健康管理不到位，再加上患者体内适合癌细胞生存的内环境未改善，那癌细胞还是"有迹可循"，不断地扩散和蔓延，二次患癌会比第一次癌更绝望、更致命。同时，还要注意定期复查，监测病情变化，及时发现癌症复发的苗头，积极筑起癌症的"防火墙"，让自己长期、高质量地生存下去！

有些患者在治疗结束后，就认为可以高枕无忧，不用再找医师复查，这显然是不对的。治疗结束后定期复查，不仅可以监测之前治疗带来的远期不良反应，还可以根据目前的身体状态调整口服药物，比如乳腺癌的内分泌治疗要坚持一段时间，且需在医师的监控下进行。同时医师可以对患者目前的生活及饮食方式进行一些必要的指导。

2. 即便是良性的，也需注重预防

即便是良性的肿瘤，也需注重三级预防。

门诊有位 42 岁的周女士，3 年前因左肾下长出一拳头大小脂肪瘤，在当地医院切除，病理学检查明确认定是良性的，术后复查 2 次，没发现明显异常，周女士便觉得自己痊愈了，生活一切照旧，再加上工作繁忙，也没再去医院复查。谁知道 3 年后，她周身出现各种不适症状，腰背酸楚，时时腰痛，一检查，左上腹又出现一个巨大肿瘤，同时体内肝、肾、脾、肠道等多个重要组织器官受肿瘤推压移位。最后，多科室联合为周女士实施了肿瘤切除术，同时也切除了左肾上腺、左半结肠、左侧附件等；且病理学检查认定，已处在交界性边缘，脂肪瘤有肉瘤样变倾向。

患者细思极恐，追问笔者何以如此，告知生活方式未变，促癌因素仍在，哪有不复生之理？

提醒广大癌患者，一般癌症手术后，即便化放疗都完成了，还有一个三级预防的艰巨任务。但不同癌种癌期，三级预防的侧重点是不同的，中心则围绕防止复发，着眼点则在改变生活、工作、应对方式等，且定期体检。即使是过了 5 年、10 年、15 年，仍不能掉以轻心，除非耄耋老人，否则，还是应每年检查一次。我们门诊中，乳腺癌术后 23 年复发，胃癌术后 40 余年复发，都是例证，值得重视。

二、防癌要有针对性

前面介绍的癌症三级预防，是众所周知的，是一般意义上的。在长期临床观察中，我们提出了防癌要有针对性，或者说更时新的话：要强调"精准"防癌。尽管触发癌症发病因素众多，但大致仍有规律可循。我们主张每个成年人都应交一位资深医师朋友，与医师探讨自己各方面特点，从而抓住高发癌、易发癌、家族癌及青睐于某种个性特点、生活特点等的癌，加以针对性的防范，才能事半功倍。

（一）做好自我预测，是康商的表现

现在智商、情商，甚至财商测量等随处可见，以至于成为就业、相亲、结婚等的某种标准或尺度，相对而言，人们却对"康商"的重视远远不够。因此，我们曾于国家级科研成果基础上，提出了"康商"的概念。现此概念流行于网上，渐渐为人们所熟知。类似于智商、情商等，康商指的是一类自我管理健康的能力。其中，首要的是中年以后知晓自我最容易被哪些病症给盯上。

尽管预测自己会生什么病，或容易生什么病，是件不吉利且不愉快的事，但却是必须做的，因为只有知晓了可能性，才能有效地加以防范。

要做到这一点，有几个途径：

（1）增加自我健康方面的常识。须知，有健康才有一切，必须把健康呵护放在所有工作的第一位，没有健康，一切免谈。这是最重要的现代意识。

（2）交个资深医师为好友。中年以后，有意愿者努力兑现这一点也不难。

（3）常关注健康类的话题。学会与好友经常讨论并交换对这类话题的认识。

（4）及时更新相关的健康认识。近年来，关于健康知识的更新很快，很多老观念被更新了。对知识水准不低者来说，经常更新相关的健康知识，十分重要。

（5）留意同龄人，包括稍微年长点的过来人正在经历的健康难题，引以为戒。

在此基础上，人们大致可以预测什么阶段自己易被什么健康问题"盯上"，从而率先做出针对性防范。

例如，何裕民教授就是这样践行的：30多岁时他拼命工作，夜以继日，偶尔查体，发现血压异常。其母有高血压史，遂引以为戒，初期曾服用降压药，甚至加至两种，剂量也加大，后仍觉得不行。与人沟通分析后认为与长期自我压力太大有关，故小剂量维持后，主动学会释怀及减压，配合饮食调整等。几十年过去了，降压药基本不用，血压仍十分稳定。休息时舒张压仅60~70 mmHg，非常理想。学会宽容及包容后，心血管的压力也减轻了，目前情况良好！

又如，40岁前后，他颈部疼痛难忍，手臂麻木，椎体活动严重受限，一查，颈椎严重增生，系体位不当加长期伏案工作所致，甚疑有致瘫可能，遂加强活动，改变体位，并研发了一套锻炼方法，不知不觉中，症状消失了，一切皆可。

40多岁时体重增加，开始发福，出现代谢异常，血糖血脂都高，且素爱吃肉，无荤不欢，较少吃蔬菜水果，被疑为已进入肠癌"后备军"。遂痛定思痛，开始改变饮食，每天早餐必进食果蔬方，20年不休，并控制饮食与体重，减重十余斤，平素有空便散散步，能不坐车的，就不坐车，因此，指标等都恢复正常。

这些，就是做好自我预测及针对性防范，亦是康商的表现。

其实，随着人们认识深化，大多数疾病（包括癌症）的发生发展，都有前因后果，都存在着蛛丝马迹，因此，借助康商概念，对自我做出预测，并加以防范，是有效防癌的关键。而且，重点在于抓住高发的、易发的、家族性的及与自我个性及生活密切相关的癌症，做出针对性的防范。

（二）常见癌症的高危人群防范

根据我们的观察，常见癌症的高危人群有其一些特点，认识这些，有助于人们做出针对性的防范。

1. 肺癌的高危人群（男性）

如果你是一位男性，40～50 岁或以上，有长期吸烟史，吸烟指数在 10～30 包年以上（吸烟年数×每天吸烟包数），或戒烟不超过 10 年，或有长期被动吸烟史，或长期在密闭环境中工作，或长期在粉尘颗粒较多（如建材行业）环境中工作，或有其他职业暴露史（石棉、镍、铬、氡、苯/汽油、室内材料污染/如装饰）等，对你来说，防范肺癌就是重点。对此，尽可能及时戒烟，定期体检且重点查肺，平素减少呼吸道感染及炎症可能性，经常做腹式深呼吸等，都是重要的针对性防肺癌措施。若肺内出现同样的可疑点（如 GGO、GGN 磨玻璃阴影等），对他们而言，考虑恶性的概率要高得多。因此，复查需紧凑点，有时，甚至 3 个月复查 1 次。根据变化情况，做出相应决策（可参见"惰性癌"）。

2. 肺癌的高危人群（女性）

如果你是一位女性，不管有没有长期吸烟或被动吸烟史，但有上述粉尘颗粒或其他职业暴露史，或长期接触厨房油烟，或生性认真敏感、细腻、顶真、一丝不苟者，也需重点观察肺。因为现代临床诊治表明，她们中出现肺部磨玻璃阴影者不少。当然，其恶性程度远远逊色于有吸烟史的男性。但由于这类女性生性紧张、敏感多疑，更易因此而焦躁不安，其压力性后果同样值得重视。我们的观察表明，这些往往是惰性肿瘤，无碍大局，但应加强舒解，定期体检；而不是动不动就做手术等创伤性治疗。与此同时，加强中医药调理肺及全身状态，是个不错的选择。

3. 乳腺癌高危人群

如果你是一位女性，有乳腺癌家族史，或有 BRCA1/2 基因突变、一侧乳腺癌病史、既往胸壁损伤史等，或暴露于高雌激素环境（如月经初潮年龄小、绝经年龄晚、终生未育、首次足月产年龄大于 30 岁）等，或从未哺乳/哺乳时间短，外源性雌激素过多摄入，高脂高能量饮食，超重/肥胖，重度乳腺囊性增生等；再加上生性急躁，或生活/工作压力重，或争胜好强者，属乳腺癌高危人群，需定期检查乳腺等，可以自我检查为主，辅以一年两次 B 超，两年一次钼靶等。一旦乳腺有可疑结节，需积极追踪，加以明确。甚至可以先行手术探查，以消除隐患。

4. 卵巢癌高危人群

同样，你是一位女性，40 岁上下，生性急躁认真，平素生活及工作压力偏重，或争胜好强者，尽管生活方式没太大问题，但月经经常不正常，或有卵巢癌家族史、遗传性位点特异性卵巢癌综合征、遗传性乳腺癌卵巢癌综合征、遗传性非息肉病性结直肠癌综合征等，并伴有初潮早、绝经年龄延迟、未产、不孕、长期使用促排卵药物、高脂肪饮食、肥胖/超重等情况者，属卵巢癌高危人群，需格外重视，定期查指标（如 CA12 - 5、CA19 - 9）及 B 超等，一旦指标有问题，需严密追踪，不可大意。同时，调整行为方式及心态等，学会稍微放放手，很重要。

5. 宫颈/阴道癌高危人群

女性，30～40 岁或以上，或年龄更大些，首次性生活过早、性行为不严谨、多个性伴侣、早婚、初产年龄早、吸烟、多孕多产等，经常有阴道/宫颈炎症者，好食辛辣等，或有人乳头状病毒感染，或丈夫及性伴侣有不洁婚外性行为、有阴茎癌、阴茎包皮垢等，属宫颈/阴道癌高危人群，需重点防范。可一年两次行阴道镜及阴道涂片检查，同时需约束自我性行为，少食辛辣等。中医学认为"湿热下注"。临床观察表明，好食辛辣确会诱发阴道、宫颈及尿路感染等。此外，有白带时积极治疗阴道炎症、控制尿路感染、多喝水等，也是重要的防范措施。

6. 子宫内膜癌高危人群

30～50岁以上的女性，未生育或少育、月经初潮早或绝经延迟、内源性或外源性雌激素过量、长期服用三苯氧胺、超重/肥胖、喜高蛋白/高脂肪/高糖饮食、高血压、糖尿病、盆腔放射史，或伴有卵巢癌家族史、多囊卵巢综合征病史等，属子宫内膜癌高危人群。除了遵循阴道/宫颈等的定期检查方法、定期针对性查体外，控制体重、改善代谢、消解炎症、纠治基础病等，都属于有效的防范措施。

7. 食管癌高危人群

无论男女，生活在食管癌高发区，年龄40岁以上，平素性急脾气躁，吃饭喜狼吞虎咽，且有不良饮食习惯（如腌制品摄入多、喜烫食热茶、高盐饮食、食物粗糙、进食快），处事行为毛糙，喜烟酒，或有食管癌前病变（食管慢性炎症、反流性疾病、食管贲门失弛缓症、食管瘢痕狭窄、食管白斑病）及食管癌家族史者，属食管癌高危人群。

需注意的是，近年来食管癌高危人群出现了新动向，像安徽、江西等省农村及县城（不一定是食管癌高发区），因条件好转，嗜酒者增多，一些年纪轻轻的，也就20～30岁，却因嗜酒，且大口喝烈酒而导致食管严重烧灼伤，有些很快发展成食管癌。

对这些食管癌高危者，及早劝阻其改变摄食行为：主张细嚼慢咽，不吃烫，不吃快，不喝烈酒，且每天早晨先进食打成糊状的果蔬方，以增加具有一定食道黏膜修复能力的膳食粗纤维等，是不错的防范措施。对食管癌高危人群，一旦有噎嗝或吞食不便现象，必须及早就医，以免进一步发展，出现严重的后果。

8. 胃癌高危人群

胃癌高危人群大致有两大类型：一是多见于20～30岁及以

上者，素有不良饮食习惯（饮食不规律、饮食过快过饱、暴饮暴食等）、饮食不洁、喜食烟熏和煎炸烤食物，长期高盐饮食及盐渍腌制烟熏食品；常食用变质霉变食物，喜食红肉，新鲜蔬菜水果摄入少，营养失衡或缺乏；男性还常常吸烟酗酒，有胃癌家族史及慢性萎缩性胃炎、慢性胃溃疡、胃息肉或做过胃部手术残胃、幽门螺杆菌感染等病史。对于这类高危者，尽早改变膳食行为特别重要，但往往难以做到，只能定期检查，以便确定后及时手术处理。

二是年龄偏大，大都45～60岁或以上者，大都生性谨小慎微，做事认真，性格内向，比较闷（很少发火），有想法不轻易流露，属于压抑型性格特征；他们在单位里往往口碑不错，但朋友（特别是深交的）不多，平素常有胃脘不适，但很少会声张；有的甚至带有某些逆来顺受倾向，其实他心里比谁都明白，只是不轻易表达自己的情感或想法而已。他们的胃癌，可以说完全是自我强行压抑所致的，对于这些高危人群，开导他学会及时释放及自我表达，十分重要，建议学会通过各种途径，及时释放，包括多结交朋友、培养兴趣爱好等，并注意、保暖和饮食。定期胃镜检查则必不可少。

9. 肝癌高危人群

肝癌的高危人群，生活在高发区更多见，往往见于40岁以上（女性45岁以上）者，可能是乙肝病毒携带者、慢性病毒感染（乙肝或丙肝）者，或有血吸虫疫区生活史；男性可能有吸烟史，或长期饮酒，或有肝硬化史，或生活在饮用水污染地区（如江苏启东等地），或存在某些微量元素缺乏等。对此，需及时治疗慢性肝病，定期检查，改善饮食，改变心态等。平素经常有牙龈出血、筋骨酸楚者，要特别注意，往往是肝功能失代偿之征兆，需防范其发展成肝癌等。这时候，中医药的合理纠治，意义突出。

10. 胰腺癌高危人群

近年来，胰腺癌的发病率直线飙升，成为严重威胁人类（特别是城市居民）生命健康的一大危害。其高危人群可分男女而分别论述：

男性，常常吸烟、嗜酒，且有高脂肪、高蛋白、高热量的三高饮食习惯等，蔬菜水果等吃得不多，同时或兼有工作压力过重等，有些人曾有过急/慢性胰腺炎发作史等；其早期症状很可能是食后胃脘部隐隐作痛等。因此，对男性胰腺癌高危人群来说，防范的重点在于控制饮食，控制酒烟，帮助他们减少应酬，学会纾解并释放压力等，及时治疗/消解急慢性胰腺炎症，并帮助他们进食时添加助消化的胰酶胶囊，做好胃脘部保暖，以减轻对胰腺的刺激及压力等。

女性胰腺癌高危人群则很大一部分前期有胆囊炎、胆石症、胆道感染等病史，在饮食上没有鲜明特征，甚至很大一部分是佛教徒、信奉素食；但个性上有特点，往往多数是性急躁、好操心、爱管事的"劳碌命"，带有明显的焦躁个性特点，且早期常有反复发作的胃痛（其实，更可能是胆道感染的）。故对于女性高危者来说，控制及消解胆道/胆囊炎症，保持胆道及大小便通畅，经常用点消炎利胆之类的药物，同时帮助纠治性急躁、好操心、爱管事等明显的焦躁个性，是重点。当然，这类患者往往忌油腻，一食油腻，常迅捷感到心窝下不适，故消炎利胆的同时，添加助消化的胰酶胶囊，并做好胃脘部保暖等，也同样很有意义。而且，在我们看来，性急躁、好操心、爱管事的焦躁个性，与胆囊炎、胆石症、胆道感染等有着关联性，焦躁个性往往是源头，是它导致了胆汁成分改变，促成了胆囊/胆道感染及胆石症等，因此，纠治此类个性就是关键之举，但往往较难成功。

11. 肠癌高危人群

近年来，肠癌发病率直线上升，且预测其还会进一步飙升，值得高度重视。其高危人群特征有：偏胖、喜高动物蛋白、高脂肪和低纤维饮食，少蔬菜水果，平素常有好坐、久坐、少动等特点；男性可吸烟酗酒，贪吃肉；女性多伴有习惯性便秘等；或男女还伴有慢性溃疡性结肠炎、家族性腺瘤性息肉病、结肠腺瘤、克罗恩病等。肠癌好发人群不像其他癌种，并不存在鲜明的个性及情绪特征等。对于肠癌的高危人群，饮食与生活方式特点倒比较明确。因此，重在调控饮食，改善代谢，控制体重，加强活动，并养成每天进食果蔬方的习惯（特别是对有肠道息肉者），借膳食粗纤维等以增加肠道黏膜修复能力，内源性地消解息肉生长环境，可以较好地防范多年后反复的息肉等，同时争取每天有排便，善用多种益生菌，以改善肠道菌群等。

（三）其他类型癌症的高危人群

至于其他类型癌症的高危人群，各有不同，只能简单述之。

1. 膀胱癌高危人群

有以下特点：长期接触化工制品等，如染料、橡胶塑料制品、油漆、皮革、杀虫剂等；男性长期吸烟，年轻时骑自行车，且骑车较长时间；女性则有慢性尿路感染、慢性膀胱炎史（习惯性尿路感染者，可没有明显症状）；有长期残余尿及异物刺激（留置导尿管、膀胱结石）史；有憋尿、不多喝水等习惯；此外，长期有尿道梗阻、盆腔放疗史、长期过多饮用咖啡、长期使用染发剂、长期过食辛辣等，都是膀胱癌的高危因素。而多喝水，勤排尿，不憋尿，戒烟，少吃辛辣等，特别是学会常用新鲜的白茅根、芦根泡水喝等，都是防范措施。

2. 肾癌高危人群

在长期临床观察中，我们发现一个有趣现象，除了通常所说的吸烟、肥胖、高血压及抗高血压治疗、糖尿病、高脂肪饮食、职业暴露（如长期接触镉、焦炭、氯化有机溶剂、石油化工制品等）、肾癌家族史等是肾癌高危人群外，肾癌患者还有一个鲜明特点：即肾癌患者大都生性谨慎、认真、小心翼翼，做事细腻，追求完美。可以说，肾癌患者大多数都是"细人"，不是粗线条者。我们很少在农民老大粗及大大咧咧者中发现肾癌。因此，除了烟酒饮食防范外，让可疑者学会粗线条点，学会别那么精致、细腻，似乎也很重要。

3. 前列腺癌高危人群

前列腺癌高危人群似乎比较明确：50 岁以上（尤其是 70 岁以上老年）男性、肥胖、平素大量脂肪及牛羊肉等过量摄入、营养过剩、吸烟、蔬菜水果摄入有限、长期大量饮用烈性酒，以及有前列腺增生肥大症史及前列腺癌家族史、平素性伙伴较多或者性行为较为频繁者等。因此，控制肉类的过量摄入，加强蔬菜水果摄入，戒酒戒烟且戒辣，适度减少性行为，及时治疗各种前列腺病变等，都是有效的防范措施。

4. 淋巴瘤高危人群

淋巴瘤临床并不少见。尽管淋巴瘤可分成 T 细胞和大 B 细胞两大类，但中国是以 B 细胞为多见。且其高危人群可分成两种：一是惰性淋巴瘤，约占 40%，发展很缓慢；大 B 细胞型的，则处于快速进展中。淋巴瘤的第一时间控制并不难。其高危人群包括长期处于高压力工作/学习状态（部分高三学生发病率奇高，就是例证），或长期处于难以疏解之压力下，经常感染（炎症刺激）。因此，故防范重点就是：疏解压力、避免长期陷于难以解套的慢性应激中、控制慢性感染等，这些都非常重要。

特别强调的是，以上所说的高危人群或因素等，有的是已相当明确的；有的还不是很明确，有待进一步明确，只能作为参考。另外，高危只说明有更高的患癌风险，并不等于一定会得癌，也不是说不属于高危就高枕无忧了；其初衷只是提醒人们要针对性地重视，提高警惕，有的放矢地做好防癌应对，尽可能远离或消解这些致癌因素。然而，客观地说，有些高危因素并非人力所能控制或消解的，那就只能做好体检和筛查等，加强其他方面的防控，包括促使对象做到心身和谐等，因为心身和谐也是防范癌症发生发展的关键之一。对此，容后续深入探讨。

三、讲究防癌措施生活方式化

我们特别强调防范癌症要讲究生活方式化，融入民众的日常生活之中，而不是专门另有一套方式方法，或另用一些措施等以帮助杜绝或防范癌症。

目前的医学发展虽已知道癌是正常细胞的基因突变失控，遂无序生长，但是为什么会突变，具体是由什么原因诱发或引起其突变的？为什么是某些器官长了癌？为什么癌症好发在某些人身上？……种种问题，都有待于解答。但目前已明确知道的是，绝大多数癌症与不健康的生活方式有关。因此，防范癌症，也要从优化生活方式入手，将其融入民众的吃喝拉撒睡等日常行为之中。

每个人都可能成为癌症的候选人。但反过来说，大多数的致癌因素（不良生活方式等）也都存在于人们的日常举止之中。若能主动而针对性地加以阻击或消解，每个人都有可能逃避癌症，或不被癌症所选上。

（一）生活方式防癌之泛论

以下总结的 10 种有预防癌症作用的生活方式，虽然这些已公认的可帮助人们远离癌症，但也只是泛泛而论。

1. 盯住体重指数

越来越多的研究表明"一胖百病缠"，肥胖不仅是糖尿病、心脑血管等疾病的"导火索"，更是人类致命杀手"癌症"的直接诱因。研究已证实：乳腺癌、卵巢癌、前列腺癌、食管腺癌、结直肠癌、肝癌、肾癌等都与超重有关，即使体重略微超重，也会增加罹患这类癌症的风险。亚洲人最好将体重指数（BMI）控制在 $22.9 \sim 24 \, kg/m^2$。体重指数（BMI）＝体重（kg）/身高（m）^{2}。

2. 适度运动

适度运动能增强心肺功能，促进血液循环和增加肺活量，提高新陈代谢能力，增强体能；同时可调节血液中激素水平，对抗与激素相关的诸多癌症，如乳腺癌、卵巢癌、子宫内膜癌、神经内分泌癌等；还可促进肠蠕动，减少粪便积存停留在肠道的时间，降低大肠癌等的风险。

运动强度以微微出汗，自我感觉舒适，不感到疲劳为宜。当运动后出现大汗淋漓、呼吸困难、心跳加快、头晕目眩等症状时，就要警惕是否运动过度了。运动方式的选择不限，快/慢走、跳舞、骑单车、游泳等都可以。

3. 适龄生育，母乳喂养

如今，晚婚、晚育、少生育等已成为城市女性的普遍趋势，然而晚婚、晚育、少生育等并不利于防癌。女性第一次足月的妊娠可以导致乳腺上皮发生一系列的变化而趋于成熟，使得上皮细胞具有更强的抗基因突变能力，同时产生大量孕激素，而孕激素对于保护乳房健康很有用。有数据统计，从未生育的妇女患乳腺癌的危险性比已生育的妇女高30％；35 岁以上的妊娠初产者患乳腺癌的相对危险性是 30 岁以下妊娠初产者的 $3 \sim 4$ 倍。也有研究发现，坚持母乳喂养 6 个月可使女性患癌死亡率降低 10％。

4. 多吃新鲜蔬菜水果

新鲜蔬菜水果已被公认为最佳的防癌食物。可以降低口腔、食管、胃、肺、结直肠等几乎所有癌症的发病率。三版《国际癌症与饮食指南》（第一版 1997、第二版 2007、第三版 2018）

都强调了这一明确的结论。《中国居民膳食指南》推荐，成人每天应吃 300～500 g 蔬菜，深色蔬菜最好占到一半；水果 200～400 g。

5. 少吃红肉

世界卫生组织将红肉（所有哺乳动物的肉，如猪肉、牛肉、羊肉等）列为 2A 级致癌物。这是因为有不少研究证明过量摄入红肉与直肠癌、胃癌、结肠癌、乳腺癌、前列腺癌等多种癌症存在正相关关系。成年人每天畜禽肉的推荐量是 40～75 g。建议多吃白肉（鸡、鸭、鱼肉）等，尤其是水产品。

6. 别吃太饱

目前发病率持续攀升的癌种，如乳腺癌、消化道癌、卵巢癌、肠癌、胰腺癌等，多与营养过剩等有关。尤其是在晚上吃太饱，容易引起胃癌。要注意在适度控制食物摄入总量的同时，还要改变膳食结构，"控制膳食脂肪摄入在总热量的 30％以下"，也要避免滥用补药及补品等。

7. 戒烟限酒

抽烟是肺癌的主要致癌因素，并与食管癌、胃癌、大肠癌、肝癌、鼻咽癌、子宫颈癌、膀胱癌、肾癌等有关。无论烟龄多长，此时戒烟都可降低患癌风险。

过量饮酒会增加口腔癌、咽喉癌与食管癌的患病风险，且长期饮酒过量容易造成肝硬化，进而增加患肝癌等的风险。

8. 多喝绿茶或咖啡

绿茶有助于防癌早已被证实，绿茶中富含茶多酚，可降低肺、口腔、膀胱、前列腺、结肠、胃等多部位癌症的发病率。

适量咖啡也可以降低某些癌症的发病率，如肝癌、肾细胞癌、乳腺癌、大肠癌等。对于咖啡，需要补充说明一下：早期（20 世纪前）曾有学者认为咖啡不利于癌症患者。然而，进入 21 世纪，越来越多的证据表明，咖啡无碍于癌症患者，甚至对某些肿瘤患者有好处，故人们形成了上述共识。当然，需指出，不主张喝咖啡加糖或加奶油、咖啡伴侣等。

9. 保证良好睡眠

美国癌症研究协会（AACR）调查发现，睡眠对癌症发病率有重要影响。每晚睡眠时间少于 7 小时的女性比积极锻炼身体、睡眠更为充足的女性癌症发病率高出 47%。正确的睡眠方式能够预防机体组织遭到癌细胞的侵袭，而对于那些已经患上癌症的人来说，有规律地进行夜间睡眠与日间活动的交替，可以缓解病情并增强治疗效果。因此，我们近年来一直强调：对于女性癌症患者，别烦、睡好是康复的两大关键措施。

但是，保证良好睡眠并不代表睡得越多越好，过度嗜睡反而会增加癌症的死亡风险。

10. 保持良好心情

现代医学研究证明，精神和心理因素虽然不能直接导致人患癌，但它会对人体产生一种长期的慢性刺激，影响人的免疫力，而癌症的发病与机体免疫力很有关联，免疫力低下势必提高癌症发病率。

好心情不是自然生成的，人们应懂得为自己"增悦"，琴棋书画、舞蹈健身、养花种草、幽默笑话等都可愉悦性情、减疾防病，因此，也都有阻击癌症之功。

我们后面将强调，促进心身和谐，对于防范癌症，促进康复，意义突出。

（二）结合具体癌种及个体的防范

上述只是就一般癌防范的泛论而已。落实到具体癌症及具体患者，又当分别而论，具体分析。

如以胃癌为例，胃癌的针对性预防，就涉及下列诸多措施：

（1）多吃新鲜蔬菜、瓜果、大蒜、玉米等食品，增加维生素 A、维生素 C 等的摄入量。

（2）增加新鲜肉、鱼、蛋及各种大豆制品的食用，相对减少淀粉类食物，不吃霉变食物，少吃或不吃熏制、腌制、油炸和泡制的食物及零食等。

（3）养成良好的饮食习惯，按时就餐，一定注意早餐的按时摄入，且不暴饮暴食，避免吃硬的、粗的和过烫的食物；少吃夜宵，别挑食，食谱宜广些。

（4）不吸烟，少饮烈性酒，别今日有酒今日醉，今日有菜今日饱，没菜不吃。

（5）少吃盐渍食品，减少食盐食用量。有研究提示，过去的胃癌患者，多发于腌制食品（如咸菜）等吃多了，而新鲜蔬菜严重不足（可能是当时生活条件所限），今天，这类情况已少见了，但还可能存在于老年人中。

（6）胃癌患者有鲜明的情绪特征，中老年患者大都性格比较闷、不爱说话，喜生闷气，故要强调情绪开朗、乐观，愿意宣泄、交流，尤其吃饭时要避免生气，心有郁闷，及时表达出来，以各种方式释放郁闷。

（7）胃癌高危者要善于培养自己的多种兴趣爱好，以各种兴趣爱好，帮助自己及时宣泄及释放情绪，稳定内心。

（8）胃癌患者确诊前，大都有反复胃病史、胃痛史、溃疡史，由于性格特征，他们往往比较闷，不太愿意述说，特别不善于向亲近者倾诉。故胃有不适，须自我及时查明原因；亲近者则应有这方面意识，及时敦促其查体。增强意识后，可大幅度提升我国胃癌的早期发现率，让胃癌真的变成完全可控制的慢性病。

（9）长期失眠是胃癌的高危因素。研究已证实：睡觉与胃癌关系极为密切，其机制之一是睡觉不好易胃溃疡发作，而反复发作者，5％～10％会癌变，因此，失眠者一要纠治失眠；二是要关注胃，经常查查胃。

（10）胃癌患者大都生性谨慎、自律，他们往往关注一般的保健常识。因此，每每会长期素食，或粗粮为主。其实，这是只知其一不知其二。长期素食并不利于老年人健康，适当的荤腥（动物性蛋白质）是必需的。当然，有宗教信仰者另论。粗粮虽对当代人有养生意义，但粗粮对胃肠要求更高，更不容易吸收，有胃疾者接受粗粮有两个前提：①精粮粗粮 6∶4 搭配，更利于健康；②粗粮精做（精加工，即加工讲究点），以利于胃肠更好地吸收。

此外，胃癌高危者少吃黏腻的年糕、糍粑及辣椒等，以免通过胃肠难以消化或徒生刺激。但可多吃点大蒜泥等。有研究表明，大蒜有很好的防范胃癌之功。

上述这些，是针对所有胃癌高危者而言的，特别是有胃癌家族史的年轻男女。其他癌种的高危者，可以以此为基础而举一反三，参照试行之。我们团队也在临床数万例癌症数据库分析整理基础上，按病种讨论其针对性的防范及治疗措施，并将推出"叙事肿瘤学"系列的一本本具体癌症的丛书，敬请期待。

四、心身协调：防癌治癌的共性要点

谈到癌症，人们每每会强调生活习惯、饮食、环境、遗传、免疫等，却忽略了无形且至为重要的因素——心理和性格在癌发生发展和治疗中的影响。

（一）从真实案例谈及：癌常有心因

何裕民教授在 13 年前即总结出约三分之一癌长在心上。所谓"长在心上"，是俚语，指其发病与精神心理相关。此说一出，广为流传，网上及诸多媒体都有类似追踪报道。

"我不吸烟、不喝酒、生活规律；我没有癌症家族史；我平时注重健身与养生，怎么会得癌呢？""隔壁老王整天躺在家中，烟酒不离，身体却很好，连个感冒都少有，凭什么啊？"门诊上常会听到这样的控诉。是啊，癌症的发生及其预后，很多时候真的没道理可言！可是，背后的真相到底是什么？当你在控诉隔壁老王生活邋遢、运气好的时候，却没有看到他嬉笑而从容面对生活的态度。

先谈个门诊真实的案例：

刚刚退休的洪女士，无论是在老同事眼中，还是邻居心目中，都是一个敬业且自律的好女人。退休前，她是一个国企的中层领导，兢兢业业数十年，通常，大小压力都自己扛，从不为难下属；回到家，她又是一个贤惠且自律的好妻子、好母亲，包揽家中大小事务，事无巨细，不仅如此，她还坚持每天很早起床跑步。

可是，就是这样一个生活、饮食有规律，无不良嗜好，在外人眼中永远精力充沛、热情满满的她，却被诊断出乳腺癌，而化疗结束半年后居然发现了肝转移！任谁也想不明白这其中的缘由，但她自己却十分清楚。

洪女士的老伴是一个十足的甩手掌柜，说是老伴，洪女士表示他更像是前世冤家，两人一起过了30多年，还是没磨合到一处。平时，其老伴是家中事务一概不过问的人，女儿已大学毕业了，却从未操过心；他每天如同一个大老爷，提笼逗鸟、玩蝈蝈儿、打牌下棋……成天不着家，偶尔在家也是一直抱着手机。似乎玩乐才是他生活中的第一要义。对洪女士，他一天到晚也没几句话。在洪女士最脆弱、生病住院的时候，他和女儿倒班陪护，到他该来的时候，常常迟迟不见人，好不容易来了，一转眼人又没了。一追问，竟然跑到花鸟市场去了。指责他吧，他说："医院不是有护士吗？我在那儿待着有什么用。"

起初，洪女士还会说几句，每每老伴都承认会改，可是没两天又恢复如初。最后说多了连自己都觉得烦了，每每都以争吵打架收尾，夫妻之间也渐渐貌合神离，早已分床而眠。

家庭生活上的不如意，对人身心的打击往往是双重的。洪女士完全陷入了一个人的黑暗世界里，对未来看不见一丝希望，越是到夜深人静时，越是煎熬痛苦，可想想还未出嫁的孩子，还得为女儿考虑，只能暗自舔舐内心的伤口。当太阳升起，她又会戴上积极的面具遮掩内心的疲惫。如此循环往复。

她是手术后一年四个月发现肝有转移灶的，在确诊肝转移的那一刻，无数次撞见妻子因乳腺癌确诊后而低声哭泣都无动于衷的丈夫，却真的慌了，手足无措了。可此时的洪女士却异常镇定，这似乎是她所能预见的结局。

再次化疗、姑息性肝病灶切除术等，连续几年的中医药治疗，漫长的治疗复查过程，洪女士仍然保持着原来良好的生活作息和饮食习惯，坚持运动，但她对于家庭、对于婚姻却释怀了，放手了，不再事事过问、大包大揽、放不下心来了。残酷的现实教训了她，她懂得了有所舍弃，学会了别万事亲力亲为。而日后的生活并没有像她发现肝转移前想象的那样灰暗、绝望，反而出现了生机。妻子的放手，让两耳不闻窗外事的老伴也有所改变，开始拾掇家务，体恤妻子，与之前判若两人。撕下"面具"的洪女士，内心也逐渐感受到阳光，多次复诊都平安无事。

这个案例也让笔者陷入沉思——前前后后，生病、加重到转而趋于康复（她从发现癌症有七年多、发现肝转移也有五年多了，基本安全了），趋势大有改变，而真正促使改变的动因（或者说"背后真相"）可以说只是她自己的认知、态度及行为方式等的升华，以及因此引起的整个应对系统及情绪心理等的骤变。学界通常高度概括癌症是"生活方式病""心身疾病"，其语不虚。故同样条件下，癌症康复与否，常取决于当事人的自我认知、态度、情绪等应对系统。这也是我们倡导"从'心'治癌"的初衷及意义所在。

（二）癌，是一类错综的心身病

早在 20 世纪末，由何裕民教授主编、代表中华医学会心身医学分会集体推出的百万字《心身医学》在"心身相关性肿瘤"专章中就明确指出"癌是一类心身疾病"①。癌的发生、发展及其治疗康复等都与心理因素密切相关。书中详细论述了情绪与癌、生活事件与癌、人格特征与癌之间的密切关系；阐述了心理因素致癌的机制，认为与其他疾病类同，心理因素促使癌发生的机制主要是通过神经、内分泌和免疫系统这三大方面而产生影响的。

可以这样说，现代社会中，几乎每个人都面临着各种压力和激烈竞争，不良的心理状态也就接踵而至，继而产生心身障碍或心理疾病。且几乎所有癌症患者都会遭受不同程度的心理痛苦，可能出现在疾病的任何阶段（患病前、疾病治疗过程中及康复期），并与癌症确诊、疾病状况和癌的治疗等密切相关。调查表明：癌症患者病前有明显不良心理因素影响者高达 76％。与癌变关系最直接的心理情绪反应有焦虑（焦躁）、恐惧、抑郁、愤怒等各种负面情绪及错误认知等。可以肯定地说：癌是一种"心身相关性疾病"。

心身疾病既可以因心理病因导致躯体症状的产生或加重，同时也可由于躯体症状而诱发，甚至强化精神症状。

实际上，心因可以致病与致癌，并不是什么新发现。中医学早在 2000 多年前就有极其丰富的记载，《素问·阴阳应象大论篇》说："人有五藏化五气，以生喜怒悲忧恐。"又有《素问·宣明五气篇》说："五藏所藏：心藏神，肺藏魄，肝藏魂，脾藏意，肾藏志，是谓五脏所藏。"中医学文献中记载了人体的

---

① 刘增垣、何裕民主编：《心身医学》，上海科技教育出版社，2000，第 130－146 页。

许多肿瘤（含恶性的癌等），如筋瘤、肠瘤、骨疽、肉疽、癥瘕、积聚、噎膈、反胃、瘿瘤、乳岩等，都存在着明确的心身相关性。

（三）癌从"心"防，癌从"心"治，注重抗癌力

同希波克拉底提出的"自愈力"一样，在数万例癌诊疗经验基础上，何裕民教授总结出了"抗癌力"概念①。而抗癌力自有其复杂的内外多层次结构，对此可参阅相关著作。就其核心而言，可以总结认为"'认知及态度'是抗癌力最核心的部分，实际上就是抗癌力的集中体现，把握着总体的调控力和协调力。它涉及躯体（生理）和个性（心理）方面，生理上包括遗传（基因）、体质、年龄、性别、代谢、免疫力等，生理上包括个性、情绪等。这个核心决定了人体是处于良性互动还是负性互动。积极乐观的认知和态度能够促进身体进行良性互动，消极的认知和态度会让身体进入负性互动"。因为认知与态度是主导性的，可以主导人们的应对行为及情绪心境等，从而左右着人们的诸多具体生理心理反应。

也正因为这样，我们强调平素要努力做到心身和谐，有健康问题时要尽力促进心身协调，这些既是呵护健康的要旨，也是防癌治癌的共性要求；即癌从"心"防，癌从"心"治。基于此，何裕民教授在写下《癌症只是慢性病》的同时，又写了其姐妹篇《从心治癌》②，总结出了癌症患者急性心理危机与慢性心理危机的纠治方法原则，归纳出了不同癌症"成功抗击之心法"等，并在数万患者临床试行之中不断成熟、体系化。

说得更直白或透彻点，当今临床很多癌并不好治。从生物医学角度，不管是手术，还是化放疗，或免疫/靶向疗法等，都

① 何裕民：《抗癌力》，上海科学技术出版社，2016。
② 何裕民、杨昆等：《从心治癌》，上海科学技术出版社，2010。

需长期过程，多少都带有创伤性；且都拖泥带水，有着后续毒/副效应。如手术虽能及时切除实体病灶，但还是有创伤性及复发等阴影。在数万例康复者的长期观察中，我们发现真正能够及时得到控制并不断奏效的则是人们的认知态度及相应情绪行为的改变，从这个角度来看，我们认为"从'心'治癌"意义突出。上述洪女士治疗前后起伏变化，也是很好的背书。故不管现在用哪种治法，不管手术、放化疗，还是免疫、内分泌、靶向治疗等，都需抓住从认知切入，改善态度，改善行为，优化自我应对方式，这才是最聪明的治癌策略与方法，这也是有"智慧治癌"的一大要点。

随着心身医学向癌临床的不断渗透，心理社会肿瘤学研究的深入及肿瘤心理神经免疫学的发展，许多问题逐渐得到了阐释。如具有某些心理特征者更易患某种癌；癌的发生、转归与内分泌和免疫防卫等相关，后者又受患者本人情绪和行为反应等的影响；表现某种心理行为特点的患者，其生存期较短；采用情绪支持和行为干预等心理治疗方法，则可使患者生存期明显延长。这些都预示着癌从"心"防和癌从"心"治的认知将不断深化，并进一步结出硕果来。

（四）注重发掘传统的心身同养的优势

现实生活中已知道生癌或可能生癌了，人们会重视自我防范治疗的，包括能够接受自我认知行为及情绪心理等的调整。但更重要是在日常生活中，在癌症发生前的从"心"做起，主动防范癌。对此人们常意识不到。前面介绍的很多防癌具体做法，其最关键的还是促进心身良性互动。这是中国的传统优势，也是人们通常说的养生的重点。梳理一下，这方面的传统优势还真的不少。结合心身医学及心身疾病角度的进展来阐发癌症的防治，就强调心与身的和谐，需将躯体与心理相结合，形成心身良性纠缠①，且可从养身、养心、养性、养德等不同环节做起。

《黄帝内经》开卷谈摄生时，提出四个层次：真人、至人、圣人、贤人。我们解读后认为，它分别对应于养生的不同境界。其中，知识人一般达到贤人水准，注重"养身"，即重视生活方式调整，学会合理饮食、规律作息、适度运动，即通常说的"管好嘴，迈开腿"，以提升身体素质，促使心身基本协调。

圣人，即贤人基础上提升了一层次，在"管好嘴，迈开腿"讲究养身的同时，还善于养心，学会调控并疏泄情绪，克服冲动，尽量做到荣辱不惊；且能识别自我情绪，知晓自我在什么情绪下做出决定；能清晰体验自我感受，并通过倾诉等减少无谓的冲动；面对人生际遇，妥善处理，从而能洞明世事，心态平和；且常换位思考；善于倾听，适当宽容，会以正确方式宣泄情绪反应。

至人，则是在圣人养心基础上又提升层次，善于养性。孙思邈所言："夫养性者，欲所习以成性，性自为善，不习无不利也。性既自善，内外百病皆悉不生，祸乱灾害亦无由作，此养性之大经也。善养性者，则治未病之病，是其义也。"简单地说，习惯成自然，上述自我压抑性动作优化演进为自我良好的品行习惯，且已达到随心所欲不逾矩的境地，心身趋于更高层次的和谐。

养德，即进入了高尚的道德情操境界，以仁爱至善为本，以德修身，以身作则，涉及价值观及道德/灵魂层面，又称"养

① "心身纠缠"是由何裕民教授提出的一类常见现象，其主要理论由三部分构成：①心身各自独立拥有"双格式塔"结构，即心与身都各自具有一套独立且完善的体系。②心身共轭现象，即心身之间具备互相联动的基础。③心身间的"极性"特征，可以理解为心身间的良性互动将更加促进良性结果的产生，而恶性互动只会带来更为恶劣的结果。

德""全德"等。《庄子》"德全者神全""德全而神不亏"，《尚书》"五福""攸好德"，《礼记·中庸》"故大德……必得其寿"，《黄帝内经》"全德保形"，指的都是这个，此非一般凡夫俗子所能达的境界。却是儒家、道家、思想家等追从的最高且理想的境界。

中国传统中，心身和谐，养身是基础，养心、养性是关键性修炼，养德则是最高追求，四者层层递进，相互影响，共同促进心身和谐及健康。这些认识，不管是在癌症防范，还是日常保健及康复治疗中，都有着不可小觑的意义。

《黄帝内经》有云："人之生病，非天降之，人自为之。"正如自我行为不当常可致癌，而癌症又会改变生活；因此，人们应积极改变自己不良的行为及心理特点及生活方式等，努力争取心身和谐；用健康的心理和生活态度去防止或逆转癌症，把"危机"变成"转机"。

——— • 第四节 • ———

理性治癌

临床待久了，接诊的患者越来越多，发现有越来越多的人陷入了治癌的怪圈。

一、神药不神，精准不准——太想治愈癌症的尴尬

（一）因恐惧及迷茫所导致的普遍困境

出于想要摆脱癌症困境的迫切心理，很多患者和家属会不惜重金，不惜路途遥远到处求医问药，尝试自己知道的所有治癌方法，中医、西医、民间偏方、秘方……也不管这些方法是不是适合患者，"砸锅卖铁"也要追求超标准、高强度的治疗，妄想将癌细胞"斩尽杀绝"，完全失去理性判断。

结果是显而易见的不尽如人意，越是对癌症穷追猛打，它

就越如洪水猛兽，患者的家庭不堪重负不说，生命也是摇摇欲坠，生活质量更是无处可谈。患者及家属都应该尽早调整心态，尤其是基础病较多、预后不佳的患者，更应该理性面对癌症，配合医师以损伤最小、获益最佳的方案积极治疗。

故有资深肿瘤专家以"神药不神，精准不准"来定位当今癌症治疗的困境！

（二）癌症治疗的尴尬

中国国家癌症中心/国家肿瘤临床医学研究中心的赖少清主任医师近期以《癌症的现状与困境、希望与出路》一文认为：人们依然没有走出癌症治疗尴尬，并概括出"神药不神，精准不准"[①] 的临床困境。

如靶药一度给人带来战胜癌的希望，曾经被誉为神药，但其实并没那么神奇。其深层次原因在于：

（1）靶向药物并不能治疗所有的癌症，只能针对有靶点分子表达的肿瘤。

（2）靶向药物不能彻底治愈癌症，其效果只是延长患者生存期。

（3）靶向药物也有副作用，包括过敏反应、皮肤毒性、消化道毒性、心脏毒性、肺毒性等。说明靶向药针对的靶点分子也可能在正常组织中表达，靶向药物不能精准地单独选择癌细胞。当然，还有重要的一点，凡靶向药物都会耐药。

故他在文章中强调：今天癌症问题陷入泥淖是因为"癌症理论的困境"，"生物医学模式的基因突变理论不能解释癌症的全部现象，不具备成为理论假说的条件"。"战胜癌症的出路"在于"癌症认识的理论突破"，也就是我们前面主张的要"知

---

① 赖少清：《癌症的现状与困境、希望与出路》，《医学与哲学》，2019年第12期。

癌"，并提出"强烈的应激负荷是癌症的重要病因"等。也就是说，前面强调的生活方式、心理情绪及强烈的应激负荷等以往被忽略的因素都是"癌症的重要病因"。对此，值得我们深思。

（三）抗癌有效，得益于生活方式的改变

然而，另一方面，人们在长期观察追踪中发现，努力改变生活方式，消减可能致癌的危险因素，对于减少许多癌的发生率及死亡率，却意义确凿。故总结认为：当今虽治癌捷报频传，新疗法层出不穷，攻克癌症的成果几乎天天见诸报端，且进入新世纪后美国部分癌种的发病率/死亡率确有明显下降，但并不完全是高科技之功。至少，不应该仅仅依赖于高科技。上述论文作者分析研究后也认为："美国癌症发病率和死亡率下降的真正原因，得益于美国人生活习惯的改变和减少对癌症的过度诊断"，而不是癌治疗上的根本性突破。我们对这一判断完全赞同。因此，理性治癌，综合防范，借合力以阻击癌症肆虐，至关重要。

二、不可忽视的治癌陷阱

（一）先把治疗目的、目标想明白

人类应对癌症的主要目标到底是什么？是杀死癌细胞，消灭癌症吗？还是其他？面对强烈的求生欲望与求治要求，很多患者及家属都陷入了治疗的误区——因追求"无癌生活"而引起过度治疗。

在多年的临床诊治中，我们看到太多的失败案例，为了追求"无癌生活"，总是想着再试一次（化疗或放疗），而往往这一次就成了"压死骆驼的最后一根稻草"。老李是何裕民教授诊疗患者中最为可惜的一位，至今想起仍替他惋惜。老李是一位晚期肺癌患者，多次化疗效果欠佳，且不良反应明显。辗转找到何裕民教授时，身体情况可谓命悬一线，已多日粒米未进。用中医药治疗后，各方面症状都得到了改善，精神状态也是日甚一日。大家都为他高兴，以此状态多活三五年不成问题。此时，患者听说有一种新的化疗方案。为了表示尊重，他给何裕民教授来电咨询，何裕民教授为其分析利弊后认为：他的身体是无力承受化疗的，恐得不偿失。然而患者还是偷偷去做了。结果3个月后就收到他的死亡信息，花费了几十万，却把命搭进去了，家属也是后悔不已。

（二）过犹不及，"最后一次"或许是压死骆驼的"稻草"

临床上，我们看到太多的患者，明明是控制得差不多了，可以了！或明明身体受不了了，还想再赌一把，再做最后一次创伤性治疗！往往这最后一次治疗就成了压死骆驼的最后一根稻草。我们清晰地记得，多年前有一位壮实的中年男性，肝癌，做了4次介入治疗后，控制得很好，肝功能也挺不错。但第4次介入治疗时，反应颇大，体质明显不行了，脉象也明显变弱了。何裕民教授就明确劝他，就此先休息休息，观察观察，不宜再"追穷寇"……他嘴上应诺，私下听人说再做几次会更好，且仗着自己年纪轻，仅40多岁，因此，经不起内心冲动，又去做了一次治疗，结果就再也没起来，高热不退，7天后死了。这种情况几乎天天在肿瘤临床上发生着。这也许是人性使然。实际上，面临死亡的威胁，人人都想活，但往往想拼命抓住任何可能性的人较容易缺失理智。因此，此时尤其需要强调理性。

类似的情况太多了，如肝癌合并肝硬化腹水、黄疸仍然手术和化疗药物介入，导致肝功能衰竭而死；肺癌肺气肿淋巴转移，肺叶切除后再化疗，患者呼吸衰竭更加严重和痛苦；白细胞过低仍然坚持高强度化疗，患者骨髓衰竭合并感染高热而死亡等情况。其实，此时换一种思路，或许情况就会截然不同。

临床还有不少患者，看到别人恢复得比较好，就千方百计买回该患者服用的药，加上自己原先的药一起服用；有的患者还会找不同的医院、不同的医师，把每个医师不同的治疗方案都加诸身上，意图加快康复进程，而最后的结果都是事与愿违，甚至是人财两空。

（三）对中老年人来说，"无癌生活"是不现实的

为什么会这样呢？其实，关键还是价值观设置上出了偏差。客观地说，中老年人"无癌生活"是不现实的。人们（包括许多医者）都没有想清楚（或者从来没有想过这问题）：治疗癌症是以"癌"为本，还是以"人"为本。癌症治疗虽能杀灭癌细胞，但是攻击性的治疗（如放疗、化疗等）也能杀死好细胞，若非要追求"无癌生活"，拼个鱼死网破，最后的结局则是生命期急剧缩短，患者未死于癌，却死于过度的治疗，要善终都难。

在追求"无癌生活"这一目标的过程中，短短几个月，花费几十万，乃至几百万的人比比皆是，但最后还是难逃厄运。这与钱多钱少、药贵药贱都没有必然联系，但有关系的是在治疗目标设定上出了偏差。

面对现实，患者及家属都应冷静下来认真考虑。癌症只是慢性病，而慢性病中的大部分都没有完全治愈的可能，治疗的目的是控制和减少癌症对生命的危害，让患者与之长期安全地共存，以最大限度地提高生命质量。

治疗中应摒弃只杀癌不顾"人"的弊端，树立"以人为本"的新观念，强调医疗的"增悦"原则，强调应以较小代价取得最佳长期疗效。应强调科学、合理、综合原则，应借助循证医学提供的证据，科学地组合多种治疗方案和方法，对于各种创伤性治疗，应强调适度原则，努力避免过度治疗，伤损太大而得不偿失。

三、知己知彼，理性治癌

（一）知彼知己，做一个明明白白的患者

面对癌，我们该怎么办？应该去哪里？找哪位医师？具体怎么治疗？……对于这些问题，即便是那些已经治疗结束，到

了康复期的患者，甚至是常常需要去住院的老病号，也说不出个所以然！现实生活中，拿着一大把检查化验单，四处奔走，不知何去何从的患者比比皆是。

《孙子兵法》有云："知彼知己者，百战不殆；不知彼而知己，一胜一负；不知彼，不知己，每战必殆。"知己知彼，百战不殆，顾名思义，如果对敌我双方的情况都能了解透彻，科学就医，做一个明明白白的患者，作战时才有可能立于不败之地。

"己"，不仅包括患者自己，还包括同一战壕，与自己一起抗癌的医师。患者既要了解自己，针对患癌不良因素，有则改之无则加勉；又要寻找一位医术、医德都过关的好医生，更要寻求一个好的医疗团队。癌症诊断与治疗过程不仅错综复杂，而且涉及多个学科。除部分早期癌症只需要进行根治性手术，或放射治疗等单一治疗手段，多数癌症的治疗需要手术、放疗、化疗、免疫、靶向，以及中医药等多种方法综合治疗。因此，寻求一组与自己治疗相关的医疗团队很重要，最好还能从中选出一位能在综合治疗中做主要决策的医生。

"彼"，即癌症，了解癌症的特性和危险因素，才能知晓各种癌症的预防之道；了解癌症的早期症状，才能及时将其消灭在萌芽状态；了解不同疗法的长处和限制，才能对层出不穷的癌症信息辨别一二，在治疗过程中做到心中有数，有的放矢。

（二）阻击在先，加强早期症状纠治

在我国，对癌症的认识不足是造成预后不良的因素之一。很多患者被确诊时都会问："以前身体都好好的，怎么就突然有了癌症呢？"虽然，表面看上去好像是"突然"就得了癌？事实上，癌已经在体内演变了几年，乃至几十年。以胃癌为例，多数学者认为胃癌的发生一般要经历从慢性胃炎到肠上皮化生，再到异型增生，最后导致癌变的一系列变化，而这一病理过程大多需要十几年，甚至更久。这充分说明了：癌并不是一夜之

间就发生的事情，而是需要经历一段漫长的过程。这也意味着：我们有足够的时间去阻止其发生、发展。

在科学预防，拒绝高危致癌因素的基础上，如果能早期发现癌变的"蛛丝马迹"，并及时采取治疗措施，就能将其消灭在"萌芽状态"。例如：肝癌、胃癌早期可出现腹胀不适、消化不良、不规则胃痛，进食后饱胀感等症状；早期肺癌常常会出现反复发作的慢性咳嗽，一般呈刺激性具有特征性的高调金属音，偶有痰中带血；早期肠癌可出现大便形状和习惯的改变；早期食管癌可有吞咽异物感、哽噎感，还有部分食管癌早期可表现为声音嘶哑、饮水呛咳；早期乳腺癌可在乳腺部位摸到包块或者乳头有红色液体溢出；淋巴瘤早期可表现为无痛性进行性淋巴结肿大等。但遗憾的是，多数人对癌症的早期症状（预警信号）都不了解，更不加以重视，以致耽误治疗。

同时因为这些早期症状特异性并不强，常会与一些轻症疾病混淆。如早期胃癌的腹痛、腹胀、消化不良等症状，常会误诊为胃炎、胃溃疡等。一些症状在服用药物后可一定程度得到缓解，更是不会引起患者重视，于是就会错过治疗最佳时期。

有关癌症的各种治法我们在前文已有详细描述，此处不再赘述，患者对此应有所了解，如此在与主治医师商议决策时才能做到心中有数。所谓癌症，其实是很多类型疾病的总称。不同部位的癌症，其病因不同、生物学行为不同，治疗方法也不尽相同；同一部位的癌症，因其类型、期别不同，预后也可能大相径庭，治疗方式更是所区别，不能混为一谈。比如肺腺癌（哪怕免疫组化/基因靶点相近似），其性质、病理表现、治疗应对（包括对药物反应）等都不完全一样，有时差异很大；淋巴瘤则有近 80 个亚型，从容易控制的，到很棘手的。可以说，某部位癌，命名或许一样，粗看也相同，但长在每个人身上却都是独特的。诚如托尔斯泰所说："不幸的家庭，各有各的不幸。"

（三）学会让各种癌"转化"为慢性病

2014 年 7 月，权威的《健康报》曾专门组织过一场深入的专业讨论，邀请了很多肿瘤科的西医大夫，有外科的、化疗科的、放疗科的。讨论中心议题是：晚期肿瘤怎么办？多位参加笔谈的西医各科肿瘤专家，最后结论是一致的，即使晚期癌症，经过合理治疗，还是要想尽办法让它转变为慢性病，而且，通过合理且努力的治疗，完全可以做得到。

癌症很复杂，故癌症治疗更复杂。这复杂源自癌症本身的错综性及多样性差异；再加上张三李四体质个性之别，故具体该如何治疗，还得结合自身，仔细斟酌。绝大多数早期癌症，治疗效果是令人满意的。但不能因为别的病友治愈了，就认为自己也会痊愈，从而放松警惕。也不能因为别的病友因某某癌去世了，就失去治疗信心。更不能因为自己确诊为晚期癌症就放弃治疗。从目前医疗技术来看，虽晚期癌症不强调治愈，但通过合理有效的治疗，可控制其发展，使之变成像高血压、糖尿病一样的慢性病，从而使患者有尊严且长期生存下去。这也是上述专家笔谈得出的共同结论。但这一切都取决于理性应对，而不是盲目的拼命乱治。

四、借助"兵法"，理性治癌

（一）治癌，须善于从历史经验中吸取智慧

科技是日益更新的，须不断向前探索并更新，第三代靶向药物一般好于第一、第二代。但智慧是积淀的，常源自深厚的传统文化及历史等，故需时不时地"回溯"！因此，我们最近撰文指出：治癌，既需向前探究，不断地运用高科技成果；也需不时地向后"回溯"，从历史经验中吸取智慧及教益[1]。

---

① 何裕民：《应对癌：需要的不仅仅是科技，更是智慧》，《医学与哲学》，2022 年第 1 期。

（二）不同指导思想的差异

人们素有医家如兵家之说。治病与打仗有相似之理。西医治疗学的指导思想与西方军事思想同源。癌治疗中鲜明体现这一点。试着梳理《众病之王·癌症传》归纳的治疗演变：从始自 19 世纪末的外科，到稍后的扩大根治（霍尔斯特），到 20 世纪 60 年代的超级根治；从 50 年代放疗，到不断强调扩大视野以求根治；及始自 20 世纪中叶的化疗，到 60 年代末的多种毒药组合，厉害时甚至同时用 6～8 种毒药（平克尔）；患者恐惧化疗，犹如进入"全面地狱"；直到 2000 年贝兹沃达承认临床数据造假，才给根治性化疗沉重一击。这里，并不是指责医师，而是认定有一种深层次意识在主导并操控着他们：这就是西方的军事思想。众所周知，影响近现代西方的军事家首推克劳塞维茨（K. G. Clausewitz），他号称"西方兵圣"，认为战争的目的就是消灭对手，必须借武力决战，原则是最大限度使用全部力量；尽可能集中兵力于主突方向；打击需突然、快速、坚决和彻底。第二次世界大战中苏德战争不正是体现出这些吗？上述癌治疗演变，不也折射出其清晰理路吗？

1993 年美国打伊拉克，科林·鲍威尔任美国参谋长联席会议主席，他曾参与 20 世纪 60 年代的越南战争，是有哲学头脑的。回忆录里他认为当时受克氏军事思想影响，美国用的是"破城锤战术"——以绝对优势兵力，快速压进，充分利用现代化武器，争取第一时间击垮对手，结果却惨败。他遂力排众议，抛弃欧美传统战术，用另类"四两拨千斤"的中国人战略。其结果，重写了国际军事思想史[1]。

反观当今的主流的癌治疗，不正是上述"破城锤战术"的

---

① 何裕民：《生了癌，怎么办》，上海科学技术出版社，2013，第 201-212 页。

简单复制吗?

(三)历史教诲:四两可拨千斤

癌症应对中须从历史经验中吸取智慧及教益,甚至借助古代军事思想,早已引起贤哲的重视。工程院院士、著名肝外科大师汤钊猷耄耋之年写了 3 本著作,分别是《消灭与改造并举》[1]《中国式抗癌》[2]《控癌战,而非抗癌战》[3],体现了资深大夫多年沉思的精髓,充满了"四两拨千斤"机巧,可借鉴处甚多。

汤钊猷院士的《消灭与改造并举》重点谈的是肝癌,明确指出令人谈之色变的肝癌,有时需消灭(彻底抑杀),有时改造(容许存在,逐步调教)可能更好,且强调"改造机体,治本之道"。他主张肝癌"有时不治疗是最好的治疗"。并以自身典型案例,说明上街"买菜和游泳"等,都是治肝癌的好"处方"。

2014 年 3 月,何裕民教授与汤钊猷院士以"中西医对话:抗癌需要中国式智慧"为题进行对话。整个上海图书馆大会议厅座无虚席,挤得满满的。汤钊猷院士的主题是"中国式抗癌:孙子兵法的智慧"[4]。何裕民教授则探讨癌治疗中的"'将军思维'与'士兵情结'"[5]。汤老说他搞了这么多年肿瘤,是到了"现代科技和中国文明精髓相结合"时候了,只有这样,我们才能破解癌防治中的困境,创造新的可能。他明确提出,孙子思想至少有四点非常重要:①不战取胜。这对抗癌来说,非常重要。②慎战。对创伤性治疗需非常谨慎。③一旦决定了,强调

① 汤钊猷:《消灭与改造并举》,上海科学技术出版社,2011。
② 汤钊猷:《中国式抗癌》,上海科学技术出版社,2014。
③ 汤钊猷:《控癌战,而非抗癌战》,上海科学技术出版社,2018。
④ 汤钊猷:《中国式抗癌:孙子兵法的启迪》,《医学与哲学》2014 年第 15 期。
⑤ 何裕民:《癌症防治中的"将军思维"及"士兵情结"》,《医学与哲学》,2014 年第 8 期。

速战速决。④争取全面胜利。不久前，他又借持久战/游击战思想，讨论癌症防控方略。强调不应该是"抗癌"，而应追求"控癌"，并借毛泽东的持久战/游击战思想，详细论述了其对今天癌症防控的指导意义，读来令人时不时有掩卷深思的旨趣。

总之，防控癌需硬科技和软思维有机结合，向前探究与向后回溯均有意义。

癌症是复杂的，癌症的治疗更是充满智慧与技巧，对此，汤钊猷院士的《消灭与改造并举》《中国式抗癌》《控癌战，而非抗癌战》3本书，是一位外科大夫开刀治疗肝癌同时，殚精竭虑总结而成的智慧及经验之谈。当事人（包括医师、病人、家属）都会开卷有益的。惜内容丰富，短文无法体现，各位看官还是自己细细品读，定有收获！

五、癌症治疗注重"合力"

（一）慢性病康复，讲究"合力"

众所周知，慢性病已占据临床疾病绝对主体（80％以上），绝大多数慢性病无法根治，大都只是缓解症状或有所控制，且无特效药；即便有效，也每每兼夹着遗憾或某些副作用。其治疗有赖于患者长期服用，持之以恒；并做出多方面的健康调整与改善——"必病者生死切心，自讼自克，自悟自解，然后医者得以尽其长，眷属得以尽其力也"（〔明〕绮石《理虚元鉴》）。故新近人们倡导癌症等慢病应更多讲究呵护，而不再拳拳于不太现实的治愈。正是这些因素，导致慢病的临床疗效，每每依赖患者自我感受和有无良性互动；感受良好，才会持之以恒地配合，并做出积极评估；而后者又增强其康复意愿及信心，协助医师锲而不舍地坚持治疗并形成持久的健康生活方式，进一步促使其走向稳定及康复。

（二）癌症纠治的"八字方针"

我们强调对付癌症等慢病，应讲究"合力"，医疗技术与非医疗技术合力，科技与人文合力，强调综合措施，辨证施治。在几十年的临床实践中，我们总结出"医、药、知、心、食、体、社、环"八字方针，多方位呵护及纠治，推广多年，收效显著。

所谓"医"，是医师以及各种医疗措施。除了常见的手术、放化疗等措施外，我们强调肿瘤科医师应给予患者更多能量。许多老患者会隔几个月来看笔者一次，或是为改方，或是听听建议和鼓励，说白了就是来让我们给自己"打打气""充充电"，让自己活得更踏实。

所谓"药"，是医师给予患者的中西药物。这需以患者确有需求，且代价最小，利益最大为宗旨，适度合理应用，在新药满天飞的情境下，这十分关键。

所谓"知"，是认知、知识、态度。借优化认知模式，消解恐惧，促使理性治癌。很多时候，入情入理的分析解释，本身就是最好的药物。因此，我们把"知"放在非常重要的位置。

所谓"心"，是心理纠治。心理治疗绝不是一句空话或一种点缀！强调的是对患者各类心理波动及状态需做出调适，包括对患者急慢性心理危机及平时的心理偏差进行纠治与呵护。它是实实在在存在着的，又着实地发挥着效果，其中充满伦理、智慧、方法与技巧。

所谓"食"，是饮食疗法。癌症患者通过良好的营养维持，能够提高和巩固疗效。可根据不同病情、年龄、体质、嗜好等的特点综合调配，忌口不宜过多。应掌握新鲜、营养、清淡、对味、少食、多餐的原则。

所谓"体"，是体能锻炼。癌症患者进行体能锻炼时需讲究循序渐进、适度原则，同时讲究因时、因地、因气候制宜。

所谓"社"，是社会支持。社会支持的含义很广，但意义非凡；涉及家庭、社区、单位、癌社群等；包括信息支持、情感支持、归属支持、物质支持等。不仅是癌症患者被动地接受来自于外界的支持，也可以是患者主动地寻求支持，甚至是患者给予周围的人以支持。

所谓"环"，是环境疗法。至少应包括为患者创造优美、舒适、安宁、温馨的治疗环境，以及营造关心患者、尊重患者，以患者利益为中心的人文环境。大范围的还有自然环境（如雾霾、污染）的治理修复等。

六、治癌，须有机融合硬科技与软智慧

（一）几个巨大反差案例的检讨

日前，杭州患友张某来看何裕民教授，他是 13 年前的晚期肝癌患者，这些年的患难与共，医患早已相交至深，2008 年 10 月因乏力消瘦被确诊右肝癌，手术切除后病理学检查是肝细胞癌，做了 2 次介入治疗后恢复工作。次年（2009 年 7 月）体检发现复发，无法承受介入治疗，只能改用当时欧洲刚被批准用于肝癌的靶向药物索拉非尼（Sorafenib），但副作用巨大。他当时任某大学党委副书记兼纪委书记，无奈中找到该省中医药大学校长求助，校长范某是何裕民教授的老友，建议他来找何裕民教授。何裕民教授对张某因是老友介绍而印象深刻。当时，虚弱至极的他几乎无法行走，夫人搀扶着才能坐在诊桌前，灰暗夹带黧黑的面容，折射出严重肝损病态。一问，他每天用索拉非尼 4 片，是严格按照说明书使用的。他反复跟何裕民教授强调，不想再用此药了，实在受不了……何裕民教授看其体态，60 千克上下，遂好生相劝，是剂量大了些，减量即可，此药不赖（其实当时他没有更好的招），中西医结合，有把握可消解副作用。遂疏以中医药方案，同时叮嘱相关注意事宜；并告知其靶药是救急的，眼下可减量运用；一旦稳定，可逐渐抽去。因为靶药早晚会耐药，他信而且应诺了。当下何裕民教授即嘱他将索拉非尼减至 3 片，2 周后复诊，症状明显减轻。2 个月余，

检查结果很好，遂改成两天5片。半年余，一切皆好，已恢复全天工作，再次减量。就此循序递减，他依旧信且诺。坚信在综合调控下，自己定能走出来。约2013年前后，他停用所有靶向药物，只是以中医药为主，生活方式调整为辅。2014年，他荣升另所大学党委书记，升正厅级，主持工作。这些年，一切都好。这是他每年两次的例行公事，借复诊来看看何裕民教授，并告知年龄到了，退居二线了，轻松多了。夫人则旁边捣鼓说：早就该退了。他却不无自我得意地说：善始善终么！

其实，类似的情况不少。

就在1周前，天津某银行退休的李行长复诊，他与何裕民教授同岁，刚退休不久（2012年5月）即确诊为肺腺癌，手术后3年整（2015年5月）发现多处转移（切缘、胸膜及右肺尖部），行化疗/放疗，有的病灶见小/变薄，有的有增厚，遂用生物扩增疗法多次，无效。因配对发现能用靶向药物，遂开始用凯美纳，每天3粒（标准量），有些副作用，能够承受，怕耐药而要求中医配合。何裕民教授晓之以理，告诉他靶向药物短期会有效，长期定会耐药，积极配合中医药，控制剂量可延长使用时间，争取逐步减去靶向药物。他愉快应允了。2019年5月是他第10次门诊（一年两次），此时凯美纳两天1粒，已属于安慰剂性质。考虑其多次CT等复查均无恙，遂建议他停药。又隔了两年多，近期复诊一切皆好！患者心情特别愉悦，因为靶向药物能撤去，且撤去后两年查体无恙，也算是巨大的成功！

靶向药物的使用并非随意，而是建立在长期经验及理性分析基础上。从使用各种靶向药物近20年、数以万例的经验中，我们总结出小剂量用起；同时配合中医药，但时间宜岔开服用；见效剂量即可；稳定后逐渐（3～5个月）递减；并佐以相对密集的追踪检查（初期2～3个月一查，稳定后5～6个月一查）等的规律，屡试不爽。

没比较就没深刻认识。靶向药物的比较似乎没太大意义，因为个体差异太大，且能撤去靶向药物者似乎很少，上述案例已能说明问题。试以高科技代表的免疫疗法，再行分析。

近期临床试用免疫疗法（PD－1、PD－L1等）的患者不在少数，有些患者效果不错，但也有着很多问题需思考检讨。

一位著名军旅作家，女性，2008年因肺腺癌手术，术后发现脑可疑转移而做放疗。第一时间就找到何裕民教授，长期用中医药，一直控制得不错。她原本是高产作家，因病而曾低迷一段时间。因控制良好，在何裕民教授鼓励下，她2011年起又接连推出许多脍炙人口的作品。她夏天住在北京，冬天在海南，创作稿约不断。2019年3月，她从海南打电话给何裕民教授，告知要来上海看望，但准备做一次PD－1后再来。何裕民教授追问她为什么要做？她说希望能够更彻底地控制疾病，当然也因为她稿酬颇丰，不差钱，结果不久传来噩耗，仅一次PD－1就因为免疫风暴而走了！着实令人唏嘘不已。

西部某省有位领导，嗜烟，先后发现前列腺癌、肾癌等，又因重大变故，检查确诊有胰腺癌，因慕何裕民教授治胰腺癌颇有影响，故求助。他人缘很好，其他癌症同事们没瞒他，却隐瞒了胰腺癌，这是2015年的事。1年、2年、3年……都很好。2020年上半年因新冠肺炎疫情，他与何教授没法见面（原本一年能见四五次），结果2021年年中何裕民教授去西部该省，他来机场接机，拽着何裕民教授的手动情地说：差一点见不到了……原来，因为疫情没法见面后，同事们关心他，也有权威医师建议他试试新的免疫疗法，即PD－1（K药），拗不过，试了一次，有点轻微不适；21天后再用一次，用后旋即转急诊抢救，昏迷近1个月方苏醒过来，原来，诱发了免疫风暴！他感慨万千地说："也许，稍有怠慢今天就不在了，再也不敢如此莽撞了！"

（二）人类别太狂妄了，须学会尊重自然智慧

众所周知，美国的硬科技世界第一。几十年来，它几乎打赢了所有战役（包括阿富汗的多数战斗），却输掉了整场战争，从越南，到新近的阿富汗，丢盔弃甲地逃离阿富汗，一如47年前的越南之狼狈。其中旨趣不值得深思吗！

从事癌症防治开始，一直看到乐观派说人们很快将能有效征服癌症。一查历史，原来早在20世纪60年代，美国就把治愈癌症定为国家目标，如肿瘤权威贾伯（1968）出版了《治愈癌症：国家目标》。美国国家癌症研究所所长恩迪克特（K. Endicott，1963）强调"下一步：完全的治愈，势不可挡"。[1]

近300年来，经典物理的进展催生了大工业化，后者的巨大魅力又潜移默化地滋生出"科学＝简单"的坚定信念——万事都需寻求最简洁答案，而简洁的往往也是最本质的。因此，人们在癌症探寻中前仆后继，奋勇探究，提出了数十种解说。这些解读，有些契合这类现象，但不符合那类临床表现；或仅在一定条件下有所契合，甚或都不契合。可以说，尚没有一种解读能"解释癌症的全部现象"。用英国皇家科学院院士、血液病（血癌）专家格里夫斯（Mel Greaves）形象的话，对于癌，人们现在只是"蒙着双眼的射手"[2]。因此，陷于迷茫中"不神""不准"是再正常不过的事了。这才是癌应对中人类遭遇的真正困境！

我们丝毫没有埋汰或嘲讽肿瘤学界付出巨大努力之意。因为已有共识：癌是有史以来人类遇到的"真正的对手"——这个对手太多样化、太狡猾、太强大，且太有智慧了！一点都不

---

① ［美］悉达多·穆克吉：《众病之王·癌症传》，李虎译，中信出版社，2013。

② ［英］麦尔·格里夫斯译：《癌症·进化的遗产》，闻朝君译，上海科学技术出版社，2010。

输给近期正在肆虐、已导致 3 亿人感染、500 多万人丢失性命的新冠肺炎及其不断变异的新病株，虽后者打得整个世界人仰马翻，慌乱不堪；欧美等发达国家也黔驴技穷，纷纷尴尬地按下社会的"暂停"键。但新冠病毒总有消解之时。而癌则不然，它注定会与每个人（至少半数人）打交道，因为有资料确认：现在活着的人，半数以上会在一生中某个时候遭遇到它。故亟须分析治癌究竟困在何处，如何破解，以便让芸芸众生能够更从容地应对它！

本节开篇的两肺癌案例都是腺癌，都是 EGFR 基因突变，都已复发，女患者无抽烟史，患病 11 年；男患者抽烟 30 余年，患病 9 年；都用靶向药物（男患者用凯美纳，女患者先用易瑞沙、后接泰瑞沙），都配合中医治疗后无特殊症状；但女患者因左肺手术导致左胸塌陷，身体略左倾，阴雨天左胸隐隐作痛。客观地说，男患者病情更重，因有多年抽烟史；但他更从容自得些，积极想撤去靶向药物；女患者则感性细腻多了，且不时担心复发，始终不愿减药（即心理始终处在应激状态），故更愿频试新药，尽管我们不主张她匆忙用 PD - 1（一般她对我们的建议都会言听计从），但有些情况下她更愿意赌一把，结果招致不测。这里，有太多的背后因素值得分析。

至少，拷贝常规疾病研究范例，试图对癌做出清晰划一的界定不足取，也绝无可能。每个癌症都是个案！即使同样是肺癌，基因雷同，仍因人而异，甚至差异很大——对此，40 年前张孝骞就"肠伤寒"的教诲，一直回响在何裕民教授的耳边[①]。

---

① 1982 年，何裕民在北京聆听了内科大师张孝骞的一堂课，受益良多：他说他一辈子看了 2000 多例肠伤寒患者，没有两例完全相同。很像黑格尔说的"天下没有两片树叶是相同的"。传染性的肠伤寒尚且如此，更何况远较肠伤寒复杂得多的癌症呢？因为肠伤寒是伤寒沙门菌引起的，病因明确，且单纯得多了！

而且，他不时地向学生们复述着听完课以后的收获及体验！更何况，癌症临床表现的差异，本就非常鲜明！人类应对癌症的困境，正是以往模式成功后的作茧自缚，患上了所谓的"路径依赖症"，希望按图索骥，硬套在千差万别的癌症中，是典型的削足适履！

（三）"我在对抗的癌细胞究竟是怎么回事？"

有个卵巢癌患者，姓余，46 岁时（2010 年 4 月）发现卵巢浆液性囊腺癌四期，有腹水，化疗手术都做了，复发了多次，前后已化疗 30 余次，2018 年下半年她辗转找到了何裕民教授，因为她移居英国的亲姑姑是何裕民教授研究生的同学。当时她又复发了，正在再次化疗中。她接连问了何裕民教授两个问题"我在对抗的癌细胞究竟是怎么回事？""我的化疗，究竟什么时候才是终点？"这两个问题都带有哲思性质，且有着较为普遍的意义，遂在回答她的同时，也促使我们深入思考及追问。

已有学者指出，癌症是人类碰到的真正的对手！不是说以前没有癌症，而是说以前癌症并没成为人类急迫需要面对并解决的巨大健康威胁。过去的健康威胁很多，像感染、传染病、器斗伤、流行病、代谢病、自身免疫性疾病，等等，但性质大都与癌症截然不同。这不同体现在多方面。

首先，下列特点就很鲜明：

（1）癌症是自体细胞的变异，或说自身细胞的"异化"。癌细胞与自身细胞同根同源同种。可杀死癌细胞的，往往也伤及正常细胞；"补益"正常的细胞，一不小心可能补癌细胞！故有专家形容说：化疗之难，就像用同种药要烂掉右耳，却须保全左耳那么困难！

（2）癌变起因或诱因复杂。可以说所有影响生命过程的因素，都可能起着某种作用。我们意识到，前述女军旅作家的感性、细腻、多虑，有挥之不去的担忧，容易处在应激状态等，就是潜在的促其癌变不消停的因素，成为阻遏其康复的拦路虎。

（3）作为活泼的生命体，癌细胞等同于病毒，顽强生存下去也是其本能。其不断适应、变异、逃逸、迭代等，目标是顽强延续下去，这是共性特点。故癌细胞表现出耐药、暂时潜伏、变异、转移、逃窜、复发等特征。癌与病毒都有"智慧"，人类必须承认这点。有智慧的癌碰上"蒙着双眼"的莽夫，结局不难预料！

（4）从中医学视野出发，几乎所有的病都呈邪正两势力争斗的态势，其相互消长决定了该病的转归。尽管中医学仍恪守此睿见，但它却没能登堂入室，没能成为主导性的现代认知。主流医学依然聚焦于某一具体"邪"，并视其为病本，如冠心病核心在于斑块阻塞，新冠肺炎关键是病毒肆虐，癌症则是癌细胞失控……故对策就是着眼于发明种种对抗性措施：抗病毒、消斑块、抗癌等，不一而足。然而，既然是一种复杂的互动，涉及双方；只抓一极，难免顾此失彼，春风吹生，永无消停。这就是癌临床困境哲思之果。临床事实可以开导人。

30多年前，一位颇有点离奇色彩的胰腺癌患者，其之康复经历，犹如醍醐灌顶，令我们醒悟其间的旨趣，学会有时不妨先中医治疗并配合观察。

郑先生，宁波人，1990年大年初五登门求诊，因年前应酬多，发现有黄疸，年底前赶来上海，几家大医院都诊断为阻塞性黄疸、胰头癌所致，以"无治疗价值"拒收。因当时 ERCP（胰胆管造影术）未普及。患者当下就想登门造访，但他人劝说，过年时去陌生医师家，恐被认为不吉利，故而作罢，等到初五才来求诊。何裕民教授见他脸蜡黄，属中医学所说的阴黄，知道是难治之病，并无把握，但既已登门，只能试试，给其内服利胆退黄剂，同时配合外敷药消肿止痛。没想到，该年3月8号，何裕民教授在南京东路为女性患者义诊。一男士坐到他的诊桌前，原来是郑先生。此时郑先生的黄疸已完全消退，精神焕发，情况还不错。看来严重"阻塞性黄疸"已经改善了，何裕民教授继续疏方给药，郑先生也认真配合治疗，一切都趋于好转。1996年前后，郑先生犹犹豫豫地对何裕民教授说：所有人都说我根本不是胰腺癌，胰腺癌哪有活这么长时间的！一定是搞错了，误诊了。因为当时其他医师都断言他只有3～6个月的寿限！对此，何裕民教授不置可否，因为当年阻塞性黄疸非常确凿，有临床典型症状、影像学证据、功能学（癌标）支持，且是上海三家大医院一致的诊断。但也没有充足的证据反驳他，只是建议他最好继续巩固治疗，中药可减量服用，并定期复查。也许，久病吃中药疲惫了，也许真的自以为只是一场误诊，此后，他很少来复诊了，且恢复了抽烟。1999年秋，郑某咳嗽不止，一查，左肺有结节，疑肺癌，这次他慌了，又赶来找何裕民教授，何裕民教授发现患者左锁骨上也有淋巴结节，怀疑是转移瘤，要求他做病理穿刺，结果显示"低分化腺癌，消化道来源，胰腺可能性大"。这下子，郑先生傻眼了，确实没错，是胰腺癌！这次用中西医结合治疗，中药内服外敷，同时配合小剂量口服化疗药，效果依旧不错。他就这样治疗着，态度比之前认真多了，又经历了十多年。一直到2011年初，因去贵阳儿子处，在贵阳感受风寒而终。他患胰腺癌又转移，整整活了20年，最后高龄而终，且不是直接死于癌，这也算是一大奇迹。

此时，何裕民教授手头成功康复的胰腺癌患者已有数十位了①。

继续阐述前述案例：

---

① 如何裕民教授在本书前言中就报告了一例引起中央电视台追踪的胰腺癌患者，至今已康复22年了。

余某是个知识人，多次复诊中逐渐接受并理解我们阐述的道理。她所对抗的是"乳头状浆液性囊腺癌"，一种常见的卵巢恶性肿瘤，发现时已属晚期；虽如此，但此癌性质缠绵，并非难以控制：早期化疗常有效，但易反复复发。按通常做法，指标高了只知化疗，那她的化疗没终点，活着就要化疗；最终此癌症都死于化疗[①]。但换一思路，拉长化疗间歇时间，同时努力消解可能影响癌症进展的因素，包括饮食、睡眠、性格、处事方式等，釜底抽薪，自有可能走出化疗囚徒困境。余某当时指标（CA125）500多，须化疗，但血常规指标不支持（化疗科医师不敢上）；也因其姑姑极力推荐，遂破釜沉舟，化疗暂搁置。她偏胖，苔厚腻，肠胃与排便一直不好，湿热很重，性格刚烈，睡眠差，虽体力尚可，却浑身不舒服。我们约法三章，两个月内不查指标，转移注意焦点，适当加些安眠药，重点全身调整，内服外敷；她腹部不适，配合外敷后症状很快消解。2个月后CA125仍500多，继续坚持，又2个月，CA125不升反降，350多；再2个月，CA125仅30多，她与化疗医师都很高兴。现三年多了，CA125仅12，无特别不适。她对两个问题的追问及解析，也帮自己走出了卵巢癌的囚徒困境。

坦率地说，走出这类困境，依赖的不仅是技术，更是智慧与正确理念。就以余某的卵巢癌控制为例，15年前何裕民教授与前辈蔡树膜教授因卵巢癌中西医结合治疗而神交频频，他就认为卵巢癌"须大中医小化疗"。这是知己知彼的结晶。

今天，面对癌症的肆虐及防控困境，尽管新技术新方法不断涌现，尴尬依旧，以至于"神药不神，精准不准"。我们认为，技术可改进，方法可不断调整及提升，但缺乏智慧或理念

---

① "活着就要化疗"，这几乎已是妇科治卵巢浆液性囊腺癌医师的经典口头禅了。

落后，则无法走出困境，只能在泥潭中打转。

（四）须知：“有时，不治疗是最好的治疗”

孙子兵法中，不战而胜是兵家最高境界。

这里的“不战”有两层含义：一是无须创伤性治疗（无须征伐），一般调理/改造即可；二是本质上就无须多管它。

先介绍几个案例：

案例 1：何裕民教授 1978 年治疗了一位来自家乡的肺癌患者，该患者还有冠心病，没人愿意收治，当时肺癌并无腺癌鳞癌之分，结果用中医药活到了 1989 年，活了 11 年。这对何裕民教授的医学观影响至深。这也是促使何教授萌生出惰性癌概念的最早萌芽。

案例 2：北方某大城市领导，10 年前刚退休后不久，被查出左肾癌，确诊为透明细胞癌，但他原本右肾即已萎缩（可能是先天性的）。不敢手术治疗，找到何裕民教授，用中医药调整，何裕民教授曾建议他如果病灶有变化，可以试用靶向药物或微创疗法，他都谢绝了，因为病灶一直很稳定。这十年多来借中医药调整，加上主动地优化生活方式，效果理想，无任何不适，多数时间他甚至忘记了自己是个带癌生存、没有动过手术的患者。在新冠肺炎疫情暴发前他还到处旅游，包括出国旅游，完全像正常人一样快乐生活着。

案例 3：1998 年的某天，何裕民教授接诊了一位女患者，精瘦，也许不到 30 千克，当时她 50 多岁，严重的更年期症状，伴小便疼痛，因为同姓何，又特别瘦，故留下较深印象。接诊时何女士诉说 4 年前确诊为膀胱移行上皮细胞癌，4 年间已“电疗”3 次（“电疗”是俗语，即放射疗法），灌注过几十次（即药物灌注疗法）；此次灌注刚刚结束三四个月，却又见小便涩痛，知道自己的癌症第三次复发了。因体质特别差，弱不禁风，且已做过系统治疗多次，未见控制住，跑了上海几家擅长泌尿科的医院，看看有什么更好的方法，都告诉她只能手术切除膀胱，而她宁死也不接受切除膀胱的治疗，也不愿再行电疗/灌注等。转而希望借中医药调整，且提出：看在本家面上，能不能别让她遭罪，拖几年……当时，她症状很多，还有焦躁、潮热、睡眠差、白细胞很低、小便涩痛不利等。鉴于此类尴尬，何教授只能同意她的请求，但嘱咐她：须把睡眠搞好，必要时可暂服安眠药；大量饮水，特别是白天；禁食辛辣；不憋尿；同时大量服用新鲜茅草根、芦苇根等；遂疏以辨证论治之汤剂丸散等。前后复诊几十次，症状逐步消除，体重增加，但她却没有复查，因为惧怕医院。世纪之交后还断断续续复诊。约2003年"非典"疫情流行前后，她不再来了，但影响一直印记在脑海中。然而，近20年后，2021年秋天，她又出现了。却已是个老太了，因为她先生确诊为直肠癌，第一时间想到何裕民教授，遂来求救。何裕民教授则从何女士的名字中回想起来那段历史。久违重逢，话语颇多，她说到，这些年一直记住：多喝水，不憋尿，不吃辣，搞好睡眠，故维持到今天，虽体质仍差，不算好，但活下来了，无大病，只是瘦而虚弱，无特殊不适。

其实，这类案例很多。只是这个印象深刻的案例，强化了我们对膀胱移行上皮细胞癌虽易反复发作，却偏于惰性，应温和且系统地加以应对的信念和决心。而且，后续我们借助此类思路，很好地控制了许多类似患者的病情。

案例4：更令人啧啧称奇的是李某，大连人，2008年晚期确诊为膀胱癌，被认定必须手术"阉割"，否则活不过来年春节。痛苦万分中，他选择了保守治疗，现在14年过去了，他总结自己的生癌经历及康复故事，颇有启迪意义。他认为：他之所以会生膀胱癌，就是因为白天当黑夜，天天以啤酒为食，咖啡为饮料，烟不理手，从来不吃蔬菜水果。一句话：生活方式不当。确诊为癌症后，他痛定思痛，决意彻底改变生活方式，搬到了山区山脚下，回归朴素的生活方式，没通过任何现代创伤性治疗方法，却奇特地康复了。他在网上和人们分享他的生癌及抗癌经验，影响颇大，"坏事变成好事"。各位可以在网上输入"老布"（别名）"膀胱癌"搜索查看，相信对惰性癌的认识，能获益良多！

临床40余年，何裕民教授的最大满足是遵循孙子兵法之意，让数百例甲状腺、乳腺、肺磨玻璃影患者逃脱手术之殇，不战而胜。故"有时不治疗是最好的治疗"。

（五）观察，未尝不是积极的诊疗措施

人们现已开始重视惰性癌，惰性癌的确较普遍存在[①]。惰性癌自然是应强调稳着点，别大动干戈，具体可参见上文。然而惰性癌与进展癌并非泾渭分明：惰性可转为进展；进展有所控制，也可转为惰性。临床怎么取舍决定？何时该"不战""慎战"？何时又该全面开战？尺度如何把握？这是专业性很强的难题，其中也浸透着智慧；非一篇短文所能涉略。在此不想就专业问题全面展开。仅想谈谈当属性并非十分明确之时，该怎么应对之智。

首先，须确立这一思想——"观察，未尝不是积极的诊疗措施"。

须知，癌症早治疗不见得都是正确的。有时，积极观察才是重要的。观察不是鸵鸟政策，不是消极回避，更不是拖延，而是资深医师指导下的悉心分析，并可采取相应的调整措施；努力消解症状；同时静观其变，以便采取更合理的对策。

其次，需确立几个原则：如患者并无特异性症状；非高危

---

① 何裕民、邹晓东：《肿瘤惰性病变与医疗干预》，《医学与哲学》，2021年第8期。

人群（如肺有结节但不抽烟）；情绪尚稳定，并非焦躁不安（或能控制焦躁）；年事相对已高，综合评估创伤性治疗得不偿失；通过说理能够坦然接受（就像余女士）……此时，积极观察也许最正确。此外，医师比较有把握加以控制的，也以积极观察为宜。

再者，明确设定观察时间、方法、目标等。如肺磨玻璃影连续观察，400天增长不到1倍，按照现有的研究标准，就算稳定……诸如此类！

我们信奉"从容面对老而死，尽量避免未老先死，力戒过度/不当治疗而死"。癌，既要积极诊疗，也须避免过度及不当之治，才算是优雅而有智慧的活法。

现实是活生生的。癌症治疗也一样。癌症非常复杂，癌症治疗充满了智慧及技巧。就像下棋一样，围棋尽管有棋谱，但严格按棋谱下，必输无疑。我们讲理性治癌，只是希望理解这一核心思想，认识到癌症治疗需硬科技和软智慧之融合。因此，这里不宜归纳出几条或几点等来强行约束与规范；还是应该多看、多想、多听、多思考。

惰性癌：须从容且慎重对待

知彼知己者，百战不殆。

——《孙子兵法》

其实，癌不是铁板一块的

前已提及，人体之癌，一如社会的坏孩子，有的十恶不赦，有的只是好吃懒做，需区分对待。癌症也一样。特别是近五十年的科学技术发展，推出了许多全新的检测方法，有些检测方法十分敏感。因此，可以发现许多潜在而原先看不见的问题。只不过此举是祸是福？不太好说！

一、发现于淋巴瘤的惰性病变

（一）新发现的有趣现象

20 世纪 80 年代，人们在对淋巴瘤的观察中注意到有些非霍奇金淋巴瘤（NHL）临床进展缓慢，也就是几乎不太有变化，遂开始做出区分，找出惰性及侵袭性等的不同，"惰性"（indolent）专指前者。

2008 年，世界卫生组织（WHO）分类定义中的 B 细胞惰性淋巴瘤包括：小淋巴细胞淋巴瘤（SLL）/慢性淋巴细胞白血病（CLL）、Ⅰ～Ⅱ级滤泡性淋巴瘤（FL）、黏膜相关淋巴组织淋巴瘤（MALT）、边缘区淋巴瘤（MZL）等[①]。

追踪表明，少数惰性的也可能会演变成侵袭性的。

此外，在上皮来源的恶性癌中，人们也发现存在着不同类型，包括进展缓慢、很少引起临床症状甚至不影响生存的亚型等。对于后者，遂称为惰性癌；此后，该概念开始流行并引起重视。

2010 年 4 月，权威的《美国国立癌症研究所杂志》（JNCI）

---

① VARDIMAN J W，THIELE J，ARBER D A，et al. The 2008 revision of the World Health Organization（WHO）classification of myeloid neoplasms and acute leukemia：rationale and important changes [J]. Blood，2009，114（5）：937-951.

以癌症的过度诊断为题进行回顾性综合分析。认为癌症普遍存在着异质性。其发展粗略地可区分出 4 种类型：①"快速进展"型（fast）。②"稳步进展"型（slow）。③"很慢进展"型（very slow）。④"无进展"型（non-progressive）。后面两种类型常进展非常慢，接近于静止，可以多年后并无症状地存活，该癌患者甚至可直至由其他因素死亡而并无癌症之不适[①]。因此，随着惰性癌的概念开始在世界范围内流行，它也带来一个严肃的新问题：这些惰性癌该不该治疗？治疗是有益的，还是无益的？好处大些还是得不偿失？……

该综述性分析中谈及了几乎所有癌，但集中讨论甲状腺癌、黑色素瘤、肾癌、前列腺癌、乳腺癌等。可以说，几乎所有类型的癌都有惰性现象的存在，只不过其占比不一而已。

（二）癌症的三大类型

2014 年，国内学者，病理学院士，时任中国科协主席的韩启德院士在《医学与哲学》上发表《对疾病危险因素控制和癌症筛检的考量》一文，提出"恶性肿瘤依据其进展速度可分为三种类型"：

（1）进展型：一旦发现即使立刻治疗往往也已无济于事，难以逆转了。

（2）进展缓慢型：症状出现以前还有相当长一个时间窗口可以被检出，而且病理上还属于早期，治疗可以减缓或者中断其病程。

（3）停滞（indolent）型：发展非常缓慢，直到人的生命终结时还不会出现症状或引起死亡，有些甚至自动消失。

韩启德院士认为"每种恶性肿瘤都包含这三种类型，只是

---

① WELCH H G，BLACK W C. Overdiagnosis in Cancer［J］. Journal of the National Cancer Institute，2010，102（9）：605 - 613.

不同肿瘤包含某一种类型的概率不同"而异[1]。他在讨论中引证上述研究，可认定是上述观点的进一步阐述。而最终分成 3 种类型，似乎比前文的 4 种更合理些。因为"很慢进展"与"无进展"的界线难以界定。

在我们看来，这一见解是深刻的，有实用意义的。至少，困扰我们多年的临床错综复杂现象，借此分类得以厘清。

上述文献提及 1975—2005 年的 30 年间，美国上述 5 种癌的发病率都增加了 3 倍左右，但它们的死亡率却并无变化。韩启德院士认为合理的解释是"近几十年医学诊断技术的快速进步，查出了很多本来不治疗也不会死的'癌症'病人，人为地拔高了发病率"。

一语道破临床痼疾，针砭时弊！

其实，毋庸讳言，过度诊断在中国确已泛滥成灾。

二、癌症类型解析

（一）前列腺癌

前列腺癌是美国男性的第一大癌，也是老年男性形影不离的伙伴。临床上，前列腺特异抗原（PSA）筛检常被认为是金指标。

美国有一研究，对 76 685 例男性（55～74 岁）做 PSA 筛检，每年一次；对照组 38 345 人，不做任何筛检。完成 10 年随访的有 92％，13 年随访的有 57％。结果显示：筛检组发现前列腺癌 108.4 例/（万人・年），对照组 97.1 例/（万人・年）；筛检组较不筛检组多检出 12％；但死于前列腺癌的筛检组为 3.7 例/（万人・年），与对照组的 3.4 例/（万人・年），

---

① 韩启德：《对疾病危险因素控制和癌症筛检的考量》，《医学与哲学》，2014 年第 8 期。

没有统计学差别（甚至不筛检组更低）①。另一欧洲多国的前列腺癌研究提示，筛检组死亡率似乎稍有下降；但韩启德院士深入分析：每筛选 1409 人才能减少 1 例死亡；而每筛选 1409 人将多检出 49 例患者，其中 48 例属过度诊断。故他强调说，绝大多数"被筛检者并没从诊断和随后的治疗中获得益处"②，属于陪绑性质。对此，笔者是赞同的，没有特别症状的老年男性，纠结于前列腺问题，不见得是明智之举。当然，此时进行的饮食等的控制是有意义的。有症状及时治疗，也是有价值的。

此外，美国对死于他因的男性尸解研究发现，相当一部分都检出前列腺癌，甚至在 20 多岁的男性中（美国底特律样本）竟然也发现有接近 10％的人有潜在的前列腺癌；但其进展常常十分缓慢，近 50 年时间里都没有太大变化。鉴此，在一篇系统的综述性研究中，美国国家预防服务工作组（United States Preventive Services Task Force，USPSTF）得出结论：PSA 筛检对于 65 岁以下的男性而言意义非常有限，对降低前列腺癌的特异性死亡很少有/甚或没有帮助，甚至还会出现过度诊疗问题。例如，每 3 例切除前列腺与每 7 例接受放疗患者中就会出现 1 例阳痿；每 5 例切除前列腺患者中就会出现 1 例尿失禁，这些，对于他们的预后及后续生活，肯定带来不少伤害③；且

① ANDRIOLE G L，DAVID C E，GRUBB R L，et al. Prostate Cancer Screening in the Randomized Prostate，Lung，Colorectal，and Ovarian Cancer Screening Trial：Mortality Results after 13 Years of Follow-up [J]. Journal of the National Cancer Institute，2012，104（2）：125 - 132.

② 韩启德：《对疾病危险因素控制和癌症筛检的考量》，《医学与哲学》，2014 年第 8 期。

③ CHOU R，CROSWELL J M，DANA T，et al. Screening for Prostate Cancer：A Review of the Evidence for the U. S. Preventive Services Task Force [J]. Annals of Internal Medicine，2005，137（11）：55 - 73.

其伤害几乎是终身性而不可逆的。

（二）肺癌

肺癌是世界第一大癌。帕茨（E. F. Patz）等报道了使用低剂量 CT 检出的 1089 例及胸片检出的 969 例，总共 2058 例肺癌（2014 年）；此后随访多年，确定其中 18.5% 的肺癌、22.5% 的非小细胞肺癌、78.9% 的细支气管肺泡癌（BAC）可能属于过度诊断。而该文中的所谓过度诊断，指该癌不会进展为明显致命恶性肿瘤，也就是属于惰性癌性质[1]。进一步研究后可以说，临床上经低剂量 CT 确定的肺癌中，至少超过 18.5% 是惰性的，是不致命的，而且往往是多发的。积极干预后果会怎么样？在我们临床观察的上百例第一时间积极动手术的患者中，发现术后有 1/3 的患者会出现胸膜粘连，1/5 的患者会出现长期的胸部隐隐作痛，约 1/5 的患者会出现少量胸腔积液。而且很多患者由于是多发性的结节，不久又发现新的可疑问题。因此，该不该第一时间就手术，引起了争议。

Veronesi 等为了回应这一问题，回顾性地收集 120 例肺癌患者的前后两次的 CT 结果，量化到具体的肿瘤最大尺寸，以及两次 CT 间隔的时间，从而计算出肿块的倍增时间，将肿瘤倍增时间大于 400 天作为评判惰性与否的指标，即：肿瘤倍增时间大于 400 天的，则认为该肿瘤生长非常缓慢，属于惰性的；大于 600 天的，则认为肿瘤极为惰性，甚至是静止的。而有 25.8% 的肿瘤倍增时间在 400 天以上，其中 15% 的倍增时间在 400～600 天，10.8% 的倍增时间在 600 天以上[2]。自然，这些

---

[1] PATZ E F，PINSKY P，GATSONISC，et al. Overdiagnosis in low-dose computed tomography screening for lung cancer [J]. JAMA internal medicine，2014，174（2）：269 - 274.

[2] VERONESI G，MAISONNEUVE P，BELLOMI M，et al. Estimating overdiagnosis in low-dose computed tomography screening for lung cancer：a cohort study [J]. Ann Intern Med，2012，157（11）：776 - 784.

肿瘤如果干预了，属画蛇添足，有害而无益。也就是说，超过 1/4 的肺癌患者，动手术属于不当治疗，有害无益。

有研究团队进一步对 93 个肺癌研究项目进行了荟萃分析，明确地将惰性肺癌定义为：

Ⅰ期（国际分期标准）、肿瘤倍增时间大于 400 天、PET/CT 标准摄取值（SUV）≤1、肺组织瘤块大小 1 cm（中位）。

结论是：在低剂量 CT 筛查中，可见潜在的、惰性的、非致命性的肺癌；因此，建议临床医师在筛检中碰到肺内缓慢生长的小结节时，要把惰性病变考虑进去，尤其是 SUV≤1 者①。对这些患者实施干预，属乱杀无辜。

美国还有一项肺癌的荟萃研究，比较不同筛检策略的效果，涉及 453 965 个对象，样本量非常大。结果显示：每年一次 X 线胸片，筛检/不筛检没有差别；但每年两次以上的，肺癌死亡率反而会增高。请注意，死亡率反而会增高！仅仅在吸烟和曾经吸烟的高危人群中，CT 与胸片检查相比，才显示肺癌死亡率有所降低②。故韩启德总结说，肺癌的 CT 及 X 线胸片筛检，"从减少死亡的绝对数来看没有多大实际意义"。③

国外学者进一步分析发现（2004）：肺癌中细支气管肺泡癌（BAC）有别于其他非小细胞类型，总体上呈现出惰性的态势，

① POWELL I J，BOCK C H，RUTERBUSCH J J，et al. Evidence Supports a Faster Growth Rate and/or Earlier Transformation to Clinically Significant Prostate Cancer in Black Than in White American Men，and Influences Racial Progression and Mortality Disparity [J]. J Urol，2010，183 (5)：1792 - 1797.

② MANSER R L，IRVING L B，STONE C，et al. Screening for lung cancer [J]. Chest，1984，86 (1)：2 - 3.

③ 韩启德：《对疾病危险因素控制和癌症筛检的考量》，《医学与哲学》，2014 年第 8 期。

死亡率远低于其他肺癌；且与吸烟的关联性较弱[1]。

而一项发表于 2001 年的研究报告提示：细支气管肺泡癌（BAC）若病理 I 期的，1 年生存率几近百分之百，5 年生存率达到了 83%[2]。

因此，我们在 2008 年的《癌症只是慢性病》一书中就大力倡导："肺的肺泡癌（BAC）等，都是常见的惰性很强的病变。动不动就手术，化疗/放疗，往往是得不偿失的。"[3]

（三）乳腺癌

乳腺癌是中国女性第一大癌，每每令中年妇女恐惧不安，谈之色变。然而，早在 1987 年的研究，已发现死于非癌的 40～50 岁的女性中做乳腺组织切片检查，居然有约 40% 患乳腺癌[4]。这表明：一是乳腺癌非常常见，二是在当事人不知情的状态下它并没那么可怕。

有研究提示，乳腺导管原位癌是以惰性为主的，只有小部分导管原位癌会进展到临床特征显著的浸润性癌（约 8%)[5]。临床上，乳腺导管原位癌占乳腺癌的 13.3%～48%。而乳腺结

①　READ W L，PAGE N C，TIERNEY R M，et al. The epidemiology of bronchioloalveolar carcinoma over the past two decades：analysis of the SEER database [J]. Lung Cancer，2004，45（2）：137 - 142.

②　BREATHNACH O S，KWIATKOWSKI D J，FINKELSTEIN D M，et al. Bronchioloalveolar carcinoma of the lung：Recurrences and survival in patients with stage I disease [J]. Journal of Thoracic and Cardiovascular Surgery，2001，121（1）：42 - 47.

③　何裕民：《癌症只是慢性病》，上海科学技术出版社，2008，第 101 页。

④　NIELSEN M，THOMSEN J L，PRIMDAAL S，et al. Breast cancer and atypia among young and middle-aged women：a study of 110 medico-legal autopsies [J]. Br J Cancer. 1987，56：814 - 819.

⑤　MELISSA A，JESSICA B，ANUPMA N，et al. Not all ductal carcinomas in situ are created IDLE（indolent lesions of epithelial origin）[J]. Archives of pathology & laboratory medicine，2018，143（1）：99 - 104.

节及导管原位癌经 15 年随访后，因乳腺癌而死的仅 2.9%[①]。故强调：乳腺结节及乳腺导管原位癌无须急吼吼地手术，可能先行观察，最为明智。

此外，浸润性乳腺癌临床最为常见。研究表明，约 30% 的浸润性乳腺癌也可归为惰性病变[②]。作为一佐证，人们对乳房钼靶等的例行检查的意义也提出质疑。如 2014 年加拿大科研人员的一项颇有世界性反响的研究：他们在近 9 万例妇女的 25 年追踪中发现：按先前的、40 岁以上女性每年一次乳房钼靶检查，5 年后及 25 年后，尽管发现的乳腺癌患者有增加，但特异性死亡率并没改变，故他们明确质疑每年一次的钼靶筛检的意义[③]。尽管也有研究者对此表示反对，因为早年似有证据表明：钼靶筛检乳腺能使 10 年死亡率降低 30%。而比较其绝对意义后，韩启德院士认为如此做，充其量使乳腺癌死亡率从 3.3‰ 降低到 2.3‰，即每年每筛检 1000 个人才可减少 1 个人死于乳腺癌[④]，却徒增了许多妇女因乳腺癌而导致的恐惧不安，包括因妇女做乳腺钼靶检查时的挤压乳腺而造成的乳腺不适、疼痛和腺体损伤等。

① OZANNE E M，SHIEH Y，BARNES J，et al. Characterizing the impact of 25 years of DCIS treatment [J]. Breast Cancer Research & Treatment，2011，129（1）：165 - 173.

② ESSERMAN L J，SHIEH Y，RUTGERS E J T，et al. Impact of mammographic screening on the detection of good and poor prognosis breast cancers [J]. Breast Cancer Research & Treatment，2011，130（3）：725 - 734.

③ HEYWANG-KÖBRUNNER S H，SCHREER I，HACKER A，et al. Conclusions for mammography screening after 25-year follow-up of the Canadian National Breast Cancer Screening Study（CNBSS）[J]. European Radiology，2016，26（2）：342 - 350.

④ 韩启德：《对疾病危险因素控制和癌症筛检的考量》，《医学与哲学》，2014 年第 8 期。

（四）甲状腺结节及其癌变

现今临床上甲状腺结节患者非常多。在大城市上海，女性白（领）骨（干）精（英）中几乎皆有。临床女性中甲状腺结节占 65%～80%。一旦穿刺，往往检出有癌变可疑，常常令人忐忑不安。其实，即便是甲状腺癌，也大多是典型的惰性癌。有项研究多次被提及：美国 1975—2009 年间甲状腺癌发病率几乎翻了 3 倍，但死亡率基本保持不变[1]。特别是上世纪 80 年代后，检测水平快速提升使得甲状腺癌的检出率飙升了 2.4 倍，但死亡率却没有变化，增加的几乎都是微小乳头状癌[2]。又如芬兰对无甲状腺病史的成年人进行穿刺，结果有 36% 被检测出甲状腺乳头状癌[3]。可见其普遍性。

研究进一步明确：甲状腺癌中 85% 为乳头状癌、50% 以上为微小乳头状癌；而乳头状（含微小乳头状）甲状腺癌患者的 10 年、15 年总生存率分别为 94.6% 和 90.7%[4]。因此，完全有理由把它归结为惰性癌变（尽管尚未就其明确定义及鉴别标准等形成共识）。

鉴此，国内有学者在讨论甲状腺此问题时，引用美国放射科医师的调侃：是到了"关闭超声波检查的时间"。因为通过超

① NATIONAL CANCER INSTITUTE. Surveillance, Epidemiology, and End Results (SEER) program. SEER Cancer Statistics Review (CSR). 1975 - 2009 [EB/OL]. (2013 - 06 - 14) [2017 - 12 - 07]. https://seer. cancer. gov/archire/csr/1975_2009_pops09/.

② DAVIES L, WELCH H G . Increasing Incidence of Thyroid Cancer in the United States, 1973 - 2002 [J]. Jama, 2006, 295 (18): 2164 - 2167.

③ RUBÉN HARACH H, FRANSSILA K O, WASENIUS V. Occult papillary carcinoma of the thyroid a "normal" finding in Finland: A systematic autopsy study [J]. Cancer, 1985, 56 (3): 531 - 538.

④ 罗晓、李安华：《甲状腺微小乳头状癌的管理：现状与争议》，《中华医学超声杂志（电子版）》，2019 年第 1 期。

声检测出的甲状腺结节几乎都是惰性的。如此，至少可缓解众多女性因此而引起的严重焦躁不安。

（五）其他癌症的情况

其他癌症类似的惰性病变也同样普遍存在。限于条件，尚无明确一致的结论，但有研究提示惰性癌占所有癌症15％～75％，高低差异常常取决于肿瘤发生的部位及性质[1]。

2017年在全国"医学与人文高峰论坛（大连）"上，何裕民教授做了《从治水之变迁，谈慢性病调控之变革》的专题报告[2]。为说明问题，他请助手帮助分析了门诊数据库内资料相对齐全的患者情况，发现3万多例患者中进展型的占5％～15％。其中，胰腺癌等公认的比较凶险的癌种占了20％～35％；一般常见癌种（如乳腺癌、肺癌、食管癌）等约占15％，前列腺癌、甲状腺癌等只占2％～3％。缓慢发展型是主体，占总数40％～50％；肠癌、胃癌等都在40％～50％。停滞型（懒癌/惰性癌）占35％～45％。后者更多见于老年人及情绪良好者，且以甲状腺癌、前列腺癌居多，甚至可高达60％～90％。肠癌、宫颈癌、阴道癌、子宫内膜癌、部分肺癌（如肺泡癌，又称细支气管肺癌）中也不低，为40％～70％。可见，不同器官的癌变都会出现惰性的，只不过其比例不一，有时比例差异颇大。

由于不同癌症的惰性病变界定十分专业及具体，而人们的相关认识刚刚起步，有待于深入探讨、比较、追踪、鉴别等，以期形成共识。

① WELCH H G，BLACK W C. Overdiagnosis in Cancer [J]. Journal of the National Cancer Institute，2010，102（9）：605-613.
② 何裕民：《从治水之变迁，谈慢性病调控之变革》，医学与人文高峰论坛暨医学与哲学杂志第四届编委会第一次会议报告。

从临床观察中得出的朦胧认识

人们常说，临床是最好的老师。确实如此，何裕民教授早期对惰性癌朦胧的认识，很大程度受益于临床，得益于习惯反思的个性特点。

一、反复相逢的境遇

喜欢思考是何裕民教授的秉性特点，尤其是对一些临床费解之现象。

早期，何裕民教授并不喜欢医学，尤其不喜欢中医药学。但那个年代，人们往往没有多大的选择余地。而一次次不期而遇的现象，促使他不断反思，产生了一些奇特的化学反应，并彻底改变了他的一生。

（一）无心插柳的收获

20 世纪 70 年代末，何裕民教授刚毕业留校，当地一位刚退休的干部找上来，希望接受过"贫下中农再教育"的他能帮其治肺癌。何裕民教授陪他走了多家医院，一概拒收，因为当时晚期肺癌被认定是绝症，没医院愿意收治。何裕民教授则实情相告。没想到他就认定了且赖在何裕民教授家里不走（当时住旅社很困难），也许以为回去就是等死，要求无论如何帮他找好医生。得知他还患有冠心病，何裕民教授无奈中灵机一动，先帮他找该校内科权威张伯臾老中医调理冠心病后再说。因当时一般医师轻易都不治疗癌症，故何裕民教授没和张老直说是肺癌，只说患者生的是冠心病。好在他俩都只会说方言（苏北话/金华话），听不懂对方语言，需何裕民教授翻译。至于肺癌，何裕民教授在张老方上加几味抗癌药。由于找张老很难，以后就由何裕民教授借助书信代为改方。想不到这一改就是 10 多年，1978 年末已是六十多岁的患者，一直拖到 1989 年失联，大大超过了当时给的 3～6 个月的寿限。

这引发了何裕民教授医学观及中医观的彻底改变。最初，何裕民教授还深以为该患者的疗效是心理效应使然（张老是名老中医，曾给国家领导人看病，头上有耀眼的光环），后来经历类似的事情多了，始知这现象是普遍的，背后自有许多深层次问题，值得深思！

给何裕民教授启示的第二例是其亲属。

她 20 世纪 60 年代末去外地下乡，90 年代初因病退回上海。下乡所在地当时只吃井盐，上海知青患甲状腺病的很多；加上她性情急躁、工作压力大，这些都是甲状腺病变的危险因素。当时何裕民教授已行医 10 余年，颇有临床经验。她肿大的脖子已影响吞咽，触诊确定她患的是"石瘿"（中医病名，指甲状腺坚硬如"石"，多数为癌的鲜明特点），强令她一定去医院做进一步检查后手术。没想到她坚拒，只愿接受保守治疗，同时应允改变饮食、放慢性子、减轻压力。何裕民教授当时急了，武断地说："你这种鸵鸟对策，要害死自己，且不会给你多长时间的！" 1 年、5 年、10 年过去了，多次触诊复查，尽管局部还有肿大结节，但软多了，充其量成为"瘿瘤"（甲状腺普通结节，良性居多）；而不再是"石瘿"。现在 20 多年过去，一切依然如故。

多年后获悉：当时她知青同学中多位患甲状腺癌，在当地小医院手术后都预后不良，这是她当时恐惧而坚拒手术的理由。此后，临床上关乎甲状腺结节癌变可能的类似情况十分普遍，文献报道也日趋增多。遇此类情况，何裕民教授常会反复叮嘱：有时，先观察一段时间未尝不是好对策。多年来，受何裕民教授劝阻而免除手术之苦的甲状腺癌患者已超过上百例。当然，与此同时，叮嘱当事人必须改变生活方式，改善碘的摄入，勤加复查，定期追踪！

（二）始知：此现象临床并非少见

进入新世纪后，类似经历更丰富，对策也更从容。2000 年
1 月，何裕民教授接受一位徐姓患者胰腺癌手术失败的求助，
后仅靠中医药，至今仍滋润地活着。2003 年 10 月她因胆结石
发作，再次手术，同一位医师，结果术中见胰腺居然完全复常，
故当时引起较大反响，遂有中央电视台"科技之光"的后续追
踪报道①。

早在 20 世纪 90 年代初，临床上何裕民教授就遇到了一些
癌症患者，因种种因素无法手术而被动保守治疗的（当时尚无
靶向治疗方法），不少患者在中医药保护下，2 年、3 年、5 年
下来，效果相当不错。据此，21 世纪初他就常说：肾癌（特别
是透明细胞癌）保守治疗，大多数效果不错。如在 2011 年的
"北京卫视·养生堂"节目中，何裕民教授受邀讨论了 20 余种
癌症的治疗，特别强调肾癌（透明细胞癌）的纯中医药保守治
疗效果突出。延续到今天，现已有 200~300 例患者借保守治疗
为主的疗法受益了。包括一些有肺转移的患者。故似可明确地
说：肾癌（特别是透明细胞癌）中属惰性的比例不低。当然，
对于这些患者，既可纯中医药治疗，也可以同时配合靶向药物
等；但都需要同时定期做 B 超和 CT 检查等，严密进行追踪。
一旦癌细胞有所启动，有所进展，还可配合微创或靶向治疗等
疗法。有了后续的保证性措施，才可大胆地进行比较安全稳妥
的保守治疗。

二、从现象到观念，滋生了一系列新观点

从熟视无睹的现象中，常常有助于提炼出一些重要观念或

---

① 2004 年 7 月 11 日，中央电视台《科技之光》栏目对徐某的奇迹感兴
趣，专门做了采访报道并以专题形式播出。

理论认识。"癌是慢性病",临床存在着不少不要命的癌等认识,就是这样产生的。

（一）酝酿出"癌是慢性病"见解

也是因为基于临床体验,本世纪初何裕民教授等便展开了探讨。针对当时中国社会普遍盛行的恐癌思潮及应对过激倾向进行分析:认为合理应对,多数情况下癌只是种慢性病。并就其机制作了解析,出版了《癌症只是慢性病》（2008）。书中阐述了癌症是慢性病的理由依据。上述基本见解具有拨乱反正的意义和一定的前瞻性。

（二）惰性癌概念,应运而生

基于临床所见,特别是甲状腺癌、前列腺癌等的普遍特点,这些癌往往不要命的定见,就自然而然地萌生了。再加上数理及流行病学方法的借用,惰性癌概念,应运而生;且越来越多地被人们接受了。

（三）癌症,亟须清理门户

无独有偶,2013 年 7 月一批美国肿瘤专家倡导需重新定义"癌症"①。第三版（2014）的《癌症只是慢性病》中反映了这种动态。

美国一些主要癌研究机构的一批资深肿瘤专家建议:应当对癌的诊断和治疗进行彻底改革,包括改变癌定义本身,并把这个词从一些常见的诊断中清除。他们意识到癌筛查中在乳房、前列腺、甲状腺和肺部等处发现的"癌变",许多不应称为癌,应重新归类与命名,故提出了惰性病变及惰性癌（indolent cancer）等新概念。"indolent"指惰性的、发展缓慢或不活跃的,故也可称"懒癌"。他们倡导"需要一个 21 世纪的癌定义,

---

① 哈罗德·瓦默斯:《国外医学专家提议重新定义"癌症"》[EB/OL]. https://cn.nytimes.com/lifestyle/20130731/c31cancer/,2013 - 07 - 31.

而不是 19 世纪的癌定义。而我们一直都在使用后者"。高敏筛查技术的涌现促使发现"懒癌"的概率倍增，而它们本身并不会导致重大的健康威胁。但临床上一旦告知有癌变存在，人们大都会自动跟进一连串紧张且迫切的诊疗过程，想尽办法解决它，其中大多数都带有创伤性。同时，患者的心身也开始承受巨大痛苦、不安、恐惧及风险等。这正是肿瘤临床天天遇见的现实，大量患者因癌而焦虑恐慌、忐忑不安，每每加重病情，并因惰性病变而导致生活质量极差。因此，有美国专家提出"解决这一问题的方法之一，是更改筛查中发现病变的名称"。

因此，是到了对恶性肿瘤进行"门户清理"，提出惰性病变（懒癌）等重要概念之际了。

———— • 第三节 • ————

理性治癌，从善于区别惰性病变开始

一、既不放过恶魔，又不乱动干戈

如何通过筛查，既能发现有可能危及健康之癌（恶魔），又不至于造成不必要恐慌（滥杀无辜），是摆在人们面前的非常现实的困境。我们看到了太多的人与家庭因懒癌（惰性癌变）而一蹶不振，甚至走上极端的！还有更多的因懒癌（如肺泡/细支气管肺癌）不必要手术留下终生不适及遗憾者！如何抉择，才能趋利避害？人们对此提出了不少对策。

（一）推广"惰性病变"，令其广为人知

美国专家提出更改癌的命名固然是个办法。包括改成"上皮来源的惰性病变"（indolent lesions of epithelial origin，IDLE）。国内也有专家附和。导致一时间 IDLE 术语走红。但问题又来了，例如：哪些 IDLE 不会发展？哪些会演变成进展

性癌？显然，目前尚无精确可靠的鉴定方法。若没法鉴定，则可能会漏过进展癌而姑息养奸，延误病情。回避 IDLE 存在，又一定会趋向过度诊断及治疗！特别是今天临床医师都在效益考评的重压下！随着高敏筛查技术的涌现，也许要不了多久，中年以上的国人都可能"患癌"（就像十多年前的全民缺钙）。这正是本话题易引发争议，甚至是陷阱所在，并折射出医界及整个社会的尴尬！

（二）加强"惰性病变"的相关研究

国内也有专家对此展开了讨论，如杜军、周晓军等提出需加强 IDLE 研究，强调多学科专家通力合作，系统定义病变命名，让人们更好理解接受 IDLE，借深入研究，明确 IDLE 演变的规律及其特征；并区分类型，有些癌前病变筛查有意义，如结肠和子宫颈癌等；有些意义不大，如评分偏低的前列腺癌等[1]。

他们进一步指出：①需意识到过度诊断的普遍性，需根据癌类型制定不同的筛查标准。②适当情况下，以 IDLE 替代癌命名。③对不能确定风险的 IDLE 进行登记，加强观察。④减少不重要病变的检出率，减轻过度诊断。⑤提出相应的应对癌进展和预防等概念。

（三）不主张过度频繁的检查

此外，低度恶性潜能的病变应避免频繁给予活检等医学指令，这也会带来过度诊断[2]以及无穷尽的内在压力等。

韩启德院士则开宗明义指出："目前技术手段对健康人群进行癌症筛检的效率极低，基本上不能降低癌症的病死率，相反

---

① 杜军、周晓军：《上皮起源的惰性病变：概念和临床意义》，《医学与哲学》，2018 年第 12 期。
② PARKER-POPE T. Overtreatment is taking a harmful toll [N]. The New York Times，2012 - 08 - 27.

给相当多的人带来很大心理负担，或接受没有必要甚或有害的治疗，因而对健康造成很大损害。"并在分析癌症筛检的 3 种结果（正常、可疑或确诊）后指出："都会促进人们继续筛检……加上医患关系紧张的压力和资本力量的推动，估计对癌症的筛检还会继续扩大和发展。"故他强调"癌症筛检，目前多数的方法效果甚微甚至基本无效，不应该在健康人群无选择地推广，建议只在高危人群或仅在出现可疑症状时才做有针对性的检查"。"要争取找出更加特异性的标记物，发明更加理想的检查方法，以检出真正可从治疗中受益的患者，特别是鉴别出无须治疗的'停滞型'癌症，从而改善癌症筛检的效果。""根据国情确定我国自己的诊断与治疗标准……不盲目迷信西方发达国家订立的标准和方法……把我国对危险因素的控制和疾病筛检牢牢地建立在有效促进公民健康和符合中国国情的基础之上"。为此"要从根本上树立更加正确的健康和医疗观念"。"我们追求的不仅是没有疾病，而是全面的健康。健康不仅取决于医疗，更重要的还取决于生活方式、公共卫生、社会和自然环境、经济条件和遗传基因"。对于上述建议，我们举双手赞同。

（四）变革观念，消解对惰性病变的高度恐惧

在充分肯定上述见解同时，对于这难题的破解，我们提出的补充建议是：消除对癌症的高度恐惧。须知，在多数情况下癌只是慢性病。应对合理，即使晚期癌，也可较长期生存。很少有人因疑为糖尿病、冠心病而惶恐不安，盲目拼命寻求过度治疗的。况且美国等国的癌死亡率已越过峰值，明显下降了。在中国，消除对"癌＝死亡"的无谓恐惧，是釜底抽薪解决过度诊疗之举。但这方面我们做得远远不够。例如，即使确诊为惰性癌，如同为非霍奇金淋巴瘤（NHL），国内最终确定为惰性亚型的，只占总发病数的 27％，而国外却占 43％；处于治疗或维持治疗中的患者占比，国内却明显高于国外（前者 38：

26，后者 17 : 12）。确诊后愿主动处于观察随访状态的，国际是国内的 2.25 倍！[①] 这些表层差异背后，深层次根源主要就在于中国恐癌文化的根深蒂固。

（五）明确：积极干预惰性癌，并非聪明之举

国外有学者认定：频繁筛查不一定都有益。对许多 IDLE 患者来说，诊断延迟不太可能影响疾病进展[②]。相反，延迟却可让很多人得到舒缓机会，甚至不为此诊断而陷入焦躁困境。与此同时，与频繁筛查相比，对具有高度侵袭性乳腺癌（BRCA1）患病风险者来说，更重要的是制定有效的防范/阻断策略，减缓其进程，卓有成效地挽救生命[③]。

因此，是到了重新认真思考、评估癌的"早发现"之吁请的局限性的时候了！

相关研究还揭示：惰性淋巴瘤（大多为 FL/小淋巴细胞型）经中位时间 10.6 年随访后，73％的患者依然存活，36％的患者从未需任何化疗；10 年生存率与 15 年生存率分别达到 75％和 66％，淋巴瘤特异性存活率（LSS）分别达到 81％与 77％。而

---

① 淋巴瘤之家：2018 年《全球及中国淋巴瘤患者生存现状对比报告》，[EB/OL]. http：//www. house086. com/thread - 138322 - 1 - 1. html，2019 - 2 - 11.

② FLOWERS C I, ODONOGHUE C, MOORE D, et al. Reducing false-positive biopsies：a pilot study to reduce benign biopsy rates for B-RADS 4A/B assessments through testing risk stratification and new thresholds for intervention [J]. Breast Cancer Res Treat, 2013, 139 (3)：769 - 777.

③ DOMCHECK S T, FRIEBEL T M, SINGER C F, et al. Association of risk-reducing surgery in BRCA1 or BRCA2 mutation carriers with cancer risk and mortality [J]. JAMA, 2010, 304 (24)：2695 - 2696.

且早期不化疗，仅用利妥昔单抗（美罗华）也获得了同样的存活率①。另有对照比较：近 60 年惰性 FL 患者生存时间/生存率大幅度提升，追踪其原因可能就是放化疗的减少；且未接受化放疗的患者生存时间要高于立即接受化放疗者，"有时立即进行干预并不能带来良好的治疗收益，反而会减少生存时间"②。类似现象在其他癌症中也存在。如有研究表明，1/4 左右早期肺癌无症状者可能是惰性癌，早期手术并不能使他们获益；而少数 I 期肺癌患者即使经历了完满的手术切除后仍在 5 年内复发并最终导致死亡，故惰性癌的积极治疗需慎重③。我们更欣赏肝癌外科院士汤钊猷倡导的"（对肝癌）有时不治疗是最好的治疗"④。总之，笼统说癌的"早治疗"需要商榷。至少，我们的临床经验提示：有些癌不宜倡导"迅速""积极"的"早治疗"！

"有时不治疗是最好的治疗"！此语既充满哲理，且可针砭时弊，并能借此舒缓以救患者于忐忑不安劣性心境之中，值得广为传播。

二、惰性癌变的主动狙击及阻断

（一）普及落到实处的癌前防范知识

前已提及，对具有罹患进展癌风险者，重要的是制定有效

① LOCKMER S，OSTENSTAD B，HAGBERG H，et al. Chemotherapy-free initial treatment of advanced indolent lymphoma has durable effect with low toxicity：results from two nordic lymphoma group trials with more than 10 years of follow-up [J]. Journal of Clinical Oncology，2018，36（33）：3315 - 3323.

② TAN D，HORNING S J，HOPPE R T，et al. Improvements in observed and relative survival in follicular grade 1 - 2 lymphoma during 4 decades：the Stanford University experience [J]. Blood，2013，122（6）：981 - 987.

③ 柯娥娥：《惰性肺癌的分子特征及机制探索》，博士学位论文，南方医科大学，2017。

④ 汤钊猷：《消灭与改造并举》，上海科学技术出版社，2011，第 156 页。

的防范/阻断策略，减缓其进程，这需要向社会普及相应的专业防范知识。

远的不说，这次新冠肺炎疫情防控中国初战告捷，风景这边独好，科普形式的"三件套""五还要"等功不可没。正是这些措施，动员起全民积极主动参与取得了成功。癌症防控也同样！这问题涉及广泛，极其重要。但我们做的却远远不够！

有果必有因！数万例临床实例提示：每个生癌案例总能寻觅出其危险因素，这些就是防范的重点。当然这有马后炮之嫌。我们曾感慨认为，叙事医学的真正旨趣在于依常规生物学认识的同时，借叙事不断"追问"，努力"复原真相"[①]。故在很多情况下，能够获悉超出一般认知的患癌"真相"；不断叮咛癌（包括惰性癌）患者尽可能针对性地防范，这是我们临床奏效的关键所在，也是很多情况下从容应对的底气所在。对此，坊间已有专论，我们也做过不少阐述，涉及饮食、心理、认知、自我调整、社会支持、行为纠治等诸多环节，在此无法详细展开，可参考相应的著作。

（二）强调大健康立场

癌有时是种生活方式病，防范/阻断需从生活方式优化做起，这需持有大健康立场。这虽老生常谈，但很有意义。我们原本倡导的癌症防范/治疗三驾马车——西医、中医、非医学措施[②]。后者涉及很多，汤钊猷院士甚至倡导游泳与买菜都可以作为处方！[③] 对此，不一一展开。

（三）重视压力疏解

前文已述及，从进化角度，压力是促使癌进展（包括治疗

---

① 何裕民：《叙事医学"要旨"之追问：努力"复原真相"？》，《医学与哲学》，2018 年第 5 期。
② 何裕民：《癌症只是慢性病》，上海科学技术出版社，2008，第 216 页。
③ 汤钊猷：《消灭与改造并举》，上海科学技术出版社，2011，第 144 页。

成败）的重要因素。能否纾解压力就成为稳定惰性病变的关键环节。近期有多项研究证明了这一点，如《科学》子刊论文表明：压力会导致肺癌耐药性的发生，加速癌细胞的生长；缓解压力则能增强抗癌疗效①。《自然医学》刊载的论文揭示：精神压力可通过激素以及神经递质等因素，影响抗肿瘤免疫应答，最终导致抗癌治疗的效果变差②。对此，我们完全赞同。数万例临床经验提示：对惰性病变（包括惰性癌）借各种方法/手段以纾解压力是重中之重！

生了癌人人都怕，这是现实。它也是过度诊疗在中国泛滥尤甚的思想根源！依据我们的经验，纾解 IDLE 患者压力可助其改善认知。我们常借隐喻说理来纠正认知：正常组织就是好细胞按部就班运作，癌是坏细胞聚众闹事；但坏细胞有程度不等。从好吃懒做、无赖、偷鸡摸狗……一直到杀人越货、十恶不赦，都属坏孩子（坏细胞）之列。杀人越货、十恶不赦应严惩不贷；而好吃懒做、无赖等则更应教化开导。动不动就手术、化放疗等严惩（根治性干预）措施，也许弊大于利。甚至逼其狗急跳墙，走向极端！临床这类事例不少，如此解说每可冰释。

（四）建立合理的配套机制

此措施涉及很多，包括大力普及网上医学科普，需知晓医师等也是利益集团；人应把健康知识掌握在自己手中，若一时难以定夺，不妨借助互联网等多方咨询，货（治疗方案）比三家；需改革医师评价体系，就像一见炎症就用抗生素的医师绝

① NILSSON M B，SUN H，DIAO L，et al. Stress hormones promote EGFR inhibitor resistance in NSCLC：Implications for combinations with β - blockers［J］. Science translational medicine，2017，9（415）：eaao4307.

② YANG H，XIA L，CHEN J，et al. Stress-glucocorticoid-TSC22D3 axis compromises therapy-induced antitumor immunity［J］. Nature Medicine，2019，25（9）：1428 - 1441.

不是好医师一样，动不动就开刀/化放疗/靶向药物/免疫疗法的肿瘤科医师也不是十分称职的医师；应当建立相应的中长期追踪评估制度，以考核病前期医师临床决策的合规性。总之，惰性病变应引起全社会的高度重视，与时俱进地做好适宜的医学干预工作。

此外，前面谈到的观察为主，"有时，不治疗是最好的治疗"等，都是重要对策。前已述及，在此不再赘述。

4

现实中面对癌症：
该如何智慧地应对

智慧，有时比具体知识更重要。

——题记

作为在这专业领域耕耘了 40 多年的专家团队，我们深刻地意识到面对癌症的预防及治疗，全过程都需要智慧地应对。然而，智慧应对？说说容易，实际操作却相当困难。这首先需要提升全社会（包括医师、患者、家属及相关者）的认知水平。前面三章内容，实际上是对癌症常识等做了铺垫，因为"知识就是力量"！能否智慧地应对，取决于对癌症这一对手，能否有较为深入的了解。而且，多年前我们曾写了《生了癌，怎么办》等科普著作，初衷都是帮助人们面对癌时，不至于惊慌失措，能理性且智慧地应对。该类书籍非常受欢迎，书中许多见解至今仍是不刊之论。

———————— 第一节 ————————

智慧应对，来自于精准认知

然而，癌症并非一种病，错综复杂，也非简单的某种新药、新疗法所能"制服"。社会发展到今天，几乎所有复杂对象的应对，都正在进入精准时代，只有精准——分门别类、针对其特殊性做出具体分析，才能解决难题，卓有成效地提升效果。癌应对也是如此。近期，我们已推出《何裕民精准饮食抗癌智慧》丛书，第一批 4 本（分别是乳腺癌、肺癌、肠癌、胰腺癌）"怎么吃"专集，还将陆续推出另外 10 余本。这些都是我们团队在现有的 5 万例癌患者典型事例等的追踪基础上，深入分析研究得出的结论，颇有参照价值。

一、分门别类，尽可能精准，才能发挥智慧

在此基础上，我们正在筹划每一种癌应对方法的深入分析，拟推出一套以《叙事肿瘤学》为名的丛书，包括《肺癌的故事》《肝癌的故事》《胰腺癌的故事》《乳腺癌的故事》《卵巢癌的故事》等，也将是 10 余本，且都是建立在现有数万例癌患者第一手资料基础上分析研究的结论，计划于 2023 年陆续面世。例如，我们现有数据库（截至 2021 年 6 月），共有肺癌患者 8148 例、肝癌患者 3036 例、胰腺癌患者 2913 例、乳腺癌患者 4812 例、卵巢癌患者 1650 例、肠癌患者 4463 例、胃癌患者 3033 例，等等。在此庞大的数据库里，有太多的资讯可供寻觅分析，以大大充实人们现有的认知。而我们之所以采取"叙事"方法，寻觅其背后的"故事"，不是干巴巴地，只是看重患者一个个具体的病（比如肺癌患者是鳞癌，还是腺癌，还是小细胞，还是淋巴瘤），却忽略了他是活生生的、与众不太相同的人，或曾经历过坎坷生活磨炼，或是谨小慎微者，因为我们的经验提示，这些叙事因素，都影响着他的心与身，影响着他的病及临床症状，也可能左右他的康复过程，等等！智慧应对，需要兼顾这些带有叙事特点的异同。

可见，如何智慧地应对生在不同人身上的不同的癌，从而令癌的防治更卓有成效，显然是个大难题，谁都回避不了，却又一时半晌难以很快做到。在本书中，我们暂时以举例方式，以某些相对解析已较为深入的癌种为例进行分析。更多的癌种则期待接下去借助数据分析后的深入研究，得出进一步较为明确的结论，再与大家共享。

二、乳腺癌的三大亚型

我们诊疗的患者中，数乳腺癌最多。原因有二：①乳腺癌患者本就基数大。②乳腺癌患者大都特别认真、敏感，一有小恙，反复找医师；且更愿意/更勤于就诊。接触的数千例乳腺癌

患者中有各种类型的——晚期的、"三阴的"、多发的、皮下/内脏转移的、溃烂的、发臭的、特殊类型的等。

首先，有个现象须强调：世界范围内乳腺癌患者中位发病年龄一般是 58 岁。但中国的中位年龄比世界平均年龄提前了整 10 岁，48 岁！即中国女性平均较世界水平提前 10 岁被乳腺癌盯上！中国乳腺癌患者中进一步可分出三类亚型。

（一）30 来岁的乳腺癌现象

这是近些年来飞速上升的亚型。早在 2004 年我们就提出了"深圳 30 岁现象"。这些女性病前每每体质很好，往往好胜心极强，拼命工作，有泪不轻弹，很想活出个人样来！趁年轻时拼命奋斗，顽强拼搏，且往往学历不低。通常 22～23 岁大学毕业，拼命努力，工作了 7～8 年，十来年后，也许比较顺利，也许有种种坎坷，也许可能还有各种痛苦与挣扎，或与社会氛围"水土不服"（如在深圳打拼的），总之，种种因素促使她们"硬扛着"；或许，先期表现为内分泌失调等，或许，有的还伴有严重失眠、焦躁等，但"轻伤不下火线"的信念让她们都扛过去了；终有一天，突然发现病了，一查，懵了，居然是乳腺癌"造访"了。这类患者越是发达地区，越是常见。怜香惜玉哀叹之余，多了几分惆怅及感慨！如果她们稍有点健康常识，或有人不时提醒她，劝导她，令其略微放缓点节奏；或告诉她来日方长，并多些好友疏导释怀，也许病不至于如此。这一亚型主要发生在那些因长期压力过重及拼命挣扎，难以宣泄郁闷，没有及时释放压力，导致体内激素严重失衡和内分泌紊乱者的身上。这类患者如能积极治疗，学会改变活法，及时释放压力，愈后常常很好。

（二）主流类型

在中国，这在乳腺癌中占据主导，常见于 45～55 岁女性，占总乳腺癌患者的 60% 左右。这一类比较复杂，有多个亚型：

既有与前者相似的（争强好胜不服输型）；也常见一些情绪素来极不稳定、谨小慎微，或情感细腻、敏感多疑的"林黛玉"类型的，就像那演林黛玉的电影明星陈晓旭；且这类比例较大，占多数。我们早就发现：三种女人最容易生癌（财会、中小学老师、办公室中低管理人员），指的就是这一类。她们素来小心翼翼，长期睡眠不好，心思重，很多小事都看得很重，可称其为"焦躁/抑郁/情绪不稳定"型。这类患者防护的重点是稳定情绪，注意饮食！特别要强调："别烦，睡好！"

（三）老年主妇型

多见于 60 岁以上患者，常没有任何前驱症状，偶尔发现有乳房结节，一查，居然是乳腺癌。这种亚型有特点——往往体型偏胖，劳碌命，爱操持家务而焦躁，且不是很注意饮食，残羹剩饭都一股脑儿装进肚子（往往为了节俭）；并以家庭主妇为多，总认为家人在外拼搏不容易，能省就省；且爱唠叨，管闲事，性急躁；其实是内心缺乏安全感，心里不踏实。对此亚型，纠治饮食的同时，调整性格（少管、放慢、糊涂）就十分重要。

乳腺癌患者如果能够兼顾上述特征而针对性地做出调整，就体现出了应对智慧，至少可以提升疗效，减少痛苦及复发概率！何乐而不为呢？

需补充的是，前已提及，早在 40 年前，人们就注意到死于其他病的女性，其乳腺病理切片发现约 40％患了癌，但当事人毫不知情，可见它是十分常见的，不知情时并不可怕。研究还提示，乳腺导管原位癌是以惰性为主的，乳腺结节及导管原位癌经 15 年随访后，因乳腺癌而死的仅 2.9％。因此对乳腺结节及导管原位癌先行观察，可能是最为明智的对策。当然，当事人若恐惧的话，天天因此而忐忑不安，还是做个手术为宜。因为忐忑不安及生存压力都会促使其发展。

三、从叙事角度看"胰腺癌"

胰腺癌，被人们称为现代"癌魔"，只是因其极为凶险、难治。而且一旦确诊，往往都属晚期，失去了手术可能性。何裕民教授 40 年来诊疗胰腺癌患者逾 4000 例，创造了不少成功案例。有些案例甚至上了中央电视台科技频道，《人民日报》（海外版）及《健康报》等都有整版介绍。可见，他对胰腺癌颇有独到见解，并喜欢借"叙事"方法，透视胰腺癌变的过程。

就胰腺癌而言，暂且不谈其腺癌、神经内分泌癌及透明细胞癌等生物学病理亚型的区别，仅就表观差异而言，何裕民教授认为：临床上，胰腺癌大致可分成三大类型，且男女有别。总体上，男性胰腺癌患者稍多些，但近年来女性患者发病率在发达地区也直线上升。

（一）男性胰腺癌的亚型

男性胰腺癌集中在两大亚型之中：一类是常酗酒，好吃肉，蔬菜水果吃得很少者；有的再加上抽烟，此类往往胰头病变多见。另一类就是认真负责，一直持续工作，压力特大者。早在 2004 年，我们就指出胰腺癌好盯上 CEO（有压力、多应酬的经营管理人员）；近年来又发现很多高级官员也是易罹患人群，大都带有这两类亚型。当然，这两类有些可相互兼见：既饮食不当，又压力山大者。

在男性胰腺癌患者之中，拘谨、认真、纠结者也有较大比例。这类患者似乎是以胰尾、胰体为多见，且神经内分泌类型者不少。

（二）胆-胰综合征亚型

至于女性中，胰腺癌发病率也不低，且有着某些特殊性，如往往是胰尾/胰体癌多见，常因胆—胰综合征发展而来，其原本可能胆管/胆囊/胆道有慢性炎症，且持续已久；而此慢性炎症常是长期情绪纠结、烦恼、爱管事、急躁等不太健康的个性所促成的——持续的慢性心理应激可能导致胆管内化学成分改变，而胆汁成分改变，又滋生了胆管/胆道/胆囊的顽固炎症，此炎性病变既可促其形成胆结石、胆囊病变等；也可逆流至胰体/胰尾部，反复刺激局部，造成这些部位的慢性炎症；久而久之，最终诱发胰腺癌变。

（三）对策

总之，从表观差异看，胰腺癌的发病过程中，三重因素交替作用：压力、饮食、胆道/胰腺炎症；因此，胰腺癌的有效防范，也要从三个环节着手，且男女有别；女性重在疏肝利胆，控制炎症，减少烦恼，改善睡眠；有时，保持大便通畅等也是重要环节。

男性则重在调控饮食，优化膳食结构，戒烟戒酒，降低胰腺负荷（可以通过增加胰酶制剂的摄入而达到），对生活在高压下的，帮助其减轻压力，并令其善于释放等，都是重要措施。

我们正因为注意分门别类研讨，然后智慧性地做出应对，所以对胰腺癌的纠治，效果不错。

四、"肠癌"的叙事特点

相对说来，肠癌比较好控制。而且，肠癌绝大多数都是腺癌，相对单纯些。根据癌变部位，肠癌又可以分出很多种，如升结肠癌（最常见，往往曾有过阑尾炎病史）、横结肠癌、降结肠癌（含乙状结肠癌）和直肠癌、肛管癌等。它们各有各的特点。其中，应该说直肠/肛管癌是相对比较麻烦的。因为这些部位较特殊，手术施展余地不大，周边血管丰富，易于转移到肝肺等处。其他部位的肠癌，都是比较好控制的。当然，前提是医生诊疗时不应该有大闪失，患者自行积极配合，包括中西医药物的坚守和饮食营养等的优化、调整等。

肠癌多多少少与膳食结构不合理，偏油腻有关。特别是生活条件好的家庭，往往肠癌患者就多。在我们的肠癌患者中，一家几口都生此病的，不在少数。或许说是家族史，但更可能是因为生活方式不当，如父母亲、老两口、父子/母子等同时或前后都生肠癌，这更应该提示可能是共同的生活方式不当、膳食结构有问题所致的。

虽然一般教科书都说肠癌患者以肥胖人为多，但这只见于男性患者；女性肠癌患者不一定胖，甚至瘦的也不在少数。

观察表明，除饮食因素外，还有很大一部分患者的发病，与前期慢性炎症有关，这更常见于女性患者。追问她的病史，很可能20～30岁时右下腹隐隐作痛，有过慢性阑尾炎史，或保守治疗，或有过手术经历，这可以说也是升结肠癌的危险因素。

此外，胆囊炎也是女性肠癌，包括横结肠癌、乙状结肠癌、直肠癌的危险因素。也许，胆囊/胆管/胆道炎症，促使胆汁成分改变，影响肠道生态，导致肠菌紊乱，肠腔/肠壁的炎症不断，促发了肠道的癌变。

乙状结肠癌患者，追问发病前症状的话，很可能曾经有过腹泻和便秘交替性发作的情况，可能会被判定为肠易激综合征（IBS）。这类患者往往生性敏感多疑，稍微有点紧张的事情，或腹部一受凉，就容易拉肚子；有时还拉稀前伴有腹痛；一拉稀，腹痛便消失。IBS的反复发作，也可以诱使局部癌变，最终发展成为肠癌。横结肠和乙状结肠癌患者中，很多患者平素有慢性结肠炎史，主要表现为腹泻等。

再者，习惯性便秘，或大便行为不正常也是后半段肠癌（指横结肠癌、乙状结肠癌、直肠癌）的主要危险因素之一。

很多女性患肠癌是因为长期便秘。特别是直肠癌及肛管癌患者。然而，便秘这一不健康行为并没有引起社会的足够重视。很多女性年轻时便经常便秘，她们常认为不是病，不以为然，很多人能憋就憋。其实，憋大便不是好习惯。因此，要倡导形成良好的排便行为。为保持胃肠道健康，一定不能憋大便，一定要及时排便。

这些，也都是肠癌的高度危险因素。而这些因素中，多少都夹杂着肠道菌群紊乱。因此，除调整饮食外，控制肠道炎症，补充益生菌，改善肠道菌群紊乱等，都是重要的纠治措施。

了解这些肠癌患者的叙事特点，也就为人们智慧地防范及纠治肠癌，提供了切实的抓手。当事人完全可以据此采取针对性杜绝措施，有效地应对肠癌，包括帮助他（她）生了肠癌后，适作针对性改变，以期更好地康复。

—————— ● 第二节 ● ——————

常见癌症的应对智慧及轻重缓急

现实生活中，一旦面对癌症，又该如何智慧地应对呢？这个问题非常复杂，也非常现实；而且很多人都会碰到（不仅因为自己有可能，也包括家属及亲朋好友等患上癌症等），都会面临这个需知识及智慧应对的大问题。对此，我们没法做出非常权威的回答，只能根据以往的经验，提供一些参考性意见。

现实生活中癌症太多了，且每一个人身上的癌都不完全一样，没有标准答案。故我们不能一一细述，只拿出最常见的一些类型，做些分析。

一、肺癌可疑，没症状且不抽烟者，先行观察也许最智慧

首先涉及的就是肺癌。现实生活中，在中国发病率最高的是肺癌，在我们的门诊患者中，肺癌占了近 1/8；而肺癌的死亡率也很高，人们一听说可能是肺癌，往往骤然诱发高度恐惧。因此，说肺癌是现今中国威胁最大的"癌"，毫不夸张。我们就以肺癌为例，试着进行讨论。

（一）惰性肺癌不在少数，惰性过于积极干预，得不偿失

的确，上面说的都有点道理。但人们同时注意到，肺癌中

属惰性的也很常见。前述的介绍中，就谈到了这一点，肺癌中属惰性的，匆匆忙忙手术，包括配合化、放疗等，很可能是得不偿失的。也有权威研究提示：在世界范围，60％的肺癌术后患者，系统评估后认定，手术是不当的（其中，既包括一部分已没有手术指征者，也包括很大一部分本不需要手术者）。为此，一旦获悉可能患了肺癌，应该怎么应对，是不是马上手术，或化、放疗等，这是个问题，必须认真对待，谨慎处置。

前已述及，男男女女肺癌都有危险因素，属于高危人群的，特别是男性吸烟指数较高的（吸烟年数×每天吸烟包数≥30以上的），或戒烟没超过 10 年的；女性有被动吸烟史，且生性拘谨较真、一丝不苟，或敏感多疑（这些也是危险因素），同时有肺系症状者，指征明确的，可以实施诸如手术等较为积极的干预措施。相反，没有特殊症状、没有上述危险因素者，不妨先观察观察；静观其病灶变化，未尝不是一种合理的选择。而对男性吸烟者，吸烟指数高者，即使没有症状，出现肺部结节等，都需引起高度重视，因为吸烟多年，往往出现症状时的情况暗示致命性恶变的可能大些。

（二）肺癌：疗法选择"磨刀不误砍柴工"

此时，可选择的肺癌治疗方法颇多，专业性很强。为此，多听听专业意见，常可择善而从之。真可谓是"磨刀不误砍柴工"。而当今临床，肺癌预后不好，很大程度与盲目而治，治后又后悔不已有关。须知，多数情况下癌症是慢性病，理性应对才能走出困境。

如有手术指征的，当可考虑手术。但不像民间误以为的那样，凡是肺癌，都需要尽快争取手术。好像只有手术了，"开了"，肺癌才算治好了。其实，有些类型（如小细胞肺癌），盲目手术预后更糟糕。此时，若需要的话，应争取做个活检，以便明确性质，再考虑下一步治疗方案。没有手术指征，或不需要手术者，强行手术，预后往往更差。而且，有资料表明，2/3的肺癌患者，出现明显的咳嗽胸痛等症状时，其实已失去了直接手术的指征。此时，强行手术，每每既做不了手术，且留下一大堆副作用。不如先以其他方法姑息性处置（如中医药、化疗、靶向药物等），伺机再做巩固性治疗。而且，我们的经验表明，对进展缓慢者，保守治疗效果也相当不错。

中医学认为"肺气通于天"。外界种种变化都影响到肺，所以肺癌的类型非常复杂，常可见到很多罕见类型的。对此，盲目手术、化放疗等都非良策。此时先予以保守治疗，配合定期严密追踪，必要时做些调整，未尝不是好方法。

如湖南娄底的邹某，2013年确诊为肺黏液表皮样癌，有抽烟史，已72岁，伴心脏病、高血压、阻塞性肺气肿等，已无手术机会；此癌没有靶向药物，本人又拒绝化放疗，女儿陪着他找到何裕民教授。当时，患者咳嗽厉害，何裕民教授遂与患者约法三章，戒烟、注意环境湿度、避免辛辣，先中医药调其肺，止其咳嗽，并要求定期复查复诊，第一年还这里不舒服，那里有症状，问题不少；每隔两三个月专程来上海，反复求治；随后，症状越来越少，心态越来越好，求治次数也越来越少，后来固定为一年两次，且近年来似渐有返老还童之像。2021年10月又来复诊，整八年半了，一切都好，红光满面，神采奕奕。

可见，当缺乏针对性方法时，中医药调整，同时积极观察，也是充满智慧的有效应对措施。

（三）肺磨玻璃结节，稳着点更聪明

至于肺有磨玻璃影（GGO）、磨玻璃结节（GGN）等近年来临床非常常见。而且，往往见于不抽烟的男女，特别那些循规蹈矩、认认真真的职业女性。这往往引起了当事人极大的恐惧及慌张。其实，客观看来，磨玻璃结节的确有点小问题，但它只是个从炎症演变到癌的慢性阶段，对于没有抽烟史、没有特殊症状者，大多属前期病变。2021 年已被权威机构明确定义为"腺体前驱病变"，只是存在潜在恶性倾向可能。世界卫生组织（WHO）肺肿瘤组织的新分类于 2021 年 3 月推出，更正了之前 2015 年版的分类，这是公认的肺肿瘤权威分类法。其最大更新点在于"肺原位腺癌"已被剔出肺恶性肿瘤范畴，归为"腺体前驱病变"，被彻底开除了"癌籍"。

我们在前面的惰性肿瘤篇章中也对此做了专门介绍。其实，国内外很多研究进展认定对 GGO、GGN 等惰性病变是无须如此惊慌失措的。就肺结节而言，如果没有长期抽烟史、没有明显症状、结节不大于 7 mm，追踪观察未尝不是好办法。须知，"有时，观察是最积极、最合理的治疗措施"。就在写下这段话的今天（2021 年 11 月 25 日），何裕民教授临诊，一整天看了 38 个患者，来自全国各地，其中有 6 个是磨玻璃结节，4 女 2 男，有位女士 4 年前因为磨玻璃结节，开刀了；一年后又见，再次开了；三年后又出现了第三次，而且是双侧肺都有，这次，她懵了！是再次开？还是不开？纠结得很，哭丧着脸从东北赶来上海找我们……何裕民教授安抚一阵后，明确告知，像她这种情况（不抽烟、没特别症状），完全可以先观察观察，配合中医药先调理，但需努力改变环境（北方干而燥），对其特别较真的性格，要调整一下，学会"和谐"些，随意些，平素多吃点有助于清肺、宣肺等药食两用之品，包括我们特别主张且十分常用的新鲜茅草根、芦苇根，再加百合、银耳等。我们团队诊治了逾千名此类患者，有 70%～80% 的患者在我们循循善诱的劝导下，暂不强行手术干预；其中，35%～40% 的患者，一段时间（通常半年、一年）后其 GGO、GGN 可部分消失（有的完全消失）；至少大多数病情可以很好控制。最长的已采取此类对策近 20 年了，是世纪之交的患者，一切都很好。又如，一对姐妹，姐姐在北京奥运会前发现双肺数十个 GGO，已失去手术可能，稍微有点喘息；赶来上海求治，一直中医药控制，十年间都很好，活蹦乱跳的；后两年半前因家庭变故，过分劳累几个月后喘息加剧，遂加用小剂量靶向药，继续配合中医药，又生龙活虎地活着了。妹妹则是2013年发现的多个磨玻璃结节，没有任何不适，仅以中医药调整，一年一复查，一直悠游自在地活得很好。因此，对磨玻璃结节者，没有抽烟史、没有特殊症状，主张以观察为主，同时，最好能够配合中医药干预。而且，观察（复查）也不需要过分密集，什么3个月一查、6个月一查不需要，而是至少9个月一查。一两年后，一切无恙，则一年一次复查足够了。频繁复查，潜意识里也给当事人施加了压力！须知，压力是促使其病变进展的潜在动力机制。与此同时，我们强调要学会做适当调整，首先远离污染环境，常在良好自然环境的绿地海边等，做做腹式深呼吸，清清肺；与此同时，性格优化等也是很有好处的。

2015年，我们曾诊治过一例从中国大百科全书出版社派到上海分社的患者，男性，嗜烟多年，因同事生肺癌走了，恐惧之余去体检，居然也发现右下肺有磨玻璃结节，且呈现为毛刺状的，7 mm大小，检查医师明确告知，此磨玻璃结节"来者不善"，不是好东西，建议尽快手术，但因只身一人在上海，一时又无法开刀，也没法回京。惊恐万状之中来求助，看看能否保守治疗（因为他的朋友是何裕民教授借保守治疗控制住的胰腺癌患者，故充满期待及信任），何裕民教授应允了，但要求戒烟、远离不良烟雾缭绕环境，定期（3个月）体检（因为他有长期嗜烟史），加强中医药治疗。听说能够暂以观察为主，他全然应允了。3个月没有任何变化，又3个月没有变化，再3个月后似乎CT显示毛刺状有所收缩，1年后居然阴影变淡，一年半以后，阴影不见了！6年多过去了，他已回到北京，彻底戒了烟，半年一复查，一切都很好。近期，他复诊找到何裕民教授，庆幸地说，自己逃过了一大劫……

其实，这类情况临床并不少见。有时候，悠着点，从容些，或许会柳暗花明。

这就是充满智慧的应对。

二、进展类占主导的，宜评估各种疗法，择优而动，忌盲目乱治

临床上，有经验的医师会按照以往的经验进行评估：有些癌是以进展占主导的（如食管癌、胃癌、肝癌、胆管癌等）；此时，如何应对很有讲究。我们强调先评估各种疗法利弊，结合对象特点，综合考虑，择善而从，而不是盲目乱来，动则手术、放化疗先上了再说。在这方面，我们积累了不少经验及智慧。

（一）食管癌：择优而治，注重摄食行为优化

食管癌往往属于进展性癌的占多数。食管癌患者一般年龄偏大（当然现在也有年轻的，因酗酒引起的，如安徽很多地方。但大多数年龄都偏大），对于这类癌，如果他症状不厉害，有时也可先观察为主。可以告诉他如今食管癌治疗方法很多：可手术、放疗、化疗，也可以免疫治疗等。但年龄偏大的，症状不明显的，不妨先保守治疗，观察观察，未尝不可。

我们有位山东籍的研究生，她姥姥70多岁，20世纪90年代中期因吞咽困难到上海求治，确诊为中下段食管癌，手术有困难，该研究生又不想让姥姥遭化放疗之罪，想保守治疗。好在该老人文化水平不高。何裕民教授和颜悦色地对老人说：你食管有炎症，都是因为吃得太快、太烫所致，以后慢慢吃，别心急火燎地吃，吃点中药等，会好的。然后食物打粉调成糊状吞服，配合以中医药辨证，保守治疗……这老太来了两次，后面没再联系了，该研究生也出国了。20年后的2016年，该研究生回国，告知其姥姥还活着，90多岁了，也可以说是奇迹了。

浙江沿海一个地级市法院院长，原来偏胖，好酒多应酬，很少吃水果蔬菜。2009年，50岁出头的他，吃东西有噎的感觉，到浙江省城杭州一查，确诊为中段食管癌。专程赶到上海找何裕民教授，他早早候诊，却要求最后一个看。诊治时开门见山地提出：他不想手术、放化疗，也没说明理由。何裕民教授看了看他，觉得好生奇怪，年纪不大，文化水平不低，为什么拒绝手术放化疗呢？既然他有这个要求，就应允了，答应先试试，但有条件，包括让他先大剂量果蔬打汁为主，忌辛辣，戒酒，戒烟，忌膏粱厚味……他所有的都答应了，也的确做到了。认真治疗，每隔一两个月，必来上海一次。此后，又逢官场推出三令五申，严厉打击饭桌文化，社会风气改了。3年过去了，4年过去了，5年过去了，一切都好，没有什么不舒服。2014年在杭州做了个系统检查及局部活检，居然完全康复了。此时，他才向何裕民教授道出了实情——原来，当时他正好在副院长任上，是下一轮院长的最佳人选！如果他当时接受了手术或化放疗，等于公开了癌症病情，这辈子，他的仕途就到此为止了。所以他不想公开，也不想告诉任何人！居然成功了。现在十多年过去了，一切都很好！已经退休了的他，还隔三岔五来上海看看，复诊一下，巩固巩固。并对当时自己的决定及医师的选择颇感欣慰！

　　在我们看来，食管癌不管选择哪一种治疗方法，或者综合运用多少方法，生活方式（尤其是摄食行为）的调整，都是至关重要的，对此，孙丽红教授的《生了癌，怎么吃》[①] 之中有详细介绍，我们还将推出食管癌饮食指导之书，可以参考。

　　（二）胃癌：综合治疗，优化情性

　　胃癌中属进展型的不少，需针对性地分别处置：年轻（60

---

① 孙丽红著，何裕民主审：《生了癌，怎么吃》，上海科学技术出版社，2012，第142-146页。

岁以下的）、身体状态不错的，能够手术当及时手术；或先配合中医药及化疗后，择期手术。年龄偏大或状态欠佳的，临床症状并不明显的，先保守性的综合治疗，也未尝不是一种选择。而胃癌患者，特别是 50 岁以上的患者，大都有情绪偏差，帮助调整情绪，也是重要的一环。

何裕民教授曾治疗过一例胰腺癌同时伴胃癌的患者：

日本大阪府八尾市颇有影响力的企业家水谷照彦（系该市参议员），他发现胰腺癌的同时，胃镜下确定胃小弯部有癌性病灶，属腺癌性质。当时，日本医师建议放弃治疗，因为没法控制胰腺癌，他特辗转来到中国求助何裕民教授，开始，因为医患都全神贯注于要命的胰腺癌治疗，只是兼顾胃癌。一年后胃镜复查，胃病灶居然完全消失，胰腺癌也控制良好。一时间，这在当地传为美谈。而且，他的病情控制完全依赖中医药。那时候（20 世纪末）还没有靶向药物等的概念。水谷照彦一直带癌生存，活了四年多。后因右肾原本有大囊肿，打高尔夫球时，用力过猛，导致急性肾扭曲剧痛，而当地医师不敢给他做手术，以致剧痛不已，最终不治而亡。而他的胃癌，多次复查，包括做病理切片，完全康复。

胃癌中印戒细胞癌属比较难治的，需特别做出分析。从临床来看，印戒细胞对化疗不敏感，放疗不太现实，且其发病率不低。因此，应强调第一次手术需彻底的重要性，并要求术后坚持进行必要的化疗及较长时间的中医药干预。而且，前一两年重点关注肝转移征兆；后三四年重点关注腹腔/盆腔有否种植征兆。在早期不宜与患者过多提及转移与否问题，以免徒生焦躁。但要求患者中西医结合治疗周期长一点。记得最早碰到一位患者名字叫吴强，是南通人。为什么特别记得呢？因为他名字与《红日》作者相同。来看诊时 1998 年，已有盆腔种植征兆了，大家心照不宣，就是借助中医药内服外敷，到 2004 年前后，系统检查，一切安好，总算渡过了 8 年难关（他手术是1996 年做的）。此后，他愿意主动提及印戒细胞这个问题。其实，双方心里都明白。又如，一位陆姓女子嫁到日本，2012 年确诊为印戒细胞癌，在日本东京做的手术，很快肚脐眼出现红肿硬块，日本医师不以为意，认为是感染，她本人却感到高度恐惧。求治何裕民教授后，坚决认定是种植征兆，嘱其务必找到华山医院医师做第二次手术，接着中西医治疗，现在康复良好。其实，尽管胃癌中印戒细胞癌的确较难控制，但强调中西医结合，且适当延长后续巩固治疗时间，加上综合调整，愈后应该是不差的。

胃的肿瘤中，间质瘤的比例不算少见，且有上升趋势。胃间质瘤本身有低度恶性及高度恶性之分。其实，大多数胃间质瘤不用过多恐惧，手术切除是必要的，如果恶性程度比较高，可以适当用靶向药"格列卫"等，恶性程度不高，以观察为主，中医药配合。当然"格列卫"的用法，很有讲究。一般我们不主张按照原剂量用，可以根据当事人的体型/体重，适当调控（一般是适当减量），同时配合中医药巩固。并随着追踪效果，逐渐撤去"格列卫"，以免一直用到耐药。须知，所有靶向药都会耐药，一旦耐药，以后治疗就比较尴尬及麻烦了。

总之，如今胃癌的治疗方法很多，包括手术、化疗、放疗、中医药、靶向药物、免疫治疗等。方法越多，越需要谨慎，择善而从。但对所有胃癌患者来说，改善生活（摄食）方式，学会怎么优化及调整情性，都至关重要。关于情绪调整问题，我们在《从"心"治癌》做了介绍，以后还会专注于此，进行讨论。因为胃癌患者往往偏于固执和郁闷。对于胃癌患者的饮食问题，我们已进行了深入讨论，著有《生了胃癌，怎么吃》专著，这些都可以关注且参考之。

（三）胰腺癌难治，智慧应对才能取得最后成功

胰腺癌临床越来越常见，我们团队先后治疗了四千余例胰腺癌患者，涉及海外的患者也不少，颇有心得体验。深切体会到胰腺癌的确比较难以治愈，智慧应对，充分调动多方面因素，特别是内在自我"抗癌力"，才能取得最后成功。

过去 30 多年间，多位经我们团队诊治的胰腺癌患者康复经历被权威媒体所关注，如《人民日报》（海外版）（2013 - 09 - 06，第 14 版）、《健康报》（2012 - 02 - 17）、《健康时报》（2014 - 02 - 14）和中央电视台科技频道《科技之光》（2004 - 07 - 17）等都做过多次专题采访报道。作为后话，人们常会问何裕民教授："你为什么会对胰腺癌之类硬骨头感兴趣？""为什么会以胰腺癌为突破口？""为什么会汲汲于胰腺癌等的中医药治疗？"[①] 其实，不难回答，喜欢思考的何裕民教授，也喜欢啃硬骨头，同时更习惯于多问一个为什么！胰腺癌为什么难治？显然，因素很多（计划于 2023 年推出的《叙事肿瘤学·胰腺癌的故事》中会有系统分析），但其中最重要的因素可能是仅仅把胰腺癌当作是一个难治的技术问题，希望借助更强劲的技术战胜它，却没有从整体上分析把握，分门别类地深究，或者说缺乏哲学智慧！这才可能是关键性症结所在！我们认为，许多情况下，仅仅依赖技术，是没法彻底解决医疗难题的。我们团队的一批博士，对此做出了一些分析，可以视为这方面探讨的有益尝试。

我们先以数据说话。需指出的是：近年来，人们最愿意引用博士论文，因为他们的论文须接受"盲查"，随时准备第三方严格审核，出纰漏将影响其学术前程，谁也不敢冒风险而"造假"。因博士课题结题需要，几年前一批博/硕士们对数据库里

---

① 何裕民：《你真的了解中医吗？》，中国协和医科大学出版社，2020，第 121 - 122 页。

储存的胰腺癌案例进行整理分析，试图对我们以中医药为主治疗胰腺癌疗效进行较系统评价。而本论文就是各位博/硕士论文的一部分，已发表在国内中医学核心期刊（《中华中医药杂志》）上[1]，结论可靠。结果提示：516 例胰腺癌患者的平均生存期[2]为 22.00 个月，中位生存期[3]为 13.28 个月；1 年、3 年、5 年生存率[4]分别为 57.95%、18.22%、6.98%。没有比较就不知差异。故特以国内外胰腺癌治疗情况作比较。

中国抗癌协会胰腺癌专业委员会曾回顾性分析 8 省 2 市 14 家三级甲等医院 1990 年至 2000 年来诊治的 2340 例胰腺癌病例，结论是不同治疗方法的中位生存期及 1 年、3 年、5 年生存率的比较。其中，根治性手术效果最好，1 年、3 年、5 年生存率分别达 54.4%、13.5% 和 8.5%，中位生存期达 17.1 个月。其余就非常令人失望：非手术的中位生存期只有 3 个月，探查术的有 4.5 个月，姑息术的有 9 个月，活过 5 年的均为 0，非手术的活过 1 年的也是 0。再以国外数据为例：英格兰国家癌症登记中心公布了 3173 例胰腺癌患者的治疗及生存情况，结果表明：国外手术与手术加化疗的中位生存期达到 11.7 个月和 15.8 个月，和国内水平（11~17 个月）差不多；但化疗及非手术化疗者，仅 3.8 个月和 2.3 个月，明显低于国内同等疗法水平；1 年生存率英格兰仅 13.7%，大大低于国内水平，更低于

---

[1] 曹海涛：《以扶正为主的调整治疗对胰腺癌生存质量的影响及机理探讨》，博士学位论文，上海中医药大学，2006。

[2] 平均生存期，是算术平均数，即所有患者的平均生存时间，反映的是共同趋向的平均水平。

[3] 中位生存期（median survival time），又称为半数生存期，即当累积生存率为 0.5 时所对应的生存时间，表示有且只有 50% 的个体可以活过这个时间。

[4] 1 年生存率、3 年生存率、5 年生存率是指某种肿瘤经过各种综合治疗后，生存 1 年、3 年、5 年以上的比例。

我们以中医药为主的 57.95％生存率[①]。

显然，国内外都很不理想。这也是人们恐惧胰腺癌的事实依据所在，也是我们门诊经常有海外（包括欧美）患者光顾的缘由所在。

为进一步弄清楚中西医配合治疗胰腺癌的疗效，我们就 516 例中资料齐全、病理分期相对明确的 383 例分组进行比较：按所用疗法共分 6 组，分别统计其平均生存时间、中位生存时间、1 年生存率、3 年生存率、5 年生存率。结果：较之前面，无论是国内国外的纯西医治疗结果，这 6 个组的 1 年、3 年生存率都大幅度提高；5 年生存率仅"化疗＋中医药组"和"其他＋中医药组"稍微逊色于"根治手术＋中医药组"（6％、5.88％ vs 8.5％）。基于这些资料，可得出结论：中医药为主（或配合其他疗法）治疗胰腺癌疗效较好，表现在生存期延长，生存率改善，生存质量提高等多方面。从 5 年生存率来看，纯中医药组 5 年生存率为 10.00％，仅次于手术＋化疗＋放疗＋中医药组；从生存者的百分比来看，中医药组生存率为 66.00％，为存活率最高的一组。而纯中医组都是那些或年岁已高，或失去手术指征，或多种因素不支持手术者。这些数据，是十分有说服力的。

基于上述事实，对令人谈之色变的胰腺癌，我们提出下列应对智慧：①胰腺癌首先要分清类型，大致可分成三种类型（在前述的《生了胰腺癌，怎么吃》中，就此已做了解释，在此不重述，可参考之）。②对女性胰腺癌患者，常存在着胆—胰综合征，应重在疏肝利胆，保持胆道通畅，且调控情绪十分重要。③对男性胰腺癌患者，或因压力，或因膏粱厚味，或兼有两者

---

① 朱秋媛：《中医王道思想指导下的综合治疗对胰腺癌患者生存质量和生存期的影响研究》，博士学位论文，上海中医药大学，2012。

所致的，应重点减轻胰腺负担、控制饮食、纾解压力。④对所有胰腺癌患者，能够争取手术的，应尽量争取；没法争取手术的，不应勉强手术。⑤对所有胰腺癌患者，都要想方设法减轻胰腺负担。⑥对没有明确肝脾等转移指征的，是否需要化疗，可慎重评估，不化疗未尝不可；但有转移征兆的另当别论，需考虑化疗。⑦所有胰腺癌患者，都应中西医结合，而且，中医药治疗往往是最重要的，且需慢慢地不断调控，久而久之，疗效相当不错。⑧对所有胰腺癌患者，控制饮食，调控情绪，避免腹部受凉等，都很关键。

作为最后补充，提出两案例可借鉴：

一位是福建20多年前的患者：当年接近60岁，他因亲属患乳腺癌再来找何裕民教授的助手谢医师，谢医师发来一条微信：

"何老师，您记得一个病人叫林成生的吗？福建人，胰头癌，4 cm×4 cm，没做手术，20年前找您看病的，一直吃您的中药和埃克信，2年前检查胰头癌消失了！医院里的医生都不敢相信自己的眼睛，刚刚家属给我打电话聊了一会……"

其实，何裕民教授清晰地记得林先生，他因为无法手术而找来，本身是茶农，前后几年间他还不断寄茶叶给何教授，好在当时家属没有完全挑明他的病情及危险性，故优哉游哉地过着，五六年后逐渐减少了联系。

另一位是副国级领导人，2009年因为过劳而确诊为胰腺癌（胰头）伴后腹膜淋巴转移，术前就找到何裕民教授，手术后化疗4次，没法承受，作罢，一心认真中医药治疗，他于2020年仲夏发来一条短信，内容如下：

"尊敬的何老师，晚上好！前几天经医院全面检查，身体一切均正常，这与您的关心和精心调理是分不开的！对您表示衷心感谢！我中药已服10年多，是否可以暂停一段时间，择机再请您看一看，请酌。祝您夏安！某某某叩上"

何裕民教授的回复：

"某某领导，可以的，您可以先停一段时间，下半年我来京再来看您……"

胰腺癌虽很难治，但若智慧地应对，采取综合手段，且持之以恒，不难取得最后成功。

（四）肝癌，已退居"次席"，可更从容地应对

40 年前人们谈肝癌而色变。多数肝癌患者，一旦确诊，往往就是 3～6 个月的生存期。有些高年资的医师甚至当着患者面这样直白了说："你的生存期就是 3～6 个月。"然而，时过境迁，因为治疗方法很多，应对手段明确，若分类明晰，效果清晰可期，故现在肝癌已不那么可怕了。

且用具体数字说明之：何裕民教授的 2018 级博士生赵若琳，现工作于第二军医大学，她在博士论文研究中借助统计分析表明：临床 413 例肝癌患者，平均生存期 110 个月，中位生存期 75 个月；1 年、3 年、5 年生存率分别为 83.8％、63.3％和 50.2％；换句话说，这类患者平均可以活 9 年。其中，手术加中医药组的患者，平均生存期为 128 个月（平均可以活 10 年8 个月），中位生存期为 92 个月。而在纯中医药组（其肝癌患者都以晚期为主，不能接受手术、化/放疗的，可能部分会配合靶向等治疗的），患者平均生存期为 77.56 个月，1 年生存率达到 97.30％；即平均可以活六年半！可见，肝癌已经不再是癌中之王了，它"退位了"[①]，人们可以更从容地应对它了。

也许，同样需要案例来说明。何裕民教授在《癌症只是慢性病》书中最后附了一个案例，题目是"我能结婚吗"，讲的是

---

① 赵若琳：《灵芝复合物对肝癌的作用机制研究》，博士学位论文，上海中医药大学，2018。

何裕民教授义子、深圳林栋的故事：

26 岁的小林是广东人，2003 年 3 月被确诊为原发性晚期肝癌，已无手术指征。做过一次经导管动脉栓塞化疗，反应太大，黄疸、高热，不能再做，其他措施都不宜。正巧何裕民教授在广东巡诊，当小林出现时，所有年长的患者都给虚弱不堪的他让座，当时，他情绪极其低落。其父亲在身边哀求，不惜任何代价，要救救他，遂超剂量地使用中医药及抑瘤制剂，并保持联系。几个月后复查，提示病情渐趋稳定；一年后肿瘤明显缩小，其父遂提议认何裕民教授为义父。几年后，小林提出想结婚，何应允了。2007 年 2 月 14 号，小林短信告知，"干爹，我和女友在昨天下午去婚姻登记处登记了。谢谢您多年的照顾！"2011 年 7 月 10 号，小林短信：喜得贵子。何裕民教授大喜过望，在博客发贺信："义子林栋先生昨晚喜得贵子，6 斤 9 两重，乳名薯仔。"（节录自《癌症只是慢性病》）

整整 19 年过去了，现在小林有两个孩子，一切都好，三代平安。

徐州的李某，2008 年 38 岁时确诊为肝硬化、肝癌，右肝做了手术，术后做过一次介入，反应很大，没法承受，遂一直在何裕民教授处以中医药纠治。他右肝切缘处始终有活性灶，原本有慢性肝炎、肝硬化史；13 年间，经中医药调整，慢性肝炎/肝硬化控制良好。偶尔局部活性灶可疑活动时，借消融方法控制，很快渡过难关。几年前，他与夫人一起来找何裕民教授商量，想再要一个孩子。何裕民教授极力推荐生二胎，李某很快如愿以偿，他现在已 50 岁，全家其乐融融。一旦有何教授外地巡诊讯息，他会不远千里，成都、太原、石家庄到处跑，不邀而去，一则去旅游，看看世界；二则想借机会多复诊一次，见见何教授。因为在上海门诊，患者太多了，能够静下来与教授聊天交流的机会几乎没有……

的确，肝癌的新疗法很多，包括手术、介入、放疗（有很多种）、消融（也有多种），还有放射粒子、靶向药物，免疫疗法等，再加上中医药，正是这些疗法，大大提升了肝癌的治疗效果。然而，临床上更多的肝癌患者可能由于方法选择不当，却早早告别了社会。因此，治法众多，尤其需要智慧，要学会择善而从。

在我们看来，肝癌的应对需重视以下几点：

（1）肝癌（特别是胆管/胆道癌、原发性肝细胞癌、神经内分泌癌等）都有一些背景性病理因素需特别注重。如原发性肝细胞癌，往往有慢性肝炎史，常伴有肝硬化，肝的质地差；有些患者还有抽烟/酗酒史；胆管/胆道癌的患者很可能有长期胆道慢性炎症，且情绪焦躁，易激惹等；因此，首先需区分什么类型，包括个性特点，这非常重要。

（2）强调能手术的，尽可能争取手术；不能手术的，则不用太勉强。前面讲的两个案例，都是手术失败的。

（3）靶向药物要适可而止，有针对性的，可以用，但剂量一定要掌控适当，最好有经验的医师来调控，而不是按照说明书，不管胖瘦高矮，一概而论，这充满了经验及智慧。

（4）介入，曾是20～30年前治肝癌的主要方法，但现在须谨慎；尤其是多次介入后；因为介入有短期效果的同时，对肝质地本身伤损很大；且往往当事人难以承受；可能同时会加重肝硬化，肝硬化又会导致新的癌变。因为大家知道：肝癌有三部曲——炎症、硬化、癌变。其实，肝癌患者的保肝非常重要，生活优化也非常重要。

（5）鉴此，肝癌中医药调整是非常有价值的，因为治疗方法很多，很多方法治疗同时会伤肝，故要特别强调。但在这种情况下，中医药也是大有讲究的，动不动以毒攻毒，大量有毒中药是禁忌。

（6）不是匆匆忙忙的十八般武艺都上去，各种方法都上去只会导致问题复杂化；须知，大多数治疗药物最终都要经过肝脏代谢，可能短期内能控制症状，但却会加重肝的损伤，得不偿失。须知，治疗方法往往是双刃剑，学会从容一点，有选择地应用，这才是最关键，也是最能体现出智慧的。

肝癌，今天的治疗方法众多，合理运用，大都可以走出困境。因此，建议人们择善而从，有选择、有评估地从容应对，且需巧妙掌握剂量。治疗方法不在于多，或者是否新方法，或者价格之高或低；而在于是否适合该对象，是否损伤最小、长期利益最大化。而这些过程中，配合中医药调整及控制肿瘤，加上调控情绪，生活方式优化等，都是始终需要贯彻的。

（五）其他进展性占主导的癌症简述

进展性占主导的其他癌症还有不少，我们将在《叙事肿瘤学》分册中一一分析。在此，仅简单提及肠癌和卵巢癌。何以提及这两者，是因为前者越来越常见，后者是相对难治且严重困扰女性同胞的癌症。

肠癌（不管是升结肠/横结肠癌、乙状结肠癌、直肠癌）都相对比较好治疗（下端的肛管癌稍微难治些）。当然，不同部位的肠癌，性质不尽相同。对此，我们在《生了肠癌，怎么吃》中，已详细做过介绍（可参阅之）。总体上肠癌的治疗，如患者自身能够积极配合严密观察的话，应该是不难控制的。我们对肠癌（包括晚期肠癌）的治疗，颇有心得体会。前述 93 岁升结肠癌老太，拒绝创伤性治疗，仅以保守的中医药，一直活到107 岁时谢世，可以为证。

其实，我们临床上，许多肠癌患者（包括晚期肠癌、肠癌肝/肺转移，甚至骨转移），如果能很好治疗调整，包括及时做手术，哪怕是姑息性手术，配合中西医药跟进，都可以控制得很好。

如江苏如东有位患者，孙某，30多岁时肠癌肝转移，肝内当时有七八个病灶，一开始就配合中医药，化疗后借姑息性手术，看得见的肝内病灶拿掉了，那是20世纪末的事，当时还没有靶向药物概念，就以中医药为主，坚持了七八年，完全康复了。现在20多年了，还在做水产批发生意。

山东日照市有位三甲医院院长，肠癌多发性肺转移，化疗等无效，协和医院的某西医主任已判其"死刑"了，但他自己懂中医，在何裕民教授处用大剂量的中医药及抑制癌制剂，现10年过去了，一切恢复良好。不经介绍，站在你面前，谁都无法想象他曾是被判"死刑"者。因此，总体上，肠癌治疗并不太困难。

肠癌治疗应强调：

（1）能手术，尽可能手术；手术完了，如有转移可疑的，要做一些化疗；如是很单纯的肠癌，那化疗就不一定有必要；但是在直肠下端的癌（如直肠癌/肛管癌等），还是建议做些化疗（包括放疗）为宜；因为这些地方血管众多，血流丰富，比较容易转移。

（2）手术/化疗后要严密观察，因为肠癌手术完了，哪怕是很早期的。半年、一年、两年内出现远处转移的情况并不少见。一种理论解释是，当肠癌病灶存在的时候，会产生大量抗体，抗体可以抑制远处转移灶。一旦病灶拿掉后，抗原消失了，抗体就大幅度降低，远处病灶可能会蠢蠢欲动，自我抑制能力低，转移灶就开始活跃了。因此，手术/化疗后不是大功告成，而是需要严密观察；两三年内没有新的病灶萌动，才可以说安全了。

（3）肠癌患者必须长期调控饮食，特别是我们强调的增加果蔬之类，多吃膳食粗纤维。因为肠癌很多是由腺瘤及息肉转变过来的，很多人就是因为以前蔬菜水果吃少了，肉类吃多了引发的。

（4）肠道的调整，是个漫长的过程，如果不注意膳食结构，那非常麻烦；与此同时，肠癌患者因手术扰动了腹腔内的肠子，因此，要防范腹部受凉，饮食不当，包括过硬的、黏腻之物，以免诱发肠梗阻。总之，肠癌的控制并不困难，但需要综合调整。

卵巢癌虽然在女性癌症中发病率并非是最高的，但死亡率却很高。它本身发展比较缓慢，但像牛皮糖一样的，很缠绵黏腻，一不小心，容易复发；复发初期还能借助化疗等控制，后期就麻烦了。我们见过化疗了近百次的，最终还是死于化疗的患者。因此，卵巢癌的最终控制，靠化疗等肯定是不行的，主要靠中医药等。早在20世纪90年代，我们当时就和西医资深大夫合作，中西医结合，西医资深专家就提出此病要靠"大中医，小化疗"！平素以中医药控制为主；实在不行了，指标飙升了，或者症状明显了，再用用化疗，救救急。故在《癌症只是慢性病》书中，我们就总结了这个规律。而且，主要就是针对卵巢癌而言的。

有一本书，书名《被癌症盯上的11种女人》，作者就是卵巢癌患者，属"透明细胞"类型的卵巢癌，确诊后第一时间找到何裕民教授，在何裕民教授的指导下，做了治疗，虽有淋巴转移，术后化疗也没给她多用；很快，康复得很好。我们的观点她很受用，故康复后整理何教授的言行，写成了上书，以激励妇女姐妹们。该书影响颇大，妇女姐妹们可以找来看看，开卷有益，防范及治疗都会有收益。

卵巢癌患者有的时候很是认真、纠结。因此，学会宽松点，学会从容些，非常重要。还有一位研究生的母亲，患的是晚期卵巢癌，因为不知情，只是相信女儿转述的：是太辛苦引起的臌胀，用中医药调整，可以改善。遂稀里糊涂，快快乐乐，确诊后活了八年多。因此，卵巢癌的治疗，强调"大中医，小化疗"是很有智慧的。而且，此病涉及多个环节，饮食、情绪、劳累、睡眠等，故一般情况下，应以综合调整为主。

近20～30年来，我们门诊遇到的缠绵而难治性卵巢癌患者非常多，不下几百例。所谓缠绵而难治性卵巢癌，指第一时间手术/化疗没控制住，可能也没跟上相应的中医药调整，治疗结束1～2年后再次复发。然后，就进入了无休止的化疗过程。有的最长的化疗了60余次，遂有卵巢癌"生命不息，化疗不止"之说。陷入这状态的患者，十分尴尬：再化疗，身体受不了；不化疗，很快会指标反弹；最后，直到身体（或血常规）不支持化疗；有的可能会加用靶向药物，但遗憾的是，许多人，靶向药物也很快耐药。对这种情况，我们称为缠绵而难治性卵巢癌。且病理上往往是浆液性囊腺癌居多，很多晚期卵巢患者就陷入这种尴尬境地。对此，尤其需要智慧及耐心，稳妥推进，而不可盲目地一次次化疗、使用靶向药物等。

前已述及，此癌有一定特点：其性质缠绵，并非难以控制：早期化疗常有效，但易反复复发；且其来势一般不是很凶猛，只是化疗次数越多，后面越难控制……按通常的做法，指标高了只知道化疗，那化疗永无终点，只能活着就要化疗，最终都先后死于化疗。但换换思路，拉长化疗间歇时间，同时努力消解可能影响癌症进展的因素，包括饮食、睡眠、性格、处事方式等，釜底抽薪，自有可能走出化疗囚徒困境……因此，我们倡导卵巢癌患者若进入缠绵而难治性状态时，不妨不以指标为参照，而重点考虑患者自我症状，尽可能减少化疗次数，尽可能加强中医药等综合调控；只是到了腹部有不舒服症状时，再补行几次化疗，平素则以中医药调整为主，就像前面列举的余女士那样。这就是"大中医，小化疗"之意。

2018年4月初，新疆克拉玛依的谢姓女子求治，她手术3年了，化疗了近20次，最近指标又高了，无奈中找到上海开刀医师，准备再次化疗。可惜指标不支持化疗，人很消瘦，脸色苍白，原准备给她化疗的上海肿瘤医师考虑如此尴尬境地，指标又高达 500 多，腹胀厉害了，遂推荐至何裕民教授处，请中医药支持。那天门诊正好有类似尴尬的好几位卵巢癌患者，有几位已经恢复得不错。遂建议她们相互间多交流，老患者帮帮新病人。至于对策，先控制腹水及腹胀等症状，提升体力，别的暂时先不管。她已在上海近郊租了房，便于复查和定期复诊，并以温和且综合的方式，中西医结合纠治，加上生活方式调整。此女原来是财务出身，个性很纠结，对她特别强调"别烦，睡好"，需要时不妨用用安眠剂、利尿剂之类。就这样，1 个月后指标虽仍有上升，但幅度不大，腹胀、失眠状况有所改善，精神状态有提升；两个月过去了，指标已稳定，临床症状明显改善，遂信心倍增……就这样，3 年多过去了，指标已稳定在 30～40，脸色红润，血指标都还满意，体重还长了几斤；对此结果，她与化疗医师都很高兴，几年后总算病情稳定下来了，且效果远比化疗等要理想。

正是理性态度，加智慧应对，帮助她走出了卵巢癌缠绵而难治性的困境。

三、惰性癌十分多见，不妨严密追踪后再说

临床上，惰性癌的情况十分常见。而惰性癌的深入研究，又使人们对癌的认识得到了进一步升华。2013 年，奥巴马时期的美国白宫医学专家团提出需要对癌症重新进行定义！其含义也十分明确[1]。故对惰性癌怎么办？需要好好思考。其实，面对惰性癌可能，先追踪观察，别动不动创伤性治疗，也是重要且积极的医疗应对措施。须知，学会观察，应该成为临床医师

① LAURA J，ESSERMAN，IAN M，et al. Overdiagnosis and overtreatment in cancer：an opportunity for improvement [J]. JAMA，2013，310（8）：797 - 798.

的一门基本功。

（一）肾透明细胞癌，不妨先保守治疗，随机应变

临床发现肾癌患者很多，肾癌患者中很多就属惰性的。我们早在 2010 年前后的北京卫视《养生堂》节目中，就明确强调：相比较其他近 20 种癌，肾癌的中医药治疗效果更好。而之所以中医药治疗效果很好，是因为实际上肾癌大都属惰性的。这是我们数十年临床经验的总结。临床上，以保守治疗控制肾癌（包括肾癌有肝转移的），我们纠治了数十例，效果均不错！有的患者即使有所发展了以后，再配合靶向药物等，都能很好地控制住病情。

我们试以一位患肾透明细胞癌的 10 年诊疗经历，举例说明：

患者 66 岁时（2011 年底）确诊肾癌，因为种种因素，没法选择手术，也不愿意试用微创及靶向药物等，就纯以中医药，配合生活方式调整，没有任何不适地一直生活着。2021 年 6 月，他确诊已九年半了。有感而发，亲笔写了一封长信，信中坦承：通过中医药综合调整，虽肿瘤稍有增大，但总体效果极佳，全身状态非常棒，各方面都得到改善。

相伴九年，与癌共存

九年多前体检，发现我左肾长个 4 cm×5 cm 的肿瘤，被多家医院确诊为恶性的肾透明细胞癌。经权衡利弊，与家人商定放弃手术。找中医师保守治疗，同时请西医定期做 B 超和 CT 监测。九年半中，我没吃一片西药，完全中医治疗，现在肿瘤长到 7 cm×8 cm，中西医都认为还算稳定。这九年多，我的生活依然正常，生活质量不错，身体状态与健康人差不多。

这首先得益于我选对了医院，选对了医生。我先是在北京诚敬堂中医诊所看彭鑫中医博士一年整，2013 年至今看上海何

裕民中医教授八年，这八年我从一而医，没再换过医生。幸运的是我结识了彭鑫博士和何教授，他们都给了我不少的教益。人的一生也要注意从疾病中学习。我看了彭鑫博士两本书，何教授五本书，加之他们的治疗，我觉得我选择中医治我的癌症是选对了。九年多的治疗实践，我深感他们继承发扬祖国医学的大医精诚，仁医仁术。何教授治病是从你身体的整体入手。他告诉我癌症并不可怕，只是慢性病，他帮我从性格上找原因，从精神上开导，从生活方式上指导。他一句"你不要怕，我有一个同样患肾癌的南京人现在已经十年了，控制得很好"，这给了我很大的信心。

何教授看病也看人，治病也治心，耐心与患者交流，圆桌看诊给患者之间相互激励创造条件，增强了患者抗病的信心。他一句暖心的话温热了多少患者冰冷的心，让多少患者从失望绝望中看到了希望！包括我在内的很多患者经他治疗病情或稳定或好转，都恢复了生机活力。从他身上我看到了高尚的医德，精湛的医术，从中感受到了温暖的医疗事业！

治病不仅要靠医生，还要靠自己。"求人不如求诸己，自己肯时无不成。"得了病必须反求诸己，从自身上找原因。两位医生从如何建立良好的生活方式上和运动方式上给了我很多指导。我过去酒喝得多，肉吃得多，"口福"中生出好几种病。这九年，我戒了酒，饮食以蔬菜为主，红肉类吃得很少，坚持喝酸奶，喝绿茶，加之科学运动，体重降了二十多斤，什么血脂血糖血压肿瘤都得到了较好的控制。

靠自己，根本是要有个好心态。生命诚可贵，生命是过一分就少一分，不断在缩减当中，所谓岁月不留人呐！那就要活好每一天，跳出癌病的阴影去寻享受，去找乐子，万不可在忧伤中自暴自弃！我现在每年都会离家几次外出游玩，每周末去逛一次地摊看热闹，顺手淘件喜欢的小物件玩玩，这几年又写些小文章在报刊上发表。既然有不少癌友旅游能把肿瘤旅游没了，种地把肿瘤种没了，我们为什么不能把肿瘤玩没了？

另外，找到一个适合自己的治疗方法和好的大夫就要坚持下去。有一位一直关注我病情的泌尿外科主任，在前几年每年都提醒我手术不能再拖了，防止瘤子突然爆发。我很感激他。但我说，癌症既然是慢性病，那我何不以慢制慢，让体内保持甚至增强免疫力，以较好的生活质量去享受人生呢？他说他还没见过像我这么大胆的，肿瘤长这么大了还不手术！我说我不是傻大胆，我的胆子来自于对中医药、对何教授的相信，来自于对自己抵抗力的信心，来自于对健康生活的向往！现在他看到过了七八年我还挺好的，说了一句感慨的话，他说，看来我们对祖国医学（中医）是得重新认识了！是啊！如果中医和西医能够"各美其美，美人之美，美美与共"，这是中国医学多么巨大的力量啊！

达人知命。既然病了，就要安于命运，学会忘病。我带瘤生存已九年多了，我想如果能再带瘤生存九年，那时我就八十四岁了。过去说"七十三，八十四，阎王不叫自己去"，但时代不同了，我们生活在如此美好的新时代，这个说法会改变的，也可能到了八十四岁，甚至再多几年也不会去了！

二〇二一年六月十六日

（二）症状不明显的膀胱癌，也可以先姑息治疗

前已述及，膀胱癌也很常见，膀胱癌大多数恶性程度很低、比较容易控制，但易反复发作。或者说，属惰性癌。

上海市第六人民医院某领导，确诊膀胱癌晚期，会诊多次结论一致，须膀胱全切后再化疗。他不想成为废人，希望保住膀胱。他找到何裕民教授，明确提出他的保守治疗要求，鉴于他临床没有什么不适症状，且求治心切，遂答应试试看，建议

定期复查（3个月一复查），且以创伤性小的B超检查为主，因为该院超声检查是强项；同时疏以大剂量清热解毒，清利膀胱之剂，嘱其多喝水，忌辛辣……治疗两年多，最近系统检查，结果膀胱内病灶消失了，膀胱壁光滑了，提示已完全正常，膀胱保住了，且免除了"阉割"之苦。他现逢人就说"你们别小看了中医药"，包括积极鼓励自己医院的医师，需重新认识中医药的重要价值。

上海市某20世纪30年代出生的老领导，8年前见尿血，一查，尿残渣有移行细胞癌，一时没法确定具体来源，但膀胱或输尿管来源的移行细胞癌是确凿无疑的。当时保健医师及家庭内意见不一，分成两派：一派建议深入探查，查明确切部位后，进行手术；一派则主张保守治疗。他选择了后者，因为当时已80岁了，不想吃苦，不想折腾，更何况他女儿早年是死于乳腺癌化疗控制不住的。遂找到了何裕民教授，纯粹以中医药治疗，约1年多时间，血尿完全消退；2年多时间后，尿残渣正常，未再发现有脱落的移行细胞癌。现在8年了，一切都很好，没有什么不适。

（三）踢除重疾保险范畴的"甲状腺癌"，优哉游哉更合理

临床上，甲状腺癌的发生率很高，特别是在中青年女性和沿海城市的白领中。甚至有资料表明，沿海城市的中青年女性中，甲状腺结节的发病率超过70％～80％，可能其中的60％～70％甲状腺结节中带有部分癌变性质。何裕民教授临床常戏说：如凡甲状腺结节和癌肿动不动都要开刀的话，那么，也许三分之二的中青年女性都应该装个"肉项链"（指颈部因手术后留下的瘢痕）。显然，无此必要！大家知道，其实，即便是甲状腺癌，也已被剔出了重疾保险范畴。换句话说，其恶性程度不高，通常没有致命性伤害。深入研究表明：甲状腺癌中惰性比例极

高，90％以上的甲状腺癌是低度恶性的、惰性的。因此，动不动就手术治疗，并不利于患者的长期生存。40 余年肿瘤临床，我们已免除了成百上千例甲状腺的手术之焦虑及操作，包括一些亲属好友。

当然，也有例外，甲状腺结节（癌变可疑）者中，只有那些有髓样癌高度可疑者——其往往表现为甲状腺肿块同时，降钙素及癌胚抗原等都异常（升高）者，需要考虑手术。而在中国，髓样癌占整个甲状腺癌的比例为 2％～3％，且髓样癌大都有家族史、遗传史等。即便是髓样癌，借助中医药也能控制得不错。因此，面对甲状腺癌，积极观察可能是最有智慧的。

在此，想讲一个典型且有趣的案例：

上海虹口区有位著名的女企业家郎总，是何裕民教授近 30 年的老朋友。她是从事箱包合资企业的，企业做得很大。前面说的日本胰腺癌患者水谷照彦，就是 20 世纪 90 年代末通过郎总介绍找何裕民教授诊疗的。10 多年前的一天，她突然唐突造访，来到何裕民教授诊室里（一般老朋友之间都事先电话预约）。脖子上还鲜明地画了几道紫红色的杠杠，作为标记。只见她焦躁地说："我突然想起来了，应该找找您！他们来看我，提醒我术前应该先找找您……"

原来，她查出甲状腺癌了，已住进医院，安排第二天手术，术区标记也做好，一切具备，就等着第二天上午上手术台了。有朋友造访，提醒她："你和何教授很熟，不妨手术前去找找何教授，是不是一定要开？"因为她虽已做好双侧甲状腺切除术的心理准备，但心里还是在捣鼓，于心不甘，言谈中免不得与朋友唠叨，朋友的一席话提醒她。"对啊，为什么不找何教授看看，没错的！"郎总是个极度爽快麻利的人，说干就干，转身即下床，离开医院，直奔门诊部，那天正好何裕民教授门诊。她开门见山，问："您看看，我这个需要不需要手术，有没有办法免除这一刀……"何裕民教授对她十分了解，看了所有检查资料，并做了触诊检查后，建议她暂时先别动，给了她内服及外敷用药，包括甲状腺贴等，以及生活饮食指导，建议她三四个月后B超复查。不到3个月，她就去复查了，甲状腺肿块有缩小，其他没有变化（她本身就没有特殊症状），又3个月，复查一切皆好。医师纳闷了，说："你现在不需要手术了……"现10多年过去了，一切均好。

作为后话，她的亲戚朋友，包括姐妹及侄女，以及同事朋友等，受她影响，甲状腺有点问题的，都以类同方法，保守解决，前后不下十来人，效果都不错。特别是她的侄孙女，20来岁，在英国念书，甲状腺肿大，已有明显感觉，触诊可见巨大囊性包块，吞咽也有异常……已预约了择期手术。家长怕，本人也不愿意，见姑奶奶如此效果，也坚持希望保守治疗为主。因为长期在外读书，内服汤剂是不现实的，则用变通方法，半年复诊一次，以针对性的特制丸药为主，特别强调生活方式调摄，辅以外用之剂，也得到了很好的控制。几年下来，囊性包块明显变小了，不适感消除了。近期已回到国内，找到了称心的工作。

偏爱手术者常常会说，甲状腺手术创伤不大，术后服用优甲乐也没有副作用。果真如此吗？其实不然。好好的人，一般都不愿意挨一刀；而且甲状腺手术复发率很高；再者，优甲乐真的没有副作用吗？至少我们有多例因为长期服用大剂量优甲乐，导致肾衰竭的。因此，对于此病，优哉游哉也许是最聪明的，观察追踪很重要，手术等需慎之又慎；而且，普及相关知识，大家不再恐惧是必要的。

（四）惰性淋巴瘤：控制炎症，防范持续疲劳，胜过创伤性干预

这些年来，淋巴瘤的发病率直线上升；而且淋巴瘤比较复

杂，有很多类型，像 T 细胞、B 细胞瘤等，还有多种不同亚型；一般的人很难完全弄清楚。前已述及，人们最早是在淋巴瘤中确定存在着惰性癌的。而淋巴瘤中，属惰性的不在少数。对此，一旦淋巴瘤有可疑，做个活检，明确一下性质，是不难的；而且是必要的。

就我们看来，淋巴瘤的发病机制主要有两大方面：①是持续的慢性疲劳，一般持续两三个月以上的慢性疲劳；②是反复发作的慢性炎症。

它好发生在中老年人身上。因为这个年龄的人，体力有下降，免疫系统出现了疲惫现象。一旦中老年人发现比较累，同时扪及某些部位淋巴肿大或者结节什么的，首先须明确一下性质，包括做个组织活检等。如果明确为惰性淋巴瘤，建议完全可以以观察为主，或配合一些中医药的保守调整，不一定大动干戈，行创伤性治疗等，这才是聪明的。如果淋巴瘤有进展，哪怕是惰性的，配合小剂量用用化疗等，效果也是不错的。

临床上，我们诊治而成功活着的淋巴瘤患者很多。因为淋巴瘤是体内免疫系统被异常激活之故。而免疫系统对生命维持来说，又是至关重要的。故淋巴瘤不管是惰性的，还是恶性程度高的，都只求控制，平息其"亢进"反应；而不求其根治，因为做不到根治（根治，类似于完全"失活"）；淋巴系统"失活"，其后果是不堪想象的。因此，规避持续慢性疲劳；注意改善体内慢性炎症状态；好好借中医药调整调整，消除或控制慢性炎症；平素善于自我调节情绪，不要太烦恼等，都对淋巴瘤的巩固疗效、维持健康状态很有帮助。而不注意调控这些，即使拼命地进行创伤性治疗，也往往是功亏一篑，劳而无效的。

（五）"沉默"的前列腺癌，少创伤性治疗可能更好

前列腺癌被看成是中老年男性的"伴侣"。其实，有研究表明：甚至早在 20 多岁的男性中也发现有前列腺癌的痕迹，故是

男性的常见癌症。

尽管前列腺癌中有少数其恶性程度很高，且对于这些癌，临床上几乎用尽各种疗法都罔效；但好在大多数前列腺癌是"沉默"羔羊，比较温顺，属恶性程度低的惰性癌。相关研究表明：前列腺癌中属惰性的，占了90％以上。因此，前列腺癌动不动就开刀或化放疗等创伤性治疗，特别对高龄老人来说，往往是不太人道，且不很合理，长期效果欠佳的。

遗憾的是，多数人并不知道自己的前列腺癌属低度恶性，还是高度恶性；因此，多数人宁可错杀，也不愿放过，以至于造成普遍的治疗过度现象。如何掌握这个度，有几招可助破解：

（1）如果没有特别症状，无须特别在意。

（2）若出现特异性症状，则须引起重视：如表现为小便淋漓不尽，夜尿频繁，或局部疼痛，特别是骨头、关节等固定点的疼痛，那是需要特别干预的；这时，可以做直肠肛门检查，同时配合血液PSA（前列腺特异性抗原）；如果两者里有一则异常者，需要进一步干预：①65岁以下者，全身情况可以，可考虑手术切除，并配合内分泌治疗。②65岁以上，本人意愿不强烈的，可以先内分泌治疗，同时配合中医药调整。

（3）内分泌治疗如能够配合中医药，效果往往更好。此时，内分泌应适可而止；一旦指标达到正常值，巩固2个月后可以减量，甚或撤去；一旦指标再次反弹，则可再次运用内分泌治疗。但必须防范一竿子用到底，一直用到耐药为止。一旦内分泌耐药，徒增后续治疗困难。

（4）至于放疗化疗，对前列腺癌患者来说，须慎之又慎。

（5）前列腺癌动不动就开刀的，往往会造成被动及复杂化，甚至引发严重后果。

门诊有个典型案例：

韩姓，是位转业军人，转到地方任上海青浦某级领导，他的一位同事兼战友于 20 世纪末确诊为肠癌，一直在何裕民教授处调理，康复得很好，成为何教授的好朋友。当韩姓患者发现是早期前列腺癌时，虽无任何症状，却被吓得不轻，遂找到战友，由战友引荐到何裕民教授处求治。何裕民教授诊疗后，考虑他尽管 PSA（前列腺特异性抗原）偏高，但没有任何不适及特异性症状，故建议他保守治疗为主。他自己也更愿意保守治疗，很快应允了。但此后没了下文。

过了 3 个月，他哭丧着脸，又来找何裕民教授了。原来，第一次求诊时他夫人在旁边，没有吱声。夫人回去后强烈要求他尽快手术。作为地方官员，找到上海治前列腺癌最好的医院，很快就做手术了。手术后问题来了：先是小便困难，癃闭严重，无奈之中，接着做了放疗；结果，放疗做不下去，只能停止……此时，他痛苦万分，说每周必须去医院两次，一次通前面（尿道）；一次通后面（肛门），时时小便淋漓不尽，大便没法自行排出，苦不堪言，真是生不如死……对此，何裕民教授苦笑了笑，看看韩某旁边尴尬地站着的老婆，答应用中医药内服外敷，综合调整，试试看……结果，约 3 个月，症状明显改善；半年后他可以自行驾车前来求治。现整整 15 年过去了，人虽老了，80 岁了，但能独自正常生活，没任何不舒服。一年半载来看看，复诊一下，也已成为何裕民教授的好朋友。

这类案例太多了。毕竟，前列腺癌是高发癌，随着老龄化社会的到来，还可能直线上升。但是不是都需要急吼吼地去做创伤性干预，却是需认真思索的。

也许，对"沉默"而没有临床症状的前列腺癌，少创伤性治疗可能是更好的，也是最聪明的治法。那种动不动就采取手术、化放疗等所谓根治性措施，也许是最傻而最不合理的，既赔了夫人，又折了兵，且长期预后并不见得好。

四、吃不准的，先试试最保险的治疗，不断加以优化调整

临床上，许多患者具体病理吃不准，且病情较危急，有的没法明确性质，但症状严重，一时难以下手；而不处理则有违医道。此时该怎么办？此时，往往患者可能征询过多方面意见，获悉了多种或然性建议——能手术的不用说会争取手术；但更多的失去了手术可能；或然性建议中常包括化疗、放疗等各种创伤性措施……怎么办？此时患者往往焦躁不安！在我们看来，这时候最需要经验及智慧。按照我们的经验：根据病情严重程度及最可能的性质类型，建议他先选用最保守、成功概率最高的疗法试试，同时配合采取综合措施，不断追踪优化，或许可以柳暗花明，走出困境。

试举两个案例说明之：

何裕民教授有个原先不相识的老乡，程姓，50 岁左右，一直身体不错。2019 年 5 月间突感肚子胀，小便不利，还发现阴囊里冒出一大硬块，系统检查，确定腹腔内有巨大肿块，且裹住了左肾，并向下陷入阴囊……当时众人都傻眼了，这么巨大的腹腔肿块，直到掉入阴囊才察觉？这也太离奇了吧！可能是因为他反应比较迟钝，等发现时，左肾输尿管也被压迫了，肾功能受影响，肚子很大，手术没法做，活检也做不了……情况非常尴尬。无奈中，患者奔走了省城多家大医院，都没法给出治疗建议。因为此时直接做手术不可能（陷入阴囊了，拿不出来），化疗不敢做（肾功能受损），放疗不会有效……怎么办？他慕老乡何教授之名，千里迢迢前来求救，寻找思路和治法。按照何教授经验，其患的最大可能性是肉瘤，但属于哪种肉瘤？却吃不准。临床检查发现，整个腹部鼓胀膨隆厉害，已下坠，不借助手术，肯定解决不了；直接手术开不干净（当时没有外科大夫愿意开）……那么，能不能试试用稳妥方法，先帮他缩小一点呢？医患沟通后，在无可奈何中，对方只能接受。遂给

他明确建议：中医药内服全身调整；重用外敷药，且加大剂量及外敷范围；并让他配合服小剂量安罗替尼（8 mg/d，服 2 周停 1 周）；同时建议他尽快找到好的外科大夫，做好准备，一旦有缩小趋势，有手术可能，则尽快做减压姑息手术……结果，他幸运得很，用了两个疗程（一个半月）中西药物后，肿块明显缩小，已回缩到腹腔，遂做了手术，开出来的肿块 18 千克，巨大肉瘤。病理报告提示：脂肪肉瘤，恶性，肿瘤包块完整。此后无须其他疗法，剔除安罗替尼等，继续仅用中医药这套稳妥之法，调整巩固。现已两年多了，他各方面情况都很好，正在继续纯用中医药维持着，且配合饮食疗法加以改善，可以说，已接近临床痊愈。

何裕民教授有个东北的研究生，21 世纪初就读于他的门下，后回东北工作。2011 年前后突然来电告知其母亲病了，肚子胀，厌食，有腹水，何教授建议做个系统检查。在北京协和医院确诊为晚期癌症，疑腹腔癌，腹壁多处病灶，原发灶来源不清，肝包膜有阴影，提示有肝脏转移可能，血液检测提示 CA125、CA19-9 都很高，手术已没有可能性。当时，其母亲 70 岁左右，肥胖，伴有冠心病、高血压等多种基础病。该研究生曾随诊何裕民教授多年，毕业后又临床工作多年，深知此病之难治。所以，在北京明确诊断后，并没告诉母亲生了什么病（她母亲文化水平不高），只是说你生的是臌胀，老师说是因为太累引起的，就把她带回到了东北。在电话里和何裕民教授商量后，就单纯以中医药方法治疗为主。因为当时她母亲腹胀厉害，肚子胀，吃东西都困难，遂以外敷为主，加上内服中药，配上中医药抗癌制剂，并短期内用过一些利尿剂。约 2 个月后，其母腹部胀痛有改善，消瘦也有改进；半年后症状基本消失，而后断断续续中医药治疗，辨证论治为主，且一直未让患者知道实际情况，以这个方式一直维持了 8 年左右，新冠肺炎疫情前（2020 年）刚刚去世，死于心脏病发作，享年近 80 岁。在东北农村，也算是尽享天年了。其实，当时师生俩都认定其母应该是卵巢来源的癌症，很可能是浆液性的腺癌之类，此癌进展不快，好在患者症状控制后，因不知情，所以能够借助中医为主的方法，仅偶尔配合一些利尿剂，就让她高质量地活了八年余，也不能不算是个奇迹。

因此，我们认为：对一时吃不准的，或疑难杂症等，可先试试最保险的方法治疗，且不断地优化调整，这也许是最聪明、最充满智慧的对策之一。

上述两个案例虽没有典范意义，却也说明一个问题：临床上对那些疑难肿瘤，或一时吃不准的，这时更重要的不是选择所谓最先进而有创伤、有风险的疗法，而是开动脑筋，先选择最安全、最保险，也许能够解决问题的疗法；不管能不能改善，后续积极跟进，不断优化调整，在探索中找到最佳方案。这才是充满智慧的应对之策，也是临床上的最优选择。

————— • 第三节 • —————

治疗方法的选择中充满着智慧

中医学素有"医者，艺也"之说。在主编全国中医院校大学统编教材中，何裕民教授还延伸性地提出中医学不但是一门技巧、技艺，而且是一门"增添快乐的技艺"（《中医学导论》）。"中医学的目的指向很明确，祛除病家痛苦，增进其健康，尽可能地增添其快乐，提高其生存质量。以此拓展了古代医师所强调的"医者，意也""医者，艺也"之旨趣，强调临床还需考虑增人乐趣，增加快乐感等。

上述观点在肿瘤患者中，尤其显得重要。这是因为癌症给患者带来了多重病痛，患者不仅经受着癌症的心理折磨，而且还有濒死恐惧、悲伤等心灵煎熬，治疗方法带来的创伤及痛苦，以及对许多事宜割舍不了的悲哀，再加上手术、放化疗本身都有后续性伤害及不适等。因此，在癌症的智慧治疗中，尤其要强调方法选择的重要性，并尽可能地减少患者痛苦，增加其愉悦感。

一、医者，艺也，意也，技也，方法上推崇拿来主义

为了贯彻"医者，艺也，意也，技也"的精神，方法（疗法）上可奉行实用主义之原则，并信奉拿来主义态度，只要符合上述目的指向，很多方法都可选用。完全不必"隔行如隔山"，相互排斥。例如，临床上我们对许多患者采取合理的药物熏蒸泡洗可减轻痛苦，增添舒适感；必要的舞蹈、健身操等可活络筋肉，畅通经气；人对人的按摩指压可减轻不适，增加舒服感；经络梳理等也常推荐使用，以增强疗效；这些都是中医学常用方法。此外，诸如琴棋书画、养花种草、幽默笑话等（对治疗期和康复期患者）也可愉悦性情，减疾添乐，故亦可选用。甚至在有些特殊的情境下，为了减少患者的心身痛苦，增添些快乐，善意的谎言，必要的隐瞒或"欺骗"（保密性医疗措施），不仅被允许，而且受到推崇。此外，必要时，对疼痛患者使用吗啡之类欣慰剂亦属可取。

再者，有时候，患者笃信宗教，或认真践行诸如正念疗法等，也很有意义。

例如，我们有一位女性患者，也是何裕民教授的老乡，1998 年时患上晚期小细胞肺癌，颈椎等多处转移。当时去看她的时候，她已瘫痪在床，上海肿瘤医院的西医老乡和何裕民教授等对她都没有信心；中西医调治同时，她自己皈依了宗教。结果 2006 年何裕民教授回老家，她居然能够自己驾车来车站接教授，已康复得很好了，而且，现在 23 年过去了，除了衰老

外，并无不适。她自己回忆是早期不知情，中期不知道这么严重，中后期有宗教信念的呵护，所以康复得很好，创造了奇迹。

还有一位晚期肝癌患者，福建人，2006年从新西兰回来的。他在新西兰做的是正念疗法，是位有心理治疗师证照的专业人士；患晚期弥漫性肝癌，对碘油过敏。当时，除了中医药，其他治疗方法都没法做了（那时候还没有靶向药物），他自己就用正念疗法，加上大剂量中医药控制，效果很好，现在已整16年了，还在工作状态（推广正念疗法）。

所以，只要有效，不论东西方，不论中西医，都可以选择运用。当然，在这一操作过程中，目的必须很明确：疗愈疾苦，减轻患者病痛，增添其快乐或舒适感，且必须适度。

同时，有一些疗效不明确又有可能影响其生存质量或带来负面效应的治疗方法或措施（如不必要或明知无效的化放疗，及过度的手术化放疗等），就必须慎之又慎，三思而行。

现在中国医学界有一类很不好的倾向：同行之间相互抵牾、排斥——包括中西医师之间；不同学科（如外科、化疗、放疗）的治疗医师之间，不同疗法的医师之间，甚至不同医院的同行之间，等等。其实，大可不必。对此，强调回归医疗初衷，主张不同疗法之间的实用主义及拿来主义态度，非常重要。它不仅真正体现了医学的真谛和医师的本旨，而且，还常能大幅度提高多种疗法的临床疗效，提振患者的自信心，帮助患者更好地生存下去，给他们及家属带来快乐和希望。其实，要做到这一点，并不很困难。医师的认识水平、行为态度、胸襟、眼光和仁爱慈善之心等是关键。然后，在整个操作过程的各个方面，医师都必须研究技巧或技艺。包括言语、躯体行为及操作技艺等也很重要。

此外，还须讲究方式方法和形式载体。我们所尝试的"圆桌诊疗""宽心治疗""快乐门诊"，以及各种俱乐部、康复会等都是值得重视的好方式。

二、须知，动态观察，也许是最合理、最有智慧的疗法

人们常说，医疗是门遗憾的艺术，医疗具有或然性，具有不可预知性。这些都对。因此，对难治性癌症的智慧应对，强调动态观察，也许是合理的，体现出了应对中的智慧。对此，上述的几个案例中都有明显的体现。然而，当今或许由于科技的进步，也可能因为人们过分自信及过多渲染科技之万能，误以为它能解决几乎所有问题。因此，人们只相信（甚至迷信）高科技，只是相信科技能够解决所有难题。人们甚至遗忘了，对于医疗临床，有时候，临床悉心观察，特别是动态观察，也是一种应对疾病的一大积极措施，甚至是最合理的治疗措施之一。对此，著名的肝癌外科大夫汤钊猷院士的一段话很能说明问题。他强调说，对于肝癌患者，"有时候，不治疗是最好的治疗"。不治疗，不是说不采取任何措施，而是采取相应临床追踪观察分析，有情况再采取相应的措施。

汤钊猷教授在讨论肝癌治疗策略的《消灭与改造并举》一书中还举了一个典型例子：哈佛大学有学者对65岁左右的前列腺癌患者做了比较研究："一组只是接受积极监测（不治疗），与立即启动治疗组相比，可获得较好的生活质量。"可见，这不仅践行了上述思想精髓，而且可以更好地体现医学的本旨：人（包括其感受）比病重要。

何裕民教授在《召回医学之魂》一书中，对"博弈癌症"提出了有时"观察是最好的良药"，并具体细化总结了动态观察的"一停、二看、三通过"策略。"所谓'一停'，就是首先观察观察，看看这癌长得快不快；'二看'，是讲追踪的同时进行分析，看看它可能属于哪一类，以什么方式对付它最合理；第三，再决定是不是需要采取特殊行动，这就是'三通过'。也许，很多情况下，根本不需要采取过激的创伤性措施。"并举例

认为："就像大多数的甲状腺癌、前列腺癌、肾癌、肺泡癌、垂体微腺瘤等，以及部分脑瘤、局部未转移的胰腺癌、神经内分泌癌等，常常可以免除手术风险或化疗放疗危害。可见'一停、二看、三通过'是聪明的举措。而对癌症不分青红皂白，动不动就'三斧头'（指手术、化疗、放疗），则是程咬金式的莽夫过激行为。"[①]

虽然这些论述过去多年了，我们依然信奉并恪守这类对策，认为其充满了智慧，有利于患者长期的健康最大利益。而且，临床上受益患者数以千计。

三、要学会治疗方法的逐步"递进"原则

所谓治法的逐步"递进"原则，其实早在《黄帝内经》中便有体现。《素问·五常政大论篇》曰："大毒治病，十去其六；常毒治病，十去其七；小毒治病，十去其八；无毒治病，十去其九。谷肉果菜，食养尽之。无使过之，伤其正也。不尽，行复如法。"就很好地体现了这一精神实质。后世医家又主张治病当先以"王道"（比较温和的调整方法）为主，反对滥用"霸道"（创伤性大的疗法），也有此意蕴。对此，我们比较信奉，并在多个场合加以阐述。

此后，［唐］孙思邈在他的《备急千金要方》中明确指出："安身之本，必资于食……不知食宜者，不足以养生也。"治病过程中，孙思邈还非常重视食疗，指出："夫为医者，当须先洞察病源，知其所犯，以食治之；食疗不愈，然后命药。"也有同样的旨趣，都折射出治疗用药的逐步"递进"原则。

癌症治疗方法的逐步"递进"原则，是个重要而又庞大的话题，在此，只能做出勾勒式的简单阐述：

---

① 孙增坤编著，何裕民审：《召回医学之魂》，上海科学技术出版社，2014，第 162 页。

在我们看来，癌症防治第一措施是预防，而且从日常生活方式做起。就是前面说的以日常的生活方式的改善，包括饮食、起居、行为、心理、工作状态等，包括从各个方面的细节改善做起。这是第一层次的。有时，也是最有效的。

第二层次，一旦上了一定年龄，出现了某些征兆，或发现了某些蛛丝马迹，此时，应以针对性的观察为主。这时候，也可以适当采取一些中医药措施等进行干预；并配合必要的定期追踪观察。

第三层次，一旦出现了某些症状，也许是有了先兆，这时候需要认真评估，听听专业医师的意见，估计是什么类型，处在何等状态，应该采取什么措施，如果需要采取积极的应对措施，或创伤性应对措施，这时未尝不可。但也可以试试先用比较温和的中医药方法进行干预。也就是说，先以创伤小的王道方法进行救治，行不行？如果不行，仍有进展，可考虑进一步的、带有创伤性的措施，如手术、化疗、放疗等，对于这些方法的采取及确定，需认真评估后，进行取舍，再作决定。

再者，在此基础上还没法控制，或还没法得到满意效果的话，这时候，应该考虑进一层次的方法，包括比较成熟的靶向药物、免疫疗法、精准放疗、微创疗法等。这些措施采取的同时，还得配合相应的、基础性的中医药治疗，以确保疗效的持久性、稳定性。这些是我们在数万患者治疗中取得的成功经验。

上述这些大家不难理解。问题是这些方法中仍旧有一个轻重缓急、先后主次等问题。我们认为，一般情况下，医疗治疗用药，能口服的，尽可能口服；能用中医药温和方法的，尽可能选用中医药温和方法。中医药使用中，同样有一个王道与霸道之分。王道指以温和方法为主的，而不是动不动杀戮（以毒攻毒等）为主的。如果不行的，进一层次再可考虑用创伤性的或侵入性的，像输液、手术、化疗、放疗等。

人们有个错误认识根深蒂固：认为只有用带有创伤性的疗法，才是真正治病的疗法。其实不然。这里有很多误区，需要我们做出思考。对此，邓小平的"猫论"是很值得推崇的。可以说，"能解决临床问题"的就是好方法。类同于"能抓住老鼠的猫就是好猫"。因此，能控制病情，阻断疾病进程的，就应该是好措施、好疗法。在这前提下，再考虑应采取创伤小的，代价低的（这"代价"主要讲身体之"代价"），长期效果佳的疗法；而不是动不动就用创伤性的、有可疑副作用的，或后续有持续负面效应的疗法。

近几年来，新的治疗方法层出不穷。很多疗法在某些人身上的确很有效。但有些也只是试验性的，且存在着较为明显的个体差异性：张三有效，李四可能有害。其实，近年来医学新疗法更新特别快，有些新疗法没有几天，就淘汰了，就更新、迭代了。因此，一个聪明的患者，往往不一定会选择最新的疗法，而是选择相对比较成熟的，许多人用过的，相对保险些的。不然，你就是个实验性的小白鼠。可惜的是，在中国，临床上甘愿当小白鼠的人，太多太多了。当然，从医学发展的角度来看，不一定是坏事情，新药总需要有人试验。但从患者本人角度来看，冒险性地做小白鼠，其实，常常是得不偿失的。我们看到太多事后扼腕抱憾者，悔不该当初盲目而动。

总之，就我们的经验来看，对临床常见的肿瘤，先以最稳妥的方法运用，同时配合严密观察，可能是最聪明的；如果效果不好，再一层层地递进，它本身是有很多层次的；在严密监控下，一步步走，也许是聪明的，长期效果是最好的。

现在治癌方法，就像是"十八般武艺"，每一次选用一二种；认真评估，不断优化；如此，我们的武器库里，有的是可选方法。而不是一次性地叠加多种方法。叠加多种方法运用，一则，你身体受不了；二则，很快你就弹尽粮绝，黔驴技穷，没有招了。临床上，癌症治疗过程中，前期方法用得太多太猛，而且剂量用得太大，到后来无计可施的情况，太常见了。因此，这是不明白适度递进原则，只是盲目乱干，追求近期快速取效，却常招致"赔了夫人又折兵"的恶果；不但副作用不小，而且长期疗效有限，又导致后续治疗无招可用！可不慎乎！

而且，就我们看来，许多药物的剂量也很有讲究，因涉及具体药物类型很多，无法一一展开；好在前面案例中已有所体现，在此不作赘述。

四、有时，综合措施，才是最有效的

在长期临床实践中，我们意识到癌症的发生发展，是综合因素所导致的，癌症的有效纠治，同样需要综合措施。为此，在 2005 年主编国家级规划教材《现代中医肿瘤学》时，何裕民教授归纳出中国中医药治疗癌症的六字方针，为"知、医、心、药、食、体"；稍后，还充实了"社""环"两个字。其实，就是一个综合控制模式。对此，前面已经有所论及，不再赘述。

素来对马列著作有所研究的何裕民教授，此后学习了恩格斯的著作，受到下列思想的熏陶，遂认为以综合措施纠治癌症等慢性病，应该成为一套成熟的模式。这段恩格斯的语录是这样说的——"历史是这样创造的：最终的结果总是从许多单个的意志的相互冲突中产生出来的，而其中的每一个意志，又是由于许多特殊的生活条件，才成为它所成为的那样。这样就有无数互相交错的力量，有无数个力的平行四边形，由此就产生出一个合力，即历史的结果，而这个结果又可以看作一个作为整体的、不自觉地和不自主地起着作用的力量的产物。因为任何一个人的愿望都会受到任何另一个人的妨碍，而最后出现的结果就是谁都没有希望过的事物。"

"所以到目前为止的历史总是像一种自然过程一样地进行，而且实质上也是服从于同一运动规律的。但是，各个人的意志

——其中的每一个都希望得到他的体质和外部的、归根到底是经济的情况（或是他个人的，或是一般社会性的）使他向往的东西——虽然都达不到自己的愿望，而是融合为一个总的平均数，一个总的合力，然而从这一事实中决不应做出结论说，这些意志等于零。相反地，每个意志都对合力有所贡献，因而包括在这个合力里面的。"

基于这些论述，结合自身的体验，何裕民教授把综合措施提升到理论高度，认为纠治复杂性、难治性疾病，都应借助各种方式方法的"合力"。为此，他专门撰写了《跳出科学人文之争，追求医学"合力"》，强调凡是复杂性、难治性疾病（包括复杂的社会问题等），都需要借助"合力"以取胜，并认为这些是中国传统精华贡献给当代社会的精神财富。[①]

而癌症是典型的、较难治疗的慢性病，需打"组合拳"，强调综合措施，借助"合力"以取胜。我们团队近40年的摸索运用，收效显著，受益者数万，就践行着这一思想意识。其中，也折射出中华智慧。

———————— • 第四节 • ————————

伦理原则指导下癌症疗法选择的智慧

对上述经验，可能有人会说，这些所谓的智慧，都是策略性，而不是规范性、理论性的。其实不然！对此，何裕民教授给出了他的理论分析。2021年12月18日，在湖南长沙湘雅医院举行全国第21届医学伦理学大会。这是由中华医学伦理学会举办的全国最高层次医学伦理大会，特邀何裕民教授做《后疫

---

① 何裕民：《跳出科学人文之争 追求医学"合力"》，《中国医学人文》，2019年第10期。

情时代的医学伦理学》的学术报告。何教授提出了后疫情时代，应更新原有的"生命伦理学"，代之以"大生命伦理学"，也就是推崇"生态伦理学"。并总结出新的基准，来规范医师及患者等的行为。认为只有如此，才能更好地体现出临床智慧；也才能更好地契合患者的长期健康利益最大化。其中，他特别提到了癌症临床治疗方法选择中的智慧问题及其伦理准则。

一、当今社会，尖锐的医疗"悖论"

毋庸讳言，20世纪（特别是后半叶），国际医学界医疗科技进展突出，成就斐然。但放眼世界，人们却对临床医疗日趋不满。著名医学专家罗伊·波特在《剑桥医学史》（2000年版）中指出："在西方世界，人们从来没有活得那么久，活得那么健康，医学也从来没有这么成就斐然。然而矛盾的是，医学也从来没有像今天这样招致人们强烈的怀疑和不满。"其实，这是客观现实。因此，人们称其为世界医学的"20世纪悖论"。

而国内学者、著名病理学家、曾任中国科协主席的韩启德院士则更是鲜明地批评说："当今人们对现代医学的不满，不是因为它的衰落，而是因为它的昌盛；不是因为它没有作为，而是因为它不知何时为止！人们因为成就生出了傲慢和偏见，因无知而变得无畏，因恐惧而变得贪婪。常常忘记医学从哪里来，是如何走到今天的，缺乏对医学的目的和要到哪里去的思考……"

这类问题在癌症临床治疗中，尤其突显。因此，才彰显出须讲究智慧治癌，知道何者可为，何者不可为的意义。这里，也折射出了"何者可为，何者不可为"的伦理边界及其尺度的重要性。

二、医学伦理四原则：关键是"有利"以何为基准

我们不想就医学伦理问题展开过多的专业讨论，因为这话题太大了。但既然谈到治疗智慧问题，就有必要适当引入医学伦理原则。医学伦理其历史可以说与医疗传统一样悠久。但到

20 世纪 70 年代，国际学界更新了观点，从原本的医学伦理迭代到了生命伦理阶段，提出了一套崭新的伦理框架，强调生命伦理经典的四原则——有利、尊重、公正、互助，借以规范操作者（医师）/施受者（往往是患者）的权利和义务，并以之约束双方医学行为的合理性。其中，最为核心的是"有利"原则（尊重、公正、互助等后三者，人们都不难理解）。所谓"有利"，字面上是"做该做（有利/合理）的事"，"不做不该做的事"。但怎么理解"有利"？不同医师、医师与患者、患者及其家属一致吗？不见得。何裕民教授在第 21 届中国医学伦理学大会上应邀做的专题报告中，认为"有利"只是一种价值取向，其基点（出发点）不一，导向完全不一样。并分析认为，"有利"其实是合理性问题，至少可分出两个基点："科学"有利/合理及"本然/自然"有利/合理；两者不见得总是重合的。例如，西方医学临床中更多地强调"科学"有利/合理，遂在医疗领域滋生了"战争"和替代模式——前者是以各种"抗"为宗旨的治疗对策，如抗感染（抗菌、抗病毒）、抗癌、抗高血压、抗高血糖、抗高血脂、抗抑郁、抗焦虑，等等；后者则是手术切除、器官移植、激素替代等。这一系列治疗对策正是科学有利/合理价值链的必然延伸。它们的业绩不用多说，造成了今天临床医疗的几乎"无所不能"；但弊端也同样令人咂舌，所以，才会有上述医学的悖论及社会舆情的严重不满。

然而，仅仅拘泥于"自然合理"，就像中医学纯保守治癌那样，则似嫌探索动力不足，效能有限，人类控制癌的能力受到制约，一些临床难题只能停留在似是而非境地、无力彻底解决的尴尬中。何裕民教授认为，解决之策在于强调既需重视科技之力，更应敬畏自然之势，且应善于"顺势而为"，亟须在"科学合理"与"自然合理"追求有利之间，保持某种内在"张力"。故外科医学大师汤钊猷院士才会说"肝癌'有时候，不治疗是最好的治疗'"，"买菜、游泳都是治肝癌的好方法"。

三、癌症临床：疗法选择困惑时的伦理

在第 21 届中国医学伦理学大会上，何裕民教授进一步指出"有利"原则充其量是种动机选择，只是方向性指导，尚不能提供具体的行为指南。治癌过程中的动机"有利"，结果不一定"有利"。他具体举例说，化疗对胰腺癌有利吗？从科学合理角度，或许短期内影像学上有利，但对多数没有肝转移等的胰腺癌患者，长期康复不见得有利！又如，幽门螺杆菌阳性，用抗生素三联/四联疗法杀灭，短期似乎对胃"有利"，但长期效果不一定好，且会反复发作；即使如此对胃有利，也有资料表明对食管并不"利"，有增加食管癌变的概率；有时候，手术切除扁桃体、阑尾等，对局部"有利"，但对全身状态不见得"有利"；又如，许多情况下临床指征似乎"有利"，但不见得患者自我感受"良好"；最典型的就是空鼻症患者一度频发的"杀医"事件[①]。因此，何裕民教授总结说，贯彻医疗伦理"有利"原则的前提是，需考虑何者为尺度？是站在哪个立场上，是以"自然而原本为出发点的"，还是"以科技和人为出发点的？"其"底线何在？""尺度该如何把握？"……结合癌症治疗，何裕民教授进一步举例提出一些伦理准则。包括：

"如何尽可能做到对患者遵循不伤害（或不加重伤害）的准则？这是遵循古希腊希波克拉底及古代中国医师的最高原则……"

"特别需要兼顾患者的长期、综合效益最佳化，康复效果及自我感受良好的准则！"

---

① 空鼻症，全名空鼻综合征，即鼻甲因为手术或放疗后导致的一种后果严重的、难以医治的医源性并发症，其身体检查除了局部缺失外，可以没有任何异常，但当事人却非常难受，生不如死，且某些症状难以承受及改善。几年前，因各种治疗导致患者出现"空鼻症"，以至于某一段时间内接连诱使 10 余名患者铤而走险，采取极端的"杀医"等恶劣行为，造成较大的社会负面冲击，遂此症引起全社会的广泛关注。

由于癌症治疗比较复杂，他进一步认为：癌症治疗时，下列情况可如此：

"无奈时，应规避加重损害——有时，可积极调整，期待并力争'雨过天晴'"；

不同疗法其"恶果未明了时，努力争取伤害最小化的准则"；

强调"别急吼吼冲进手术室……"

不同疗法出现两难选择时，"优先考虑长期综合效益最大化原则……"

最积极有效的措施，是调动自我内在的"本然"力量（尊重"本然"准则），因为自然/身体都充满"智慧"，本然存在着康复力。人为与本然，科技与生态之间保持必要张力；尽可能把后者放在重要位置，努力创造有利于本然（包括自我身体）恢复的生态环境……

……类似不一而足，可以类推。

这些，既体现生态医学的伦理原则，也折射出临床治疗中满满的智慧。

5

欲助癌症患者康复，
先从"心"治

上工守神，下工守形！

——《灵枢》

早在先秦时期，医学经典《黄帝内经》中尽管还没出现癌等的病名，但有几十种类似癌的称谓，且已把它的发生发展与心理因素联系起来。西方医学中，稍晚于此的古罗马名医盖伦（Galen）也观察到有抑郁倾向的妇女更易罹患乳腺癌。而且，东西方古代医家都认为此类病症难治，须兼顾心理情绪等的调整。因此，癌症的防范与纠治，须兼顾心理情绪，可说是古往今来的共有认识。

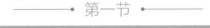

————• 第一节 •————

癌症：一类心身相关性疾病

现代疾病分类体系中，有躯体疾病、精神疾病、心身疾病、身心疾病等基本区分方法。其中，躯体疾病指躯体损伤，如摔打伤、骨折、重感冒之类；精神疾病就是精神意识出了问题。这些都容易理解。心身疾病和身心疾病则是指心理和身体症状相互纠缠在一起的疾病，或曰心理-躯体存在着共病现象，这类疾病目前在临床非常常见。其中，以心理为主导或为诱因的，称心身疾病，其意是指由心因主导或为始因的，发病顺序上，心理情绪有了问题，日积月累，躯体也出现了病变；因此，称之为"心身疾病"。而身心疾病则适反，是躯体先有了问题（如脑部有疾）才出现了精神异常。

所谓心身疾病，也称心身相关性疾病；中医学又称形神疾病、情志疾病等，这类疾病在中西医临床上非常常见。早在20世纪末，何裕民教授主编的《心身医学》中，就提出癌症有很大一部分属于心身相关性疾病。现在这似乎已经成为共识。

在此，需指出的是，我们说癌症是一种心身相关性疾病，不只是一种现象学层面的前因后果的判断，更基于坚实的流行学调查及实验研究的证据。同时，也与临床对照观察得出的结论有关。可以说这一论断至少基于以下几大依据：

一、不少癌症的诱因中，有心理因素

早在 19 世纪 80 年代，Herbert Sdsnow 就用统计方法分析后得出结论，认为精神因素是癌症病因中强烈的因素。进一步分析可见，精神因素与癌症发生，大致存在着以下关系。

（一）某些个性（人格特征）的影响

比如说，Temoshok & Heller（1979）所认定的"C 型行为"与黑色素瘤存在着某种关联性。我们注意到的某些内向，抑制自我，谨慎认真的个性，与中年罹患胃癌等，也存在着一定的关联性。

（二）生活事件刺激

这方面的大样本调查不少。总体上说，生活事件增多，压力增加，强烈的心理应激集中在一段时间而难以疏解者，易发展成癌症。

（三）情绪持续波动

素有"不正常情绪可能是肿瘤活剂化"之说，尽管这方面还难说已取得确凿的科学定论，但大量事实提示：癌症的发生与情绪状态密切相关。我们发现中国乳腺癌患者中有三大亚型；其中，40～50 岁年龄段女性乳腺癌患者很大一部分是情绪极不稳定，易于起伏波动者。

二、精神心理状态维系着癌症的进展及预后

癌症确诊后患者的精神情绪状态，及其与治疗预后等的关系，一直是临床肿瘤医师十分关注的难题。这方面人们已有了

大量的分析研究和理论归纳，且已进入实际操作环节。中国人所谓看重的"保密性医疗措施"，关于患者知情同意伦理难题等，都是由此而引发的。这也的确是有效防控癌症必须充分考虑的。如何纠正其消极、劣性或不良情绪？如何激发其强烈而积极的求生欲望及战胜癌魔的内在动力及信心？在漫长的治疗与巩固过程中如何维持并增进患者良好的精神心理状态等？都是一个个需要专业知识和关爱，且讲究操作技巧的难题，也是充满智慧和爱心的技艺实施过程。

（一）快乐可抗癌：已得到实验验证

已有权威的动物研究提示：实验动物中，处于快乐情境及氛围的，癌症控制得更好，甚至可能自行消失，否则，常很快导致死亡。这项实验研究于 2010 年刊登在《细胞》杂志上。实验室人员把一群小鼠放在一个"丰富的生存环境"，即笼子里放有各种小鼠喜爱的玩具，诸如迷宫、玩具、房子、滑轮等，每只笼子中小鼠多于 8 只，保证它们尽情地互动，生活在这种状态下的小鼠被称为"快乐小鼠"。在红外线拍摄下，记者看到，小鼠不仅白天玩，在夜间也玩耍频繁，表现活跃；而对照组小鼠则显得平静，甚至有些呆滞。结果发现：与对照组小鼠比较，"快乐小鼠"的肿瘤重量都较低，有的肿瘤不仅变小，还消失了。实验涉及黑色素瘤、胰腺癌、肺癌、结肠息肉病等。其中，黑色素瘤抑瘤率 43.1%，Panc02 胰腺癌的抑瘤率为 58.2%，Lewis 肺癌的抑瘤率为 36.5%。证明良性的精神刺激对肿瘤有抑制作用，研究人员也在"快乐小鼠"的下丘脑发现了"脑来源神经营养因子"高表达。这提示了一条"神奇通路"：大脑皮质良性刺激—海马区（"快乐小鼠"有"脑来源神经营养因子"高表达）—自主神经（主要是交感神经）—脂肪组织（脂肪因子）—抑瘤。这既充分说明心理情绪与癌割不断的内在关联，也把快乐抗癌理念推向癌症康复领域的新高度，且成就其为世界性的抗癌之新趋势。

（二）郁郁寡欢，每每致癌症患者于不救

10多年前，何裕民教授等写下了《从"心"治癌》一书。他坦陈何以会写此书，是因为注意到临床很多患者如果情绪不改善，往往疗效不好；而且一旦情绪好转，疗效就有叠加效应，明显改善。故他提出了"从'心'治癌"的观点，认为治癌的第一要义是先"救心"，让他先确立信心，有活下去的坚定信念；然后，情绪才能有所调整，才能配合医生一步步走下去。这是我们特别强调的。

（三）癌症复发，常始于心理应激

关于这方面的个案，人们见得太多了。

近期，何裕民教授复述了两个典型案例：

某1997年确诊乳腺癌淋巴多发转移患者，经治疗后控制得非常好，20余年间健健康康，与癌相关的踪迹消失得干干净净，20年后退休了，因儿子在海外，前去看望，对儿子海外生活境遇感到落差太大，总觉得儿子太冤了，回国后天天唠叨：怎么会这样？怎么会这样？……一心想帮助儿子改变，但儿子就是不从。结果半年余，在闷闷不乐中觉察到身体不适，仔细一检查，居然乳腺癌复发了，也就在这一郁闷状态中，终致不救。

某企业高管，患胰腺癌神经内分泌类型，发现时已有肝转移，在何裕民教授处以中西医方法治疗，控制得很好，所有肝内阴影消失，身体自我感觉良好，无任何不适，就在痊愈7年后，人们都认定他康复了，他也自认为创造了奇迹。没想到，被发现有点经济问题，"双规"且开除公职，此后便闷闷不乐，既不言语，也不求治，郁郁寡欢3个月后的某天，溘然长逝。

其实，上述可能机制应该是复杂的，非一种因素作祟。至少，重大的心理应激引起机体功能剧烈的波动，促使体内处于

"休眠"中或残存的癌细胞"突破"本已形成的"防线"，死灰复燃，是可以接受的解释之一。

（四）对女性患者，尤其强调"别烦，睡好"

针对女性患者，尤其容易情绪不稳定，好烦恼，常常睡不好，因此，这几年来我们又特别强调：对她们来说，要很好地康复，关键是别烦，睡好，这是提纲挈领的，很有指导意义。

总之，智慧治癌，如何管控患者个性情绪等，是关键性措施之一。

—————• 第二节 •—————

癌症的精神心理因素浅析

一、癌症患者常见的情绪活动

研究表明：癌症患者心理与情绪活动异常复杂。一旦确诊后，癌症患者常常表现出下列心理波动。

（一）震惊

这是常有的心态之一。当获悉自己确诊后，大多数不自禁地感到惊恐，极度地不可思议、震惊，并常掺杂着恐惧和害怕，患者常处于一种极度的"绝症灾难"的心理休克状态；严重者可因此而被诱使迅速进入衰竭情境，甚至濒临死亡。但也有些患者持续一段时间后，可逐渐淡化，无奈地加以接受。

（二）否认

常见于那些素体强壮，又自信过头的人之中。他们常以"否认"方式来回避事实。但是这种否认心态，往往很快被残酷的现实不攻自破，不得不渐渐地改变先前的认识。在我们看来，只要患者不拒绝治疗，持这种心态还有一定的积极意义。

（三）埋怨

持这种心态的患者，大体有两种表现：一是认为自己是大好人，不应该患癌症，从而怨天尤人；二是早先就有些不适，由于种种原因，贻误治疗良机，直拖到现在，成了不治之症，感慨万千，从而怨声载道，责怪一切，这类消极心态很不利于患者的后期生存和康复。

（四）愤怒

对自己罹患癌症之后，无端生气，愤愤不平，甚者故意自我折磨以泄心中愤恨；有时迁怒医务人员，或妻子儿女等。

（五）悔恨

这在那些不注意摄生，嗜酒抽烟患者中较为多见。他们往往认为自己害了自己，从而追悔莫及，烦恼万分。

（六）沮丧

这十分常见。其中一部分是一过性的，延续些许时日，常渐渐消失，"破罐子破摔"，到了晚期却不怎么沮丧了；但也有些人自始至终都表现出沮丧情绪。持这种心态者，其死亡进程常来得更快些。

严重沮丧者常处于极度悲伤状态，情绪十分低落，萎靡不振、失眠，经常哭泣流泪，惶惶不可终日，见了熟人，便情不自禁地呜咽失声，丧失了日常生活规律。所有这些表现，可能是一种反射性抑制所致，其内心常多虑而又悲伤。

（七）忌讳

大家心里都明白是那么一回事，就是忌讳在口头上说出来。

（八）掩饰

这常见于一些本就偏于意志坚强，又有一定社会地位或事业有所成功的患者。然而，言语眼神之中，难逃一丝惊恐不安。一旦独自一人，则情绪极坏。这种掩饰，只是为了维护自身已有的一种社会形象，丝毫不宣泄表达自己的劣性情绪，极不利于患者的康复或后续的生存质量。

（九）顺意接纳

知道事已至此，不如顺其自然，无所谓高兴或悲哀，力求减少痛苦或缩短痛苦历程，尊重自己的存在和价值。

（十）达观

这种心态最根本的要点是对重大打击能看得开。有位 33 岁的女性患了恶性的未分化型胃癌，手术时已淋巴转移，明白自己将不久于人世，但她能够放松情绪，不考虑这些，照常生活，注意保养，中西医调治，5 年后竟然怀孕生下一女婴。可是生命坎坷，8 月龄的婴儿因肺炎而夭折，这无疑是又一次严重的打击。隔了一年，她又生下一个女儿，而且哺育其茁壮成长。这位患者的体会是："尽管生命脆弱，机遇不等，生活中有许多事不尽如人意，但只要希望永不泯灭，生活就会变得有意义。"

（十一）发奋

这是十分可贵的心态，他们得知事实后，既不悲，也不怒，更不沮丧，充分利用最后的时光，鞭策自己，紧迫余生，加倍地去完成自己尚未完成的事业，并不断追求新的目标。

部分患者还存在着保密心态，不想让亲友知情，自我强作镇静，一直延续到临终。

很显然，上述心态中，前几种都十分常见，是自然而然的，本无所谓好与坏。但就其最终效果言，除顺意接纳、达观、发奋外，都是消极的，不利于治疗与康复。因此，须加以及时纠正。

二、其背后可能的心身互动机制

心身医学界已就精神心理因素诱发癌症的机制，做了较多的实验研究，初步剥离出一些可能的机制。例如，就其大的环节来说，主要是通过神经、内分泌和免疫这三大中介环节。例如，动物的强迫饲养和有意造成群居紊乱，其自发性乳腺癌的发病率大增；精神心理刺激可导致激素分泌紊乱，部分激素水平的长期失调可诱发某些肿瘤的发生，如过多的激素，可导致染色体变异，发生胚胎样性质的突变（癌性蜕变）。假以时日，蜕变可发展成恶性肿瘤。此外，诸如心理应激，情绪波动可导致免疫功能低下，皮质类固醇增多，T 淋巴细胞减少，并损伤 DNA 的自然修复能力。这些都可能最终促成了癌症的发生、发展及恶化等。

而一旦确诊后所表现出的情绪异常，则类同于创伤后应激障碍（post-traumatic stress disorder，PTSD），后者指经历癌症确诊，知晓了死亡威胁后导致的个体延迟出现和持续存在的精神障碍。就其大类，也涉及神经内分泌、神经生化、脑结构及功能变化等，对此，已有专门研究，我们也就此做过讨论，可以参考之[①]。

然而，需要指出，不管是作为诱发癌症的启动因子，还是获悉自己癌症确诊后的心理情绪反应，此类心身互动现象背后的机制，十分错综复杂，人们充其量了解了皮毛。而防范纠治过程需要心身兼顾，却是确凿无疑的。

三、纠治原则，不一而足

（一）强调及时干预，多方式、多环节进行

鉴于心身互动机制的存在及癌与心理的密切关联性，故不管是防范癌，还是纠治癌，都必须兼顾心身，进行必要的心理情绪调治。这种心理调治，可求助临床心理学的帮助，临床心理学与心身医学均有一系列相应的纠治措施，最好可以与临床心理学医师合作。其次，更主要的是，每个肿瘤科医师都须具备一定的心理学常识，注重语言、行为的明示及暗示效应，学会巧妙运用语言行为等，帮助患者调整心态，纠正不良情绪。

---

① 何裕民、吴爱勤主编：《中华医学百科全书·医学心理学与心身医学》，中国协和医科大学出版社，2021，第 154 页。

然而，不同的心理状态需要有不同的纠正和治疗的办法，对此可参考有关书籍。

在这一过程中，应强调及时进行干预，且可以多种方式，从多个环节切入，且需十分注重纠治的形式与载体。通常的说教式疏导（如劝患者放宽心，别多想之类的劝说），已被证明是事倍功半，效果有限。而具有集体治疗性质的癌症俱乐部、健康家园及各种类型的非正规团体活动，如组织患者郊游、练功等，在不经意间加以疏导，都可以起到心理纠治作用。在医疗机构中，强调"增悦"原则，营造良好气氛，以及我们所独创的圆桌诊疗与快乐门诊等对纠正患者不良心理更具有突出的实际意义。

此外，我们所独创的以康复后的癌症患者组建的"爱心使者"工作队伍和由他们所进行的"话疗"方法，也常有着一般劝说所不能达到的佳效，因为过来人（指康复了的患者）的事实足以说明一切。

（二）注重优化个性，杜绝复发的重要环节

癌患者的个性与某些肿瘤的发生有着一定的内在联系，而生癌后所遭受的打击，也会在一定程度上改变患者的个性特点，因此，心理治疗还涉及一个更为棘手的优化患者个性问题。

有这方面意识和一定训练的临床医师，可通过较长期的治疗过程，借助医患密切的交流，使患者自我有深切的认识，并利用多种手段方法，逐步加以调整、优化，以利于患者更好地康复和杜绝复发。

中医学原本就有注重优化患者个性的传统。古人所强调的修身养性，主张培养个体各方面的兴趣爱好，琴棋书画等，均具有优化个性之功。因此，积极鼓励癌症患者在接受治疗的同时，形成或自我培养各种兴趣爱好，具有重要意义。

此外，广交朋友，积极与朋友来往，而不是自我封闭，特别是参加癌友俱乐部，康复营等的活动，以及适度进行气功静默等锻炼，也都有移易情性，优化个性之功。其对癌症患者的心身健康的意义，不可小觑。

● 第三节 ●

从"心"治癌的操作要点

鉴于癌与心理之间密切的互动性及关联性，肿瘤心理学应运而生，近年来十分火热。然而，空谈理论概念的多，实际有效操作的少。基于数万例患者的诊疗经验，我们总结出了一些方法，可供参考：

一、认知纠治：成功治癌的第一步

有人认为三分之一的癌症患者是吓死的。此话虽缺乏流行学准确的数据支持，却也反映了一些客观事实。在恐癌文化盛行的中国，由于对癌症缺乏正确认识，很多患者的确是死于患癌后的不良认知应激及"心死"后的一连串劣性心身反应。因此，我们更注重实际操作层面的患者心理纠治问题，而且强调认知纠治是第一步。

（一）注重自我"评价"的认知心理

认知心理学认为：事件应激所引起的心身反应很重要的一个中间环节就是取决于主体对应激事件本身威胁性的认识与评估。凡被意识到是威胁的事件，均可导致应激反应。在中国，癌的威胁性到目前为止，还被"等于死亡"这一错误观念所主导。一旦惊悉自己患了癌，由于错误认知，绝大多数患者很快自动引起剧烈的应激反应。这一反应涉及生理、心理及行为等多方面。甚至可导致患者出现暂时的"心理休克"，或进入"保存-退缩"反应，或出现"放弃-被放弃"情结。这时，不仅情绪极度低落悲哀，且代谢率下降，热量消耗减少，胃肠功能受抑制，免疫功能低下，自主神经与内分泌功能及其他一些生理机制大多都处于紊乱低弱状态，对自身、对现实和对将来都可能充满破裂、不连续的感觉。这些，不仅无助于癌的治疗，且常可加速恶性癌的发展与恶化。因此，纠正"癌＝死亡"的错误认识，是有效治癌首先要抓的关键环节，在这种意义上我们强调，治癌先"救心"，"救心"可从改变认知着手。

（二）错误认知的纠正

然而，纠正认知不是一件简单的事，不是一般说理劝告所能解决的。这一方面需彻底纠正"癌＝死亡"的错误社会观念，其既有赖于大众传媒的引导，也可以通过康复了的肿瘤患者现身说法来达到；后者类似于心理学的示范疗法。另一方面还可借助贝克（Beck）倡导的认知疗法，通过识别自动化思维，辨别"癌症等于死亡"的错误认知，以及进行真实性检验，监测焦虑水平等一系列具体治疗技术，纠正恐癌认知所激发的劣性心身反应。此外，我们在实践中所创造并积累起较丰富经验的圆桌诊疗、快乐门诊及俱乐部（健康家园）等有助于患者自救的辅助手段或形式，均有很好的纠治错误认知，调整全身功能的功效。而且这些大多都在潜移默化中发生，效果持久而又稳定。

其实，20年前我们倡导癌是慢性病，近期又进一步细化，提出癌的三大类型：惰性癌、缓慢发展癌、进展癌[1]，并深入加以分析探讨，指出需全然不同的对策等，也都有着认知疗法旨趣在内。几十年间，借助认识的细化及深化，这些新认识对中国癌舆论场的正本清源、社会恐癌风潮的平息、患者恐癌情结淡化等，都起到了潜移默化的功效，有效地化解了当事人的

---

① 何裕民，邹晓东：《肿瘤惰性病变与医疗干预》，《医学与哲学》，2021年第8期。

心理巨大波澜！

二、急性心理危机概述

临床上，癌症患者出现心理危机的情况非常常见。

所谓心理危机，类似于创伤性应激障碍（PTSD），以前主要用于指突发事件和自然灾害，如突发事件本身引起巨大变化，让当事人一时无法承受。如地震、水灾、空难等由外因引起的骤然剧变，使个体处于十分危险境地，须积极有效应对。现已扩大概念，也涉及个体突然得知某种信息，如患中风、心肌梗死，特别是癌症等有生命危险事件；也包括经历重大打击，如破产、丧亲等，或生活方式将发生（或已发生）骤然变迁，用以往经验自认为难以应付，在这种应激状态下，当事人就进入一种特殊状态——心理危机。

危机事件引发的危机状态常导致当事人陷入焦虑、抑郁、绝望、麻木不仁等危急状态，甚至会自我放弃，自寻短见。癌患者自杀率特别高，尤其在综合性医院和肿瘤医院，上海某医院 18 楼的肿瘤病房，有一天竟然接连 3 个人跳楼，就是心理危机诱导的一种危险行为。

（一）心理危机的理论解释

其实，心理危机是有一整套理论解释作为干预指导的。

人的生理是有结构的，中医学认为有五脏六腑，现代医学则认为有几大系统；几大系统（或脏腑）之间存在着错综复杂的关联性及互动性；人的心理也是有结构的，不同心理活动之间也有着关联性，只是人们日常不自觉而已。这种结构及其互动关系在日常行为中常隐而不显，显现不出。遭遇一般性的应激事件，它常可自然应对。但严重事件突发后，让人们原有的心理结构无法应对；或者说严重到突破了原有的心理防御机制，破坏了原有的应对结构；甚至更为严重，迅速瓦解了人们的心理结构，导致情绪完全失控状态。而心理结构迅捷瓦解，进一步诱使身体结构及功能紊乱，甚至旋即进入心身紊乱的严重病态。

（二）急性心理危机"三阶段"

第一阶段：麻木　很多癌友回忆说："我一知道这消息（生了癌）惊呆了！不知道该怎么办！也不知道怎么回家里去的，脑子一片空白。"这就是危机时期的应激反应阶段。大多数人的表现是麻木，不知所措，大脑一片空白，甚至当场晕倒。

第二阶段：剧烈反应　该阶段距第一阶段的时间不长，可能几分钟或几小时后，确定了患癌这事实，随即有一个强烈的反应阶段：具体表现或否认，或激动，或特别焦虑，或特别恐惧，或埋怨一切，有些人还有罪恶感，认为可能是自己哪里做错了，受到惩罚，有时会强烈地自我谴责。第二阶段人们经历的时间长短不一。有些人可能会持续非常长（几个月甚至几年）的时间。

第三阶段：或消除，或持续　消除是逐渐从危机状态走出来，确认这事实没法避免后，逐渐学会用另一种心态对待它。

消除是件好事情！但是更多人则是进入一种持续状态。对癌症患者来说，进入持续状态的更多。也就是说，持续陷入第二阶段而无法自我走出来。

（三）急性心理危机的一般性对策

急性心理危机已为临床心理学家关注许久，总结出了一系列方法及原则。其中，一般性对策包括以下这些：

1. 防范出现过激行为

心理危机干预的第一"目的"，是防止当事人出现过激行为，并帮助他尽快走出阴影。何裕民教授曾作为嘉宾参加中央电视台的一档节目：山东患者张翼，1998年患晚期肠癌，整个腹腔转移，化疗无效，疼痛剧烈，没法忍受，生不如死；那段时期，他脾气暴躁，看什么都不顺眼。多次实施自杀，均未遂。

无奈中，妻子劝他尽可能静下心，做一些能转移他注意力的事情，他素好微刻，遂拿起微刻，结果借助聚精会神的微刻，最终居然走出泥潭，康复至今。我们说，妻子给他的方法就是心理疗法，叫"移情疗法"。转移他的专注力，他专注于方寸之间，过激行为就少多了；假之以时日，居然创造了奇迹[①]！

临床很多癌患者出现危机状况后，心理很脆弱，往往一句话，就可能实施过激行为，很可能就是"自寻绝路"。因此，干预的首要目的是防止过激行为。

2. 促进交流，提供适当建议

此时，人们都需要帮助。这个帮助不只是解决现有的问题，而是要告诉他"下步该怎么走？"包括提供适当的治疗康复方案等，也包括杜绝其发展成更为严重的心身疾病等。

有一本颇有影响的书，书名是《旷野无人》，作者是患了乳腺癌的记者，她认为自己生了癌并不可怕，其实抑郁症比乳腺癌更可怕；她因为生癌而陷入窘境，心理危机没走出，又患上了严重的抑郁症，也就是说，进入了危机的"持续"状态。当然，最后她在医师帮助之下走出来了。而走出困境的一大要素就是促进社会交流，在交流中重新找回迷失了的自我。

3. 抓住及时干预的"黄金定律"

一般认为，对自然灾害造成的急性心理危机，越早干预越好！甚至有专家把在 72 小时内进行干预，称为急性心理危机干

---

① 山东临沂的张翼，1998 年患晚期肠癌，全腹转移，他曾经绝望而自杀过。但毅力坚强的山东汉子，既不化放疗，也不开刀吃药，凭着韧劲，微刻《滕王阁序》，借以转移注意力，不料居然发现有止痛治病之功，遂一发不可收，微刻出《红楼梦》等四部经典，令人惊叹，一举成名，还申报了吉尼斯世界纪录。现在北京从事微刻事业，红红火火。人们为他的事迹而感动。2010 年 5 月，中央电视台 10 套《百科探秘》栏目专门以"微雕与癌变"为题，以连续多集方式，介绍了张翼先生借微刻以抗击晚期肠癌多发转移而走向康复之事迹，并邀请何裕民教授作为专家进行点评，播出后引起颇大社会反响。

预的"黄金定律"。但癌源性急性心理危机，是否存在此类"黄金定律"，却有不同意见。然而，强调及早进行有效干预，却是不刊之论。

（四）急性心理危机干预的"六步法"

对一般性的急性心理危机干预，人们形成了相对成熟的六步法。这些主要是用于自然灾害的。但人们曾一度认为也可化裁改造后，用于癌源性急性心理危机。

1. 确定问题

确定问题症结所在——它确是因肿瘤引起的？它的严重程度究竟如何？一定先要明确。

2. 确保求助者安全

要确保当事人（癌症患者）的安全，避免因心理危机而诱发过激反应。

3. 善于倾听后给予支持

善于倾听，让其适度倾诉，而后给予支持，而不是盲目地采取行动。

4. 提出应对方式

在倾听的基础上针对性地提出建议，帮助理顺应对方式。

5. 制订行动计划

进一步帮助制订相应的行动计划。

6. 得到承诺

实施上述这些步骤后，看看能否打动对方，并得到对方良性承诺，如此提示你的心理干预达到了一定的效果。

（五）对于经典干预方法的挑战

上述一般性心理危机处理常规方法提出后曾颇受关注，被视为可用于多种心理危机的救治。但这一经典方法最近受到挑战，主要是第三条：是不是要去诱导癌症患者（也包括经历了痛苦心理创伤的当事人）进行倾诉？美国纽约州州立大学的专家将处于心理危机状态选择倾诉和不选择倾诉的人群进行比较，研究居然发现：两者之中选择不倾诉者心理恢复状况常要更好些！

这也契合我们的经验。我们明确认为：肿瘤临床，不主张诱导癌症患者倾诉，因为倾诉往往会勾起痛苦的回忆，就像人们日常尽量避免与癌患者谈"癌"字一样！因为这个字常会不时诱发癌患者进入恐惧不安的危机状态。

三、癌源性心理危机

（一）癌源性心理危机十分常见

癌源性心理危机非常常见。在此，先以一典型案例说明。

上海癌症俱乐部的老会长是何裕民教授的老朋友，是个很坚强的人。20世纪70年代末，他20多岁时就患了恶性淋巴瘤，后积极治疗，走出了困境，遂于80年代末创办了中国首家癌症俱乐部。世纪之交时，他麾下已有癌患友8000多人，他号称自己是"癌司令"，颇为得意，到处讲课授经。世纪之交时，也许因为过度劳累，他一度出现了黄疸，一查肝功能不行，且肝上有阴影。何裕民教授去看他时，他微弱、凄凉而无奈地说："何教授，这次我恐怕真的不行了！"当时，听者都感慨万千！再坚强的人，碰到此类窘境，都会这样！好在经过中西医积极纠治后，虚惊一场，他后来恢复得不错。其实，即使是够坚强、够理性的人，重大创伤之际，潜意识里还是会留下印迹的！所以，癌源性心理危机值得充分重视，能否进行有效干预，常常决定了能否控制癌魔并帮助患者走出困境，走向康复。

可以说，获悉自己患了癌，几乎人人会坠入心理危机状态。能否做出有效干预，常常决定其预后等。

（二）心理危机：癌源性的，不同于一般性的

癌源性心理危机既与一般心理危机有相同之处，也有不同之点。其不同点，主要体现在两大方面：

1. 一般性心理危机的"应激源"很快会消失

如地震，尽管可能还有余震，但过去就过去了，很多人或许记忆里有痕迹，但是源头已过去了。除非特殊情景诱发，一般不会陷入其间。但癌源性的则不一样，应激源是内生性的，活生生地发生在体内的，短期内难以消失。而且，与中风等疾病的应激源也不一样，中风等过去后，某种程度上可以控制病情。癌源性的则是身体内细胞病变，自身无法控制其复发转移。故癌源性的应激源是持久存在的，和一般自然灾害的应激源很快会消失的不一样。对此，应引起高度重视。

2. 一般性的心理危机，只有在特殊情境下才会被唤起

如经历了唐山大地震者，只要再一提及"地震"两个字，就会联想起可怕的情景。但这只是在特定情境之中容易被唤起！而癌源性患者则在各种情境中都容易唤起其潜意识里的恐惧情结，且其持续时间常可很久，很多情景下都会触景生情，诱发心理危机。

（三）癌源性心理危机的急慢性之分

癌源性心理危机又可进一步区分出急性和慢性两大类型，需要不太相同的应对策略。

所谓癌源性急性心理危机，几乎所有的癌症患者都经历过，确诊之后瞬间出现急性心理危机，治疗两三个月后得知治疗效果不佳，或复发转移等，也会出现。这就是急性心理危机。

所谓癌源性慢性心理危机，更需要引起重视。现在临床上，几乎反反复复来看病、忐忑不安的癌患者，大都正处于一种慢性心理危机状态，就是经过一段痛苦、漫长的治疗后，他越来越清楚自己的病情，情况不见好转，或没有达到他心里的理想状态，从而陷入了危机状态，且难以自拔。临床上，癌源性慢性心理危机同样需要注意，且更需要加强心理纠治。这也折射出临床智慧之光。

四、癌源性急性心理危机的干预

首先要强调，作为临床肿瘤科医师及癌症患者家属，需注意要尽可能消解或防范癌源性急性心理危机。当然，最好的是能让当事人尽可能不进入心理危机状态，或者说让他不至于如此严重。在我们看来，这首先涉及如何"告知"的技巧。

（一）防范：始自于合理"告知"

20 世纪 80 年代，随着人权意识的高涨，癌患者的知情同意问题提上了议事日程。90 年代起，我们接待的数百位海外肿瘤患者，几乎都在第一时间被海外医师全盘告知自己患癌实情。同时，国内也有医院试行肿瘤告知制度，并引起一些争论。为此，我们进行了有一定规模的临床调查，涉及当事人（海内外患者）及家属等，而且，即刻感受及事后回想等都兼顾了。具体情况在《现代中医肿瘤学》（2005 年）这本国家级规划教材中有所体现。结论是：癌患者的知情同意问题需兼顾中国具体国情，并不主张盲从西方潮流，强调患者"知情权"而草率全盘告知，需把有利于患者生存这一最大"人权"放在第一位。并据此提出"适当告知"原则，这结论与我们临床长期实施的方法吻合。而且，3 年后（2008 年）的中华医学会医学伦理学会年会上也推出十分类似的指导意见。"适当告知"原则往往能够巧妙地规避山洪暴发般的癌源性急性心理危机顷刻爆发。

（二）知情同意的要点："适当告知"

上述"适当告知"原则简单表达，就是"在适当的时候，以适当的方式，告诉他（她）适当的部分"。

也许，有人会说，这不叫原则，这是中国人的圆滑。我们接受这种批驳，认为这是中国人的智慧与辩证法。因为学者们强调的原则与权利，无论如何也不应该驾凌于癌患者及其家属的切身利益之上。在患者及家属看来，生存是他们第一位的最大利益。在中国这块土地上，传统观念中，癌症还是近似地等同于死亡。加上中国传统文化中，素来宗教根基不深厚，没有像西方基督教、天主教，中东伊斯兰教教徒从容面对死亡的主导性宗教精神。人们总是宁可赖活着，也不愿见到死亡，考虑死亡，且极度恐惧死亡。因此，在这种文化氛围中，知情权应让位于生存权。而往往正是高度恐惧将要死亡的惊慌失措，迅捷诱发了癌源性急性心理危机。

也许，有人会说："那么，干脆不告知不是更好!"对此，我们并不赞同。因为癌的治疗是个痛苦的持续过程。特别是创伤性治疗（化疗/放疗等）。没有患者的全力配合，很难顺利实施下去。即便是中医药治疗，又苦又涩的汤药加片剂成药，患者不是吃一两个月，而是以年为单位，没有患者的坚持，也殊难巩固。因此，除了高龄老人患者，一般患者我们认为完全的保密性治疗显然无益于患者康复，会对他的生存产生不利后果。而上述主张实施 40 余年来，效果良好。

（三）适当时候、适当方式，告知适当部分

具体而言，本原则细化如下：

所谓"适当时候"，指对那些家属同意告知（老年患者一般除外），本人的各方面情况也能接受这一噩讯的对象，一般在接受治疗三四个月后，可让其知道部分病情，这是基于 3 个考虑：①从生病不适，怀疑生癌到这时，已过了 3 个月，生癌这个应激源有可能引起的心理休克期已过了。即使部分获知，患者情绪波动也不会很大了，对治疗不会产生太大的负面影响。②这时一般手术已完，化疗开始，患者需要接受几近残酷的治疗，没有一定的心理准备，很难积极配合。③这时，患者一般也已有了接受这一坏消息的心理准备了，三四个月的到处奔波寻医治疗，他们心里也开始平静些了。因此，这时候，部分告知，弊端最小，得益颇大。

所谓"适当方式"，是指根据当事人的文化水准、年龄、政

治社会地位等不同，以不同方式，让其获知。一般不主张直截了当而直白地陈诉。对许多文化层次一般的患者，以暗示或比喻的方式方法也许更好；对有一定地位或文化层次的患者，以讨论病情，分析案例的方式，也许更好。与此同时，一定要辅以正面的、成功的实例，积极予以鼓励，让其获知真实病情同时，燃起战胜病魔的强烈意愿。

所谓"适当部分"，即不一定要和盘托出，可适当保留部分病情。比如说，对于一个晚期转移的患者，转移部分不一定要明示，甚至应有所隐瞒；对于一个恶性程度很高（如胃印戒细胞癌肝转移、胰腺癌肝转移等）的患者，就不一定要明确提及后面情况，可以留待以后逐步再提及。

同时，告知时应根据对象的特点，对敏感型或情绪不稳定的妇女，以及老年肿瘤患者等，"告知"得越少越好。

对摄生不谨，生活粗线条，大大咧咧的男性，则宜较充分地告知，并不时提醒，因为许多男性容易好了伤疤忘了痛，难以坚持治疗。

（四）"适当告知"的实施要旨

有一点必须强调，"知情同意"必须在良好的医患关系前提下，与患者家属充分沟通，互相密切配合的情形中，才能得到很好的实施。否则，很容易事与愿违，不利于治疗的顺利进行和患者的有效康复。

上述做法的目的是：首先让患者尽可能有一个延后的心理反应准备。一般来说，晚点知道确切情况对于稳定患者的心理更有利些。

然后，尽量稀释或者淡化这些信息的严重性。

在我们看来，其实，临床上只有不超过 5% 的癌症处于快速进展期，癌症发展表现为山崩地裂、山洪暴发状；其中，15%～25% 的癌症可能属缓慢进展型，是可以完全或基本控制的。

有时，需要善意的隐瞒，而且要巧妙。也要注意，所谓"稀释"，并不是完全隐瞒，完全不告知。

（五）ABC 法的化裁运用

前已述及，心理危机干预有 ABC 法。简单归纳：A. 心理急救，稳定情绪；B. 行为调整；C. 认知纠正。对于癌源性急性心理危机患者，也可以参考上述方法，加以干预。

1. 给予支持（A）

心理危机干预中的"心理急救，稳定情绪"，联系到癌源性急性心理危机患者，就是应该运用多种方法给予"心理支持"。

我们经常会介绍康复不错且十分阳光的老患者给新患者做朋友。这就是"社会支持"系统。癌患者最需要的不是"说教"，不是领导去看他，最需要的是有和他同样经历人的榜样力量；包括家庭支持等。

家庭成员这时候无论如何要减少刺激，学会忍让，子女要多听话，给予温暖。然而对于中老年人，也许第三代孩子更重要，更能让他们宽慰，心理宁静。

社会支持方面可调动的还有单位，可以给予适当经济补助之类。但我们并不主张同事频繁探望。有个患者，是位非常著名的古筝作家，现中医药控制得不错。当时病情很重，世界各地都有人拿着录音机去看望他，帮他记录、整理。不用多说，他心里就很明白了：自己不行了，大家都来抢救遗产了。因此，有一段时间情绪特别低落。所以，这时探望并不是越多越好。

医师及家属则要鼓励患者多交流，前提是患者愿意交流，我们通常会请老患者给新患者一个电话。肿瘤患者最痛苦的是晚上临睡前这个时间，人少了，静下来后，疼痛发作了，患者会越想越疼，越疼越可怕，焦虑难免加剧。这时，如果能有一通电话给他以鼓励，常能有不错效果。

要特别强调：对于癌患者，基本人性要求人们"不抛弃""不放弃"，对家人来说，哪怕患者是姑息治疗了，都应该给予他充分而真诚的支持。

2. 行为调整（B）

要善于对患者进行行为调整，安排合理的治疗及生活方式等，包括配合松弛疗法、正念疗法等心理疗法。

有位老患者告诉我们说："自从生了乳腺癌后一直睡不好，想睡但特别恐惧，又特别烦。"我们追问她生活方式，其实她的乳腺癌已临床康复，并恢复工作，是一家企业的营销副总。她说她因为睡不着，每天临睡前都要在电脑上打开公司的报表仔细再看看。往往是看了以后，更睡不着。我们给了她一套方案，其中一条就是告诉她：临睡前千万不要再看报表了，因为销售成绩不管好不好都会使她兴奋，不利于睡眠，不妨上午看。就这个生活方式的调整，让她严重的失眠症状有了明显的缓解，再配合一些药物等，她康复得十分理想。

3. 认知调整（C）

为什么癌患者易陷入心理危机，是因为恐惧，而恐惧又是因为对癌一知半解，认为癌太可怕了；所以，首先要纠正他们的认知。我们提出了"癌症只是慢性病"，现在在世界范围已成为共识，包括晚期癌症、转移性癌症等也都可以让它转化为慢性病。这观点应该普及，让患者及芸芸众生广为接受，接受且理解了，认知调整了，才能从容应对，才能消解许多危机状态。

五、癌源性慢性心理危机的干预

所谓癌源性慢性心理危机，指并非刚刚确诊发现，也非刚刚获悉得知，而是生病（患癌）日久，或曾有过治愈追求及希望的，却因种种因素，陷入了长期的久治不愈，甚至未见改善，或还有加重之势；或一度康复后又发现复发转移征兆的。其实，不仅癌，包括很多其他类别的慢性病、难治性疾病等都存在着慢性心理危机。癌源性慢性心理危机也很值得重视。消解其慢性心理危机，常可助其长期有质量地带癌生存着，这也不失为一种不错的结局。

（一）癌源性慢性心理危机的分类

癌源性慢性心理危机也可分为两类：一类真的到绝对晚期，只能进入姑息治疗了。这时，最好的是晚期临终关怀。另一类是病态虽不乐观，但暂时还不会危及生命，应对措施得当，还可以有较长期的生存。

在这里，我们讨论的只是后者。

对此，我们首先强调：今天的观念必须改变！慢性病不应该再讲"治愈"，而只讲"控制"。所谓控制，是指帮助患者较长期地活着。很多慢性心理危机就是因为自己把目标定得太高，一心想治愈，所以就麻烦了。对于这类患者，应该给予充分重视。在进行合理适度医疗配合的同时，应进行有效的心理干预。

（二）慢性心理危机的干预要点

癌源性慢性心理危机的干预有下述要点，且要点对于其他一些进入危机状态的慢性、难治性疾病等也都有参照意义：

1. 调整希望目标

慢性心理危机往往与希望目标过高有着某种关联性。一心想彻底解决问题、彻底治愈疾病（包括癌症），一旦达不到目标，往往就陷入危机境地！其实，这是目标设置得不现实。应以充分事实告诉当事人（患者）：现在癌治疗的目的，已从过去的治愈，转向有效控制，或者说是基本控制它的病情发展，能够基本稳定，长期活着，就算成功了。

其实，临床上很多慢性晚期及一些难治性病症等，都有类似情况。期望目标的调整，对于这些患者走出慢性心理危机状态，非常关键。

2. 榜样效应

慢性心理危机干预还有很重要的一点是榜样效应，让患者向走出困境的康复者学习，这就是示范疗法。在我们几十年的临床经验中，几乎所有的慢性及难治性病症（包括难治性癌）等，都有康复得不错，或者优哉游哉活着者，因此，善以他们为示范和指引，常有很好的榜样效应。

3. 指明路在何方

再者，需指明路在何方。患者下一步该如何治疗？应该给出明确建议或指导。对此，应注重综合调整，适当控制节奏。《黄帝内经》所言"告知以其败，语之以其善"，指的就是这个。这对于帮助已陷入癌源性慢性心理危机者来说，常常非常重要。

4. 帮助设定最低目标

善于帮助患者设定近期的最低目标，是处于慢性心理危机状态癌症患者心理干预的要点之一。比如，有些骨转移的患者，近期目标可以设定为不造成新的损伤，不加重损伤，疼痛有所缓解，让患者容易看到有了希望，有了可实现的短期目标，就可以激发出其内在求生的强大动力，有了生存下去的动力，就有可能创造奇迹。这是对癌源性慢性心理危机患者干预的非常重要的一个方面。

5. 帮助理解生命意义

最后，对确已进入姑息期的晚期患者，应该帮助他理解生命的意义。应该告诉他：生死为自然规律，谁都不能避免终点的到来。但是，可以追求有尊严的、体面的生命之结束！做些有必要的安排。这些，牵涉到姑息治疗的临终关怀，在此不做进一步展开。对于有文化素养者，可以介绍他看美国名著《相约星期二》，也可以看看何裕民教授所著的《大病之后才明白》，都很有启发。

6. 尽可能帮其消解痛苦症状

不管怎样，积极主动地帮助患者消解痛苦症状也很重要。这类患者往往伴有失眠、焦虑、疼痛、低热、纳呆等，适当地用些中西医药等，尽可能改善能够改善的症状，非常重要。这个要点《黄帝内经》在两千多年前就已提出来了："告之以其败，语之以其善，导之以其所变，开之以其所苦。"明确指出：既要分析危险所在，也要告诉他出路何在，然后帮助他解决心理问题和种种躯体不适，包括帮助消解各种令其不安的症状等。当然，对于晚期患者而言，不是所有痛苦症状都能消除。这时候，需要客观些，不可以给人空头支票。否则，患者会更加失望。这就是慢性心理危机的干预要点。

六、癌源性心理危机的干预技巧

癌源性心理危机是有一些干预技巧的。

（一）形式宜轻松自然，不可以说教式的

形式宜轻松自然，不要用说教式的，且不可以不疼不痒的，最好能够在不经意中对患者起到作用。比如，临床上，我们圆桌诊疗上常以不经意的方式与患者沟通，这样使他们更容易接受，因为此时他们的心理防御机制尚未启动。

（二）必须前后口径一致

干预的口径要一致，特别是在医院里，牵涉到医师、护士、药师及很多相关部门，要保证患者从医护人员中获得的信息是统一的，自然的，而不是矛盾的，这点非常重要。

（三）讲究在不经意中透露出最有意义的信息

讲究在不经意中透露出最有意义的信息，因为这时候患者没有启动心理防御机制，在不经意中获得的资讯，容易获得他的认同和接受。

（四）善于寻找同盟军支持

这个同盟军可以是老患者，包括癌友俱乐部等，也可以找

相应公益机构、网络、书籍等进行支持。

（五）讲究全天候

可以动员医院科室力量，或者借助助手，患者家属及亲朋好友等多方面全天候的支持。

其他还有很多值得重视的方面，比如，当地有癌友组织的，建议他积极参与，以期在社会交往中，获取正性能量。

癌源性的心理危机干预，是一门技术，也是一种技巧，更是一门艺术。掌握以后不仅可以显著提升疗效，更有助于协调医患关系，克服癌治疗中难以避免的险滩陷阱，从而有助于患者更好地走向康复。

因此，这些也是智慧治癌的重要组成部分，但却是人们往往忽略的环节。

七、癌症心理治疗十八法

这是何裕民教授40年肿瘤临床诊治数万例癌症患者后，总结出的一套针对中国癌症患者及抑郁症患者的心理疗法，又称"纾解抑郁疗法"。主要采用集体心理治疗方式，借助癌症康复营、康复讲座、公共媒体等形式，将治疗理念传递给患者，并组织患者相互对照、互相激励、共同改进，以集体方式来纾解压力，走出抑郁，改善心身状态，且强调需持之以恒。此疗法颇有影响，已列入《中华医学百科全书·中医心理学》正文之中，为人们所瞩目，被认为适用于一般癌症患者的情绪调整及部分抑郁症患者的纠治。

现代城市癌症患者中，很大一部分属于性急、要强、追求完美、事必躬亲，且事事谨慎，兼有焦虑或抑郁等情感偏差者。癌症与抑郁症患者也有类似之处。对他们的治疗，何裕民教授强调首先要从心理纠治做起，康复也是从心理康复开始。故强调"从'心'治癌"。而要真正做到心身康复与社会适应良好，癌症患者就必须注意学会及时释放压力，走出抑郁；并逐步稳定心理与情绪；借久而久之的持续努力，最终达到优化个性及形成良好生活方式的目的。

此疗法有以下这些要点：

（一）换一种方法思考

认知决定态度，态度决定行为。要认识到生活中不是所有的事都非常重要，都必须认真对待，非达完美不可的。其实，人所遇到的事，只有 5％ 是非常重要或紧迫的；15％～25％ 是比较重要或紧迫；余下的多不如人们想象的那么重要和紧迫。若事事认真，势必长期在重压下而心身疲惫，甚至思维及情感功能紊乱，终致患病。而所有事务中，没有比自身健康更重要的了。因此，敦促患者必须换一种方法思考，改变认知、态度与自身行为。

（二）不做无谓的联想

许多癌症和抑郁症患者存在着错误的思维模式，喜欢做无谓的联想，习惯于"如果……结果必定……"，且总是拘泥于联想的消极后果。其实，许多事情的后果并非想象的那么严重，有些恶果是人们错误联想的后续结果。若从容应对，反倒能够柳暗花明天地宽。故敦促患者记住古谚："车到山前必有路""船到桥头自然直"。

无谓联想的心理学启动因素是恐惧与焦虑。有时，索性把最坏的结果想明白了，也就敢于直面恐惧，消解焦虑了。可以让患者经常反问自己："我到底怕什么呢？""如果这件事发生了，最坏的结果又会是什么呢？"然后写下自己下意识的想法。许多患者会突然发现："哦！原来不过如此！"恐惧也就不消自灭了。

（三）"难得糊涂"——有时"糊涂"更好

追求完美，过分较真是许多心身障碍及心身病症（包括癌症）患者的心理源头，这在女性及知识分子中尤其明显。故强调"有时'糊涂'反而更好"。尽管"阿Q"是鲁迅笔下的丑角，但现实生活中，"阿Q"性格者，很少生癌或患抑郁焦虑。因此，善于自我宽心安慰未尝不可。至少，可以平衡一下心理，稳定自己的情绪。

（四）勇于承认和面对现实

许多人耿耿于怀，认为自己为人做事都很在理，为什么会生这个病？上帝对自己太不公正了！或后悔埋怨于某些人或某些往事。其实，对所有人来说，生病（生癌）是大概率事件，也许只是早晚的事。应看作人生旅途的一道坎，一场考验。承认它，并勇于跨过去，才是正途。

（五）活在当下

告诫癌症和抑郁症患者，应学会活在当下，且珍惜它，并学会设置自己近期最低的生活目标；短期为宜，不断追求短期最低目标的实现；然后不断延伸，不断攀高，越攀越高，就是越来越成功，也就是生命长度的有效延伸。

（六）学会及时释放压力

告诫患者，应善于及时表达情感、宣泄郁闷、释放压抑，这是维护心身健康的核心举措之一。如此，不仅有助于走出抑郁，而且可帮助更好地适应社会生活。明代著名医学家张介宾就说过："随怒随消者，未必致病！"

（七）学会放慢节奏，享受生活

快节奏、性子急、脾气躁，是一些具有不良生活行为患者的共性问题。许多生活在重压下的抑郁症或癌症患者，经常只知孜孜不倦于快节奏工作，不会自我松弛。其实，生病了或健康有了偏差，自然法则已给了充足的理由：放慢生活节奏，学会享受生活，何乐而不为呢？

（八）培养多种兴趣爱好

需告诉患者，可以培养多种兴趣爱好，如种花养鸟、书法绘画等，这都有助于释放压力、压抑及心身内在潜能。如此，可解郁悦情，陶冶情性，稳定情绪；久而久之，还可以很好地优化个性。

（九）多结交朋友，善于取得有效的"社会支持"

社会支持度越高，情绪越容易稳定；即使有严重的心理应激，也容易消解。即便患了癌症，社会支持度高，康复的概率就增加，复发的可能性则明显降低，更容易走向心身健康。

（十）善于及时表达情感，宣泄郁闷

这是释放压力，走出抑郁，维护健康心理的重要一环。它对男性尤其重要。男性健康状态总体不如女性（包括期望寿命等），罹患癌症及许多常见病的比率比女性高。这有多重因素，其中，男性被习俗文化塑造成男儿有泪不轻弹，不可以唠唠叨叨；而女性喜欢唠叨，唠叨的同时，既是寻求支持，又可借以及时倾诉和宣泄。善于及时表达情感，学会倾诉，是释放压力的重要途径。

（十一）读好书

建议患者常读些好书，有助于改变认知，愉悦情性，提高心理素质与优化个性，大儒朱熹就有此倡导。至少，可帮助消解抑郁，稳定情绪。

（十二）学会给他人宽松，他人将会回报你"松弛"

许多人之所以抑郁，往往是过分追求完满，对自己与他人的要求太高，以至于心身疲惫不堪，终至健康出现问题。因此，须学会给人宽松（包括对下属、同事、家人、孩子等）；如此久之，他人将会回馈你"松弛"氛围。生活在宽松氛围里，心身就容易康宁稳定。

（十三）了解心身的周期性变化规律

人的情绪、心理、体力（包括睡眠等）会有周期性变化。

低落或心身疲惫时应告诫自己：这只是暂时的，很快就会走出"谷底"；千万别一蹶不振，不断消极地暗示自己。这时，最好的方法是做点容易成功的事，借此以激励自己。

（十四）注重（人文/自然）环境保护

环境是每个人赖以生存的空间。注重维护良好的环境，包括努力优化办公室等的人文小环境等，都有维护心身健康和防癌促康复之积极功效。而且，环境是你我共享的。潜在地伤及了他人，意味着自身也有可能被加害。因此，维护良好的人文/自然小环境，是公民的基本健康素养，也可使自己愉快而健康地享受生活，尽享天年。

（十五）适当改善生活/工作环境

必要时，可遵循环境疗法之意，脱离原工作岗位或环境一段时间，或改善自我的生活环境及生活节奏等。

（十六）善于借助饮食疗法愉悦情性

如常饮绿茶等，是个好习惯，有解郁防癌、愉悦心身之效；常食用坚果（如松仁、腰果等）也有着较好的保健功效。

（十七）适当做户外活动

可从多方面改善以脑力为主的现代都市人的功能失调，稳定其"内环境"，调节其情绪，并有间接的抗抑郁及防癌之效；户外活动还有助于控制体重，消耗能量并有助于松解压力与紧张，调节心身平衡。

（十八）秋冬季多晒太阳

这有着多方面保健防癌功效，且简单易行。

多年实践证明，此癌症心理治疗十八法对于患者纾解抑郁，成功康复常有促进之功，而且对于各个阶段的癌症患者都有纠治意义。

总之，不断增多的证据和涉及不同环节的研究结果，促使人们确信癌症属于心身相关性病症。因此，欲智慧地防治癌症，必须兼顾心身互动这层因素，且卓有成就地进行纠治及调整，才能事半功倍，取得佳效。

6

癌性难治性症状的
调控技巧

辨证察脉，造道人妙，如庖丁解牛。

——文天祥《金匮歌序》

癌症之难治，很大程度在于与癌相伴的有些症状顽固而错综，很难用常规方法加以控制；或即便短期控制了，也很容易再次复发。因此，能否有效调控这类癌性难治性症状，往往是纠治癌症成功与否的关键措施，成功则可令患者信心倍增，从而改变消极负面的心境情绪，有助于更好地康复。这也可充分体现治疗者的临床水准、经验、技巧及智慧等。

　　这类症状大致可以分成两大类，我们分别讨论。

　　首先讨论威胁生命的难治性症状。

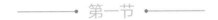

―――――― • 第一节 • ――――――

威胁生命的癌性难治性症状

　　癌症临床上，这类难治性症状很常见。但往往并不是新近高科技所关注的，因为就普遍意义而言，其出现概率并不是很高，且各种症状之间共性特点不多，不足以引起研究者及开发商的兴趣。因此，如何解决，就成为横亘在患者康复过程中的最难对付的拦路虎。在我们看来，欲调控这类难治性症状，需突破常规，创用新法；其次，强调综合多种方法，土法洋法，西药中药，内服外敷，不一而足；再者，一旦有效果，不宜轻易停用，须长期持久巩固，但可改为相对温和之法。

　　这些，既是我们 40 余年的经验之谈，又符合中医学的标本缓急之治则。

一、癌性胸腔积液/腹水

　　这是指机体内产生的液体异常地积聚在胸/腹腔内。除原发性脑瘤和四肢肿瘤外，几乎所有的癌均可引起胸腔积液/腹水。肺癌最易引起胸腔积液；其次，为乳腺癌和淋巴瘤；第三，肝癌（特别是有肝硬化基础的）等也很容易引起腹水；再次，为卵巢癌、胃癌、结肠癌等。其组织类型中腺癌为多见。

一般认为，癌症患者出现胸腔积液/腹水（特别是血性的），多提示预后不佳。其实，并不尽然。

（一）癌性胸腔积液

胸腔积液，中医学称"悬饮"，与肺、脾、肾三脏及三焦气化异常关系最密切。肺之通调涩滞，脾之转输无权，肾之蒸化失职，三者互为影响，遂水液停积为饮。癌性胸腔积液则是其中最麻烦者。一般可以与原发癌同时发生或在其后发生，少数患者可以胸腔积液为首发症状。少量的胸腔积液或起病缓慢时可无明显症状；缓慢增长的中等量积液，活动后常出现气急、心悸等；进展迅速或大量积液时，患者常有明显的呼吸困难、胸闷及心动过速，有些患者可伴有咳嗽、胸痛，以及纳差、乏力等全身症状，病情往往在短期内恶化。

其体征为呼吸急促，胸廓扩张受限，肋间隙饱满；有时胸壁水肿，语颤降低，叩诊浊音，听诊呼吸音减弱或消失，单侧大量胸腔积液常有纵隔移位，气管偏移。

X线胸片、CT、MRI（磁共振）及B超等都有助于发现。

而对胸腔积液穿刺液的检测，则有助于明确其性质。

对此病症的纠治，可借助中西医综合方法及手段。

首先是中医药的内服辨证论治。临床上，我们常常按照中医学思路，辨别出两大类型：饮停胸胁与肺肾两虚，分别处置。其中，主症为咳嗽牵引胸部胀闷、两胁疼痛，转侧时疼痛加重；或咳逆喘促不能平卧，或仅能偏卧于停饮一侧，病侧胸廓隆起；苔常白腻或厚腻者，多为前者（饮停胸胁），宜峻泻逐水，消痰祛饮；方可用十枣汤（或控涎丹）合葶苈大枣泻肺汤加减；一般我们常用大剂量桑白皮加以车前子、葶苈子等；并适当辅以宣肺化痰之剂，如炙麻黄、桔梗等。其次，病程较久者，症见胸胁胀满、咳喘息促、咳声低微、痰多色白，甚则面目浮肿，不能平卧，面青肢冷，神疲汗出，舌淡苔白厚者，属肺肾两虚，宜温补肺肾法，可用真武汤合葶苈大枣泻肺汤加减；必要时，常常重用附子、肉桂等。

这类患者，由于久病且缺氧等，大都胃口欠佳，因此，长时期服用中医药，恐耐受性较差。而且，仅凭内服，力所不逮，故我们常重用外敷一法。有时候，外敷成为胸腔积液的主要治疗手段。这是我们长期肿瘤临床实践中所屡创佳效的良法，用于胸腔积液则常以温阳宣肺、行气利水方药加减。但需要分出寒热：有些胸腔积液时间已久，偏寒性；有些伴有炎症，兼热性。

具体方法：将药粉打成细粉，最好能超过 120 目，放入细密纱布袋中，药粉摊开，面积尽量大一些，将布袋系于胸背部，敷用的时间尽量要长，一般 3 日换一包药。对于病情较重者，可同时取 2 包药粉，一包干敷如上；另一包以热水调成稠糊状，放于纱布袋中，敷于患处，每次湿敷 3 小时左右，让皮肤休息 1 小时然后换干敷，间隔 3～4 小时后再湿敷，如此交替使用，每天湿敷不超过 2 次。我们用此法治疗胸腔积液患者上千例，取得了不俗的疗效。

与此同时，可酌情配合中成药，如十枣丸等，每次 1 丸；症状改善可以减量。也可以索方自制，取芫花、大戟、甘遂等适量，研成细末，用新鲜枣泥和药。如果胸腔积液甚者，可酌情加用利尿剂等。用利尿剂时，当注意电解质平衡等问题。

胸腔积液患者，控制感染、化痰、宣肺等配合措施应当不时地用上，必要时也可以吸吸氧。同时，注意环境湿度与温度等，并力戒感冒、感染，以免加重症情。

案例：陈姓女子，安徽籍，2015年就诊，发现肺癌，有胸腔积液，被确诊为肺腺癌。开始用靶向药易瑞沙，有一定效果，但胸腔积液始终不退，B超示有7～8 cm积液，躺平时很难受，睡觉没法转身。抽过一次胸腔积液，一周后又见。遂以中药内服为主，配合宣肺利水的外敷方，以利水2号方为主。患者用后当晚即觉得松了点，气不再那么急了，能躺平；一星期后B超检查，胸腔积液减少了2 cm。两个月后，CT复查，仅变成厚厚的胸膜粘连，1.5～2 cm厚，积液已不见。来年夏天，因外敷不舒服，出汗，遂停用，约半个月胸腔积液又长出来了。再用外敷，仍能够改善症状。最后，此患者配合西医的靶向药物（先是易瑞沙，后是泰瑞沙），一直用中医药内服外敷，非常稳定。至今活得滋滋润润，效果相当不错。

（二）癌性心包积液

癌性的心包积液，指心包内液体过度积聚，超过50 mL，也是癌症患者晚期常见并发症。虽不如胸腔积液那么常见，但也时有所见。

X线胸片、CT、MRI及B超等都可帮助确诊。还可以在超声引导下穿刺取积液样本做检查，以确定其性质及可能的来源等。

一旦出现恶性心包积液，常严重影响患者生活质量，并可因心脏压塞导致患者在短期内猝死。它既可能源自心脏原发性癌症或继发性癌症（最常见的是肺癌），也可以因化疗药物的严重伤损所致。其常见症状为呼吸困难、胸痛、憋闷、端坐呼吸、乏力、背部重沉、行动困难等。中医学对其解释类同于上述胸腔积液，临床也可以分成饮停胸胁、肺肾两虚等，有的则属于寒气凌心（又称水气凌心），症见气短、严重浮肿、心悸等。此症可参见上述胸水之内服方法。如果寒气凌心明显、心悸、水肿严重，可酌情配伍真武汤和苓桂术甘汤等，同时，可加大剂量用附子等。

临床上，这类患者治疗难度明显大于恶性胸腔积液。我们善于重用外敷一法，有时效如桴鼓。因此，外敷对于癌性心包积液，常常是主要手段。我们每以温阳宣肺、行气利水方药为主，重用散寒之药，如附子、川草乌、肉桂枝等。

癌性心包积液没有热证，均为寒证，且大多胸腔积液时间已久，寒性甚，故需大剂量用温阳利水之品。

具体方法可参见上述的胸腔积液内容。其外敷时最好对准左肩胛骨后，且范围稍微大一些，以利于直接作用于病变部位。

临床上，我们诊疗过不少心包积液者。很多老年妇女，原本偏胖，有心脏病者，化疗几次后常常胸憋闷，一查，心包大量积液。此时，可先辨证论治，内服为主。如果一两周不见改善，可以加用外敷方法。

案例：董女士，安徽铜陵人，48 岁。患恶性大 B 细胞淋巴瘤，反复发作过多次，每次都能够化疗控制。2016 年秋因为感冒，发现又复发了，再上化疗。患者出现心衰，憋气，没法动弹，进一步查体，大量心包积液，抽了一次，短期缓解；很快又见憋气，再一查，心包积液更甚，主治医师不敢再抽了，也不敢上化疗，建议到上级医院求治。其先生从铜陵赶来求救，患者则有生命危险而不敢远行。根据描述及舌苔照片，判为阳微阴甚，水气凌心，命门火衰。遂以真武汤和苓桂术甘汤，重用附子、肉桂等；同时配合外敷法，除一般的利水剂外，大剂量用川乌、草乌等，但要求打成超过 120 目的细粉。2 周后患者亲自来上海会诊，述说症状大为缓解，心包积液从原本底部接近 2.8 cm，减少到 1.6 cm。此时，建议在中医药配合下，补上两三次化疗。同时要求自我感觉良好时，也需配合中医药。现在患者病情稳定，已 54 岁，各方面情况都不错。

（三）癌性腹水

腹水，中医称之为"臌胀"，因癌症引起的称为癌性腹水，其要错综得多。一般认为，其机制为积聚日久，湿热或寒湿停聚中焦，久则肝脾俱伤，气血凝滞，脉络瘀结，升降失常，终至肝、脾、肾三脏俱病而成臌胀。

癌性腹水可迅速发生或缓慢出现，但通常进展均较快。在腹水量较少时，或起病初期，患者可无自觉症状；或为原发癌症表现所掩盖而不被注意，仅在超声检查中偶尔被发现。当腹水量增加到一定程度时，由于腹膜被牵拉而出现腹胀及轻微腹痛，可能发现腹围增加等症状。

原发癌灶隐匿者，可以腹水为首发症状。甚至长时间或始终找不到原发病灶。

腹水增长较快或大量腹水时，患者可出现呼吸困难，此系膈肌上抬所致。

腹水压迫胃肠道时，可引起恶心、呕吐、食欲不振、饱胀感等。

大量腹水压迫静脉及淋巴系统时，患者常有下肢水肿。

晚期患者可出现尿少、血压降低等，这常是濒临死亡之信号。

引发癌性腹水的因素很多，肝癌、卵巢癌、胆管/胆囊癌、胃癌、壶腹部癌肿等，及其他部位恶性肿瘤化疗后导致严重肝损、门静脉高压者都可出现癌性腹水。癌性腹水的体征一般比较明显：腹部隆起；发病隐匿者平卧时可扪及肿块，腹部有时会有压痛、反跳痛；叩诊有移动性浊音；腹膜继发感染时有腹痛、发热等。有经验的医师腹部触诊时，即可发现。

X线胸片、CT、MRI、B超等都可帮助确诊。还可以做穿刺液的检测，以明确腹水的性质及来源等，以利于进一步采取纠治措施。

对此病症的纠治，可借助中西医的综合方法及手段。

首先是中医药的内服辨证论治。

临床上，我们常常按照中医学思路，常辨别（腹水）之寒湿困脾、湿热蕴结、中焦气湿交滞、脾肾阳虚等亚型，分别论治。

腹水症见腹大胀满，按之如囊裹水，甚则颜面微浮，下肢水肿，脘腹痞胀，得热稍舒，精神困倦，怯寒懒动，小便少，大便溏泻，舌苔白腻者，可辨为寒湿困脾；宜治以温中健脾、行气利水等，可选实脾饮为主方加减出入。

腹水症见腹大坚满，脘腹撑急，烦热口苦，渴不欲饮，小便赤涩，大便秘结或溏垢，舌边尖红，苔黄腻或兼灰黑；或有面目皮肤发黄（黄疸）者，属湿热蕴结；可治以清热利湿，攻下逐饮等；可选用中满分消丸合茵陈蒿汤等加减。

腹水见腹胀特别厉害，腹部按之紧绷，胀痛甚，下肢水肿明显，兼见胸膈痞闷、呕吐恶心、嗳气纳呆等，舌苔白腻者，可辨为中焦气湿交滞；宜治以行气化湿，消胀利水，健脾和胃等；可选用木香顺气丸为主，辅以健脾利水汤（《灵验良方汇编》）加减。

腹水见腹大胀满不舒，朝宽暮急（白昼缓解、傍晚加甚），面色苍黄，或呈㿠白，脘闷纳呆，且以畏寒怕冷症状突出，见神倦怯寒，肢冷或下肢水肿，小便短少不利，舌质胖淡紫等；属脾肾阳虚型，当以温补脾肾，驱寒行气，健脾利水为主；可选用附子理中丸合五苓散、济生肾气丸等方加减。

对于腹水者，也可用甘遂末，每次 0.5~1.0 g，装入胶囊吞服，每天 1 次，以配合使用；但体虚者须慎用。

对癌性腹水，除上述方法外，我们更以外敷为重要的治疗手段，甚至是主要手段，这是我们长期肿瘤临床实践中所屡创佳效的良法。具体操作可参见"癌性胸水"部分。癌性腹水的情况比较复杂，既可以气滞重（以腹胀为主），也可以水湿甚（以腹水/脚踝肿为主），更见阳虚厉害（腹部胀满严重），还常见恶性腹水，一般方法难以解决的——上述中焦气湿交滞及脾肾阳虚就颇难根治。此外，还往往伴发门静脉高压、回流受阻、肝肾功能不足等情况。因此，临床用的外敷药，我们就分成理气1号、理气2号、利水1号、利水2号等。因这些问题过分专业且复杂，只能简单介绍，具体细节没法在非专业教材中深入展开。

我们用此类方法治疗癌性腹水患者上千例，讲究辨证论治，包括辨证用外敷方药等，大都取得不错的疗效。

案例1：2006年4月，某晚期肝癌伴严重而顽固癌性腹水患者求诊，其原发灶切除后复发，几次介入后病灶未控制，并出现门静脉癌栓，严重腹水。初起利尿剂有效，现只能隔天抽腹水2000～3000 mL，苦不堪言。2天前刚抽过腹水，现又腹部膨隆、鼓胀，圆滚滚的，皮肤光亮，严重腹水。此时汤剂已无法服用，口服只能给予适当零毒抑瘤之剂。消解腹水则另辟蹊径，以外敷为主。一方面建议医院控制静脉输液量，适当纠正低蛋白血症；另一方面，大剂量温阳利水逐饮之剂，打成细末，干湿敷交替，敷于患者脐周，并适当加温。恐干敷远水不救近火，又予保留灌肠方，非腹特胀不用，借肠道排出秽浊，减轻腹水压力。两周后告知，这两周，仅放过一次腹水，不到2000 mL，患者甚感轻松，已能下床走动，每天晒太阳，腹水初步得到控制，遂加重内服调理剂配合之。（《癌症只是慢性病》，第3版，169页）。

案例2：余某，女士，49岁时腹胀甚，查出是卵巢浆液性囊腺癌，化疗后做了手术，术后又化疗多次，被认为临床稳定后，遂停止化疗。9个月后又见腹胀，一查，复发了，再次化疗中。但腹水不见消退，腹水及指标控制等均欠理想，遂寻求中医药配合诊疗。以上述原则，在辨证论治基础上，内服温阳利水、协调天癸、抑杀癌瘤为主之汤剂；同时辅以利水2号与理气2号合用，外敷以加强，大范围干敷脐周上下。据患者自述，用后两三天，腹胀症状缓解；半个月后查体，腹水有所消解，无特殊不适；考虑到患者属于复发，指标还不够理想，全身状态恢复良好，遂补了两次化疗，一切皆可。现已经数年，控制理想，未见有腹水、指标反弹等。

对于癌性胸腔积液、腹水及心包积液等，必要时需配合西医学的治疗。对此，因不属于本书讨论范围，遂从略。

二、癌性发热

发热是癌症患者的常见症状，有报道说约2/3癌症患者会在病程中伴有发热。有时，发热是癌症患者主要（甚至是唯一）症状，治疗上可能较为棘手。

导致癌症发热主要分非感染性和感染性发热两大类原因。感染性发热大都因癌症患者免疫功能低下，加上放化疗等所造成的骨髓抑制，使白细胞生成减少，或癌肿局部压迫、梗阻、坏死等，使患者合并感染而发热。这类患者，对症治疗是关键，我们强调中西医结合，一般不会特别困难。

非感染性发热大多属于癌性发热，系癌组织分解的代谢产物等原因引起的体温升高。在此，重点讨论"癌性发热"。

1. 癌性发热的机制

有关癌性发热的机制比较复杂，一般认为，可能是以下原因所致：①癌肿生长过于迅速，如血管生长跟不上肿瘤的生长；或由于血栓、癌栓堵塞血管，造成供血不足，部分肿瘤组织（尤其是中心）可以发生坏死；并激发白细胞释放内生性致热源，作用于中枢神经系统而出现发热。②肿瘤（颅脑）浸润或压迫体温调节中枢，使其功能失常而发热。③造血系统恶性肿瘤（如白血病），当细胞大量破坏时，可以释放出大量致热源性物质而发热。

此外，还有部分癌性发热原因不明，有待进一步探究。

中医学对癌性发热的机制解释，往往归之于内伤发热，常因气血阴阳亏虚，脏腑功能失调，郁而化火等。

癌性发热常见于癌症进展期，体内有着广泛的癌肿或癌细胞大量坏死；有时，它也可作为癌症的首发或唯一症状出现。

2. 癌性发热的临床表现

（1）间歇性发热。间歇期长短不一，热程或短或长，有的可达数月之久。

（2）热型以不规则热及弛张热为主，少数呈稽留热，大多在 37.5 ℃～38.5 ℃之间，偶可高达 40 ℃左右。

（3）发热期间中毒症状常不明显，畏寒及与发热相应的心动过速较为少见。

（4）尽管发热时间较长，但除消化系统肿瘤外，日常食欲等并无明显减退。

（5）对癌性发热，各种抗感染治疗常无效，用非甾体抗炎止痛药等可有效。

3. 癌性发热的中医治疗

癌性发热患者一般情况会以西医治疗为主，解决不了时才寻求中医配合。西医治疗通常会以抗感染、对症治疗（包括物理降温，如冷敷、酒精擦身，或药物退热等）、运用激素及针对病因治疗等为主，不重点展开。

癌性发热的中医治疗包括辨证论治用药、经验性用药及综合治疗等。

（1）辨证论治：癌性发热的中医辨证论治比较复杂，临床上常见有下列类型。

1）热毒炽盛：主要症状为高热，口苦咽干，烦渴欲饮，面赤心烦，大便秘结，小便黄短，舌质红，苔黄干等，但高热并无明显规律（一般发热大多是下午开始，癌性发热则不一定，常没有明显规律可循）；治以清热解毒，生津止渴；可用白虎汤合银翘散加减。我们临床用白虎汤合银翘散、白虎汤加人参汤，治疗了多例癌性发热者。有时，效果不错。

2）阳明腑实：自觉发热明显，常午后潮热，伴脘腹胀满，大便秘结，烦躁，舌红苔焦燥起芒刺等；其特点是腑气不通，大便坚硬困难。治以通腑泄热，排出宿便；可以小承气汤加减。但癌性发热患者当慎用芒硝——即不取大承气汤而用小承气汤之意所在。也就是说，需适度温和些，以免通下过度，不利于整个癌症的病情。

3）湿热蕴结：其发热没有规律，表现为身热不畅，汗出热不解，头昏重痛，脘腹痞满，纳呆呕恶，大便不爽，舌红苔黄腻厚等；这种情况临床比较常见，宜清化湿浊，透邪散热；可以甘露消毒饮加减，也可发热时小剂量配合消炎痛栓等。

4）阳虚而发热：见于体质已差，神疲倦怠，气短乏力，面色苍白，又见发热不退者，且往往伴有食欲不振，汗出恶风，头晕目眩等；此当补益为主，补虚益气，甘温除热；可以补中益气汤加减，必要时加大益气药剂量。此类证型往往较难纠治，须积极配合肿瘤之控制。

（2）中成药验方：

1）安宫牛黄丸：可用于癌症患者高热不退、烦躁、神情恍惚者；每次1丸，每天1次，温水送服。一旦发热有所控制，可每天半粒。此药不宜长用。

2）紫雪丹：可试用于癌性发热，高热烦躁、神志昏迷者。每次1丸，每日2次，温水送服。连续用两天无效，即停用。此药也不宜长用。

3）至宝丹：可试用于癌性发热，症见神昏、痰多气急、身热烦躁，舌绛、苔黄垢腻者；可每次1粒，每天2次，温水送服。

（3）经验方：对于癌性发热，我们的常用措施是全身辨证论治，重点零毒抑瘤以配合，在上述治疗基础上，酌加青蒿、地骨皮之类清透虚热之药。如热较明显，小剂量配合用吲哚美辛栓剂等，通常1/3粒起，纳肛，每天1～2次，一般绝不轻易用皮质激素等。通常，癌性发热可明显控制。随着全身治疗的起效，吲哚美辛栓剂半个月后即可逐步抽去。

吲哚美辛栓剂一般在发热前1小时左右纳肛，效果最佳。

如果这样还不能控制癌热，可酌加安宫牛黄丸或新癀片等。

如果患者属无根之火，汤剂中也可佐白虎汤意，加用生石膏、知母、生甘草等。须注意，考虑到石膏有可能伤胃，煎药时最好能宗仲景义，酌加粳米。

案例：李某，62岁，两年前确诊为左肺癌，倾向于腺癌，有抽烟史数十年，伴有胸痛等，化疗两次患者没法承受，且时有低热，后用靶药易瑞沙有效，症状缓解约两年。近又见咳嗽加重，易瑞沙已耐药，换用靶药奥希替尼。症状缓解不明显。求助于中医药配合。刻下：人明显消瘦，气喘甚，CT示左肺大量胸腔积液，咳嗽，没痰，时有无名高热，发热没有规律，或高或低，高时畏寒严重；伴情绪焦虑不安；脉细数，舌苔干，偏光红。属中医所谓的无名无根之火，虚阳浮越而发。配合以中医药方，取白虎加参汤意，重用生石膏，60 g，先煮水40分钟，去石膏，其药汁浸泡白虎汤中其他中药，并另外加用青蒿30 g。同时，宗张仲景之意，加入粳米数十粒，再煎煮30分钟，每天2次。生晒参每天8 g，另外隔水炖，可以炖服两次。与前述汤剂隔开几分钟饮用。其他治疗方法不变（包括靶药奥希替尼继续用）。第二天发热就见缓和，5剂后基本热退。此时，加用外敷方药，以配合消退胸腔积液。3周后复诊，精神明显好转，无名热已多日未见。巩固治疗同时，开始适当调小奥希替尼用量；后患者病情稳定。

三、癌性疼痛

癌性疼痛不仅是一个医学痼疾，也是一个社会学难题。世界卫生组织（WHO）曾于 1982 年提出"2000 年实现全世界无癌痛"的具体目标，遗憾的是，至今人们并未实现这目标。

1. 癌性疼痛常识

社会有一种误解，认为癌症患者一旦用止痛药物，尤其是可待因、吗啡等强效镇痛药，就说明已进入癌症"终末期"。这完全是误解。故许多癌症患者惧怕"终末期"而强忍疼痛折磨，拒绝使用止痛药，以至消耗体力，错失治疗好机会。其实，癌性疼痛很常见。据统计：癌症新发患者中有 62％伴疼痛。疼痛是癌症患者的常见症状，且疼痛严重程度与是否用强效镇痛药、及临床期别没太大关系。而是与病变侵犯的部位有关——肿瘤长在神经丰富的组织上，尽管属早期，却可能出现剧烈疼痛；反之，部分真正属于终末期患者，因病变未累及神经丰富的组织，可能没有疼痛症状。

各个临床期别的癌症患者都可出现疼痛，而且疼痛对他们造成的危害是相似的。癌性疼痛不仅使患者感到难受，而且还会带来一系列严重影响：如恶心呕吐、食欲减退、失眠、焦虑、恐惧、抑郁、不愿与人交往；各种生理功能减退，活动能力下降；对生活和治疗失去信心等。此外，疼痛会消耗体力，影响相应的肿瘤治疗。部分患者因疼痛未有效控制而失去信心，甚至放弃根治癌的机会。因此，癌性疼痛都应积极接受止痛等综合治疗。

2. 形成癌性疼痛的原因与机制

癌性疼痛是一个非常复杂的临床综合征群，并非单一的症状，它涉及众多的环节和机制，也受很多因素影响。知晓其大致原因与机制，对纠治有帮助。

（1）中医学的解释：中医学认为癌痛主要是气滞血瘀、痰浊凝结、热毒结聚等所致。这些因素均导致气机失调而致癌瘤产生，癌瘤又阻滞脏腑经络，不通则痛，瘀血日久还可使机体失养而致羸瘦、肌肤甲错、脏腑功能失调；癌瘤日久，热毒内生，伤及脏腑，或与痰浊相合，或热毒伤络，皆可使疼痛经久难以痊愈。

（2）西医学的解释：疼痛是由疼痛感受器、传导神经和疼痛中枢共同参与完成的一种生理防御机制。它不仅是躯体受到有害刺激的结果，而且患者的精神、心理状态和社会、经济因素也可加重患者的疼痛程度。一般而言，如内脏痛，多为胸腹部脏器受癌肿浸润、压迫或牵引所致，常痛点定位不明确；神经痛多为癌肿浸润或治疗引起的神经末梢或中枢神经系统受损所致。

3. 癌性疼痛的评估

癌性疼痛的评估方法有多种，常用的是 0～10 级模拟评分法：在标尺上，标好 0～10 的数字，数字越大，表示疼痛强度越大。使用时，先向患者解释 0 代表无痛，1 代表最轻微的疼痛，10 代表最严重的疼痛；最后，了解患者此时疼痛在标尺的哪个位置。

评估标准：轻微疼痛 1～4 级（如不适、重物压迫感、钝性疼痛、炎性痛）；中度疼痛 5～6 级（如跳痛和痉挛、烧灼感、挤压感和刺痛、触痛和压痛）；严重疼痛 7～9 级（如妨碍正常活动）；剧烈疼痛（无法控制）。

4. 癌性疼痛的中医药纠治

众所周知，对癌性疼痛世界卫生组织（WHO）推荐了三阶梯止痛法：1 阶梯，从非阿片类镇痛剂开始，如阿司匹林、布桂嗪（强痛定）、奈福泮（平痛新）、吲哚美辛等；若不能缓解，在此基础上加用弱阿片类镇痛剂，如可待因、羟考酮（羟二氢可待因酮）、丙氧酚等（2阶梯）；若疼痛剧烈，则可使用强阿片类镇痛剂，如哌替啶、吗啡、羟氢吗啡酮、盐酸吗啡、美施康定等（3阶梯）；逐步加重纠治。当然，还有低浓度吗啡硬膜外推注法。这些方法虽有一定效果，但并不令人满意，且每每有一定的副作用。故治疗肿瘤，控制癌性疼痛是关键。长期实践中我们探索出了中医药内治外敷配合的止痛法，尤其对难治性（如胰腺癌等的）剧烈疼痛，常常效果理想。

（1）中医内服治疗：中医药对中轻度癌性疼痛的内服效果是可以的。可在辨证内服方中适当加些延胡索、川楝子、川乌、草乌等理气止痛药；也可以同时内服新癀片之类的中药止痛片剂。

但中医药内服用于止癌性疼痛有一些注意点，因为癌症患者往往胃肠功能比较差，而中医的止痛药大都有峻猛之特点，很容易伤胃，故不主张盲目加大剂量；或盲目叠加各种止痛中药，否则易引起胃脘不适，甚至导致脏器功能的紊乱。

（2）外用止痛剂：这个我们临床常用，也是透皮吸收。如中药止痛擦剂，基本组成是延胡索、丹参、乌药、地鳖虫、血竭、冰片等。经研究证实，缓解率与布桂嗪相近，缓解时间较长。优点是无创伤，且发挥药效快，操作简便、安全，毒副作用小，不会产生药物依赖现象，对轻度癌性疼痛效果好。

又如，局部外敷干粉，基本组成是川乌、草乌、延胡索、川楝子、木香等。偏寒的酌加肉桂、公丁香等；偏热性的重用皮硝、冰片等。临床效果尚可。

（3）针灸及水针：针灸有一定的止痛效果。对此，需寻求专业医师支持。此外，有文献报道水针法。此法根据病种和疼痛部位不同选取不同穴位，以罗通定、地塞米松、维生素 B_{12} 等穴位注射；在中医传统针刺基础上，结合了西医的特点，以药物调节内分泌，止痛效果尚可。对此，可参阅相关文献。

5. 癌性疼痛的心理治疗与护理

癌性疼痛终归是种心理生理反应，故巧妙运用心理治疗与护理，有六成患者可以缓解症状，或大幅度减少对止痛药的依赖性。

（1）松弛和意象干预：这些都是心身医学的常用方法。其中，松弛指应用某种身体活动如节律性呼吸，或有规律地按顺序使肌肉紧张和松弛，以达到减轻或减少环境刺激、肌肉紧张、情绪紧张和疼痛感觉的目的。所谓意象是指运用有目的的思想活动，设想能达到某种治疗目的，借此减轻疼痛。这些方法能减轻疼痛，对患者功能状态无影响。但有相应的操作程序要求，推广有一定困难。

（2）心理治疗：对象应选择文化水平高、有学习接受能力、治疗愿望迫切且无明显性格障碍者。首先应教育患者，使其改变对药物副作用及耐受性的认识；再通过疏泄和安慰等，在耐心听取患者病情和情绪感受的同时，充分表达同情，给予适当安慰。在此基础上再使用暗示、松弛疗法等心理疗法，对止痛有一定效果。

（3）心理护理：随着整体护理的逐步实施和完善，护理在癌性疼痛的控制中起着重要作用，应注重减轻患者心理负担，提高痛阈，保持环境安静舒适，执行保护性医疗制度及争取家属配合等，对改善癌性患者的疼痛，也必不可少。

6. 常用的止痛措施

临床上我们遇到的癌性疼痛患者很多（尤其是胰腺癌患者，我们先后诊疗了 4000 多例胰腺癌，其疼痛颇有代表性），多少都需面对止痛问题。为此，我们曾经在《从心治癌》一书中对此做过专门阐述（见该书第 136～145 页）。书中指出胰腺癌患者常十分疼痛，通常只有用吗啡控释片等才有一定效果；而这类止痛剂又常麻痹胃肠，以致本就失调的胃肠功能更见障碍，表现为严重的呕呃、便秘等症。我们则以外敷为主，严重疼痛者以中药制剂干、湿敷交替，透皮给药，常可使局部水肿减轻，疼痛明显缓解，且有利于胃肠蠕动，这就为棘手的胰腺癌治疗创造了重要条件。而且，一般很快见效；一旦有所奏效，即给予积极鼓励，让患者感到康复希望。而且借助外敷，胰腺癌的梗阻难题也常迎刃而解。

当然，中医药外敷也有使用原则：①需辨证，癌性疼痛有气滞、血瘀、寒困、湿热等不同，外敷药需有所区分及侧重。②药物选择有讲究，分子量太大、不易吸收的，油性的，不宜加入。③加工过程有讲究，宜打成细末，最好过120目。④使用时间有讲究，透皮需要时间，外敷时间太短，效果不好。而且，晚上使用似乎比白昼效用更好些。也许，外敷一法不是作用于阻断神经传导，不会有太大副作用而令患者舒适，更容易进入梦乡之故。

7. 辅助止痛疗法

除上述方法外，还常可选择配合运用下列综合方法：

（1）心理上的慰藉、语言上的肯定、肢体上的抚摸，以躯体语言等告之患者，他的疼痛是可以缓解的；而且尽可能从轻地对他的疼痛机制做出解释。比如说，对于胸痛可以告诉患者可能是胸腔积液消退后的胸膜粘连，让患者在无意识中释怀。

（2）中医药内服的辨证汤剂中佐用止痛之剂。

（3）必要者佐用外治干敷剂或擦剂等；如躯干疼痛时常可配合用熏洗剂。

（4）小剂量配合诸如新癀片、阿司匹林等非阿片类镇痛剂。

（5）一般患者入静后疼痛较甚，入睡前采用小剂量吲哚美辛栓剂，既不伤胃，又可止痛；而且对某些肿瘤还有辅助治疗作用。

（6）对有亲属陪伴者，应嘱亲属经常以手轻柔地按抚患者，这种按抚，既可传递亲情，又可帮助患者镇静，从而起到很好的止痛之效。

此外，一般情况下，我们不太主张盲目使用强阿片类镇痛剂。因为这类制剂在镇痛同时常有麻痹胃肠神经等副作用，从而出现纳呆、呕呃、便秘等令患者痛苦之症。宁可以第 1、第 2 阶梯类止痛药为主，配合上述诸法来取得满意的疗效；虽较为麻烦些，但患者往往感觉舒服得多了。

案例 1：吴先生，男，49 岁，肺癌，脑转移，左肋骨多发性转移，由于脑转移走路不稳，摔了一跤，胸口碰了，痛得哇哇直叫。当时没有好办法，所有止痛药，如吗啡、哌替啶等都用了，均无效，痛得几天没睡觉。因为原本是我的病人，遂担架抬到诊室。听着他哇哇直叫，开始我也没辙。因为它本身有骨转移，再加上碰撞后的破碎断裂，碎骨直接刺在神经根周围，疼痛可想而知……突然联想到外敷加小夹板可以治骨折性疼痛，不妨一试。遂选用大剂量活血、止血、止痛的中医药，再加大剂量乳香、没药、自然铜、川乌、草乌、肉桂等，打成碎末，让他像马甲一样绑在胸上，轻轻平放，人则平睡。居然，绑上去几分钟后，疼痛缓解了，哇哇叫变成了哼哼呻吟。当晚他睡着了。1 周后他能过来走走了。用了外敷药后，同时配合其他疗法，他后续控制得相当不错。

案例 2：方姓，男，64 岁，胰腺癌，心窝下剧烈疼痛，伴左后腰坠胀作疼，最初曾经有过黄疸，装支架后黄疸消退，疼痛却加剧，用各种止痛剂，罔效。在中医辨证论治同时，给他用了两个外敷药：前面心窝下脐眼上处，以宽肠理气、疏通肝胆为主，大剂量用温通类药物；左后腰则以补益肝肾为主，配合柔肝缓急。最初，他还合用小剂量的吲哚美辛栓，居然当天就疼痛缓解，也不再依赖止痛药物了。而他原本用吗啡类的止痛药，效果并不好，且副作用大。

案例3：江苏淮阴人，朱姓，69岁，肺鳞癌，转移到左耻骨处，放疗后疼痛加重，出现剧烈疼痛，日夜不休，各种止痛药都无效。他儿子和媳妇都是大学教授，知书达礼，且媳妇是心理学家，与本书作者很熟。无奈之中，作者建议试试心理疗法。他们打听到有一家寺庙，常用诵经方法等姑息治疗帮助晚期癌症患者缓解疼痛，消除不良情绪，口碑不错。遂送去，寺庙里的法师给他诵经，其他方法（包括中西医止痛剂等）照旧。该老人进寺庙后，一天、两天，慢慢地，不再剧烈疼痛了，人宁静平稳了；一周后甚至可以不依赖止痛剂了。最后几天老人状态平稳，已不再用所有止痛剂，居然可以安睡了。20多天后老人平静地走了。能够如此，家属已心满意足。其实，借助这些方法，让心绪宁静，也的确可以缓解或控制某些癌性疼痛。

四、癌性梗阻

临床上，癌性梗阻现象非常多见。梗阻是多方面的，比如说：可能是上腔静脉回流受阻，表现为晨起脸面浮肿；也可能是食管梗阻，表现为吞咽困难、噎嗝、食不下、食后即吐；也可能胃及消化道梗阻：如幽门梗阻、胃肠梗阻等；也可能是胆管/胰管梗阻，表现为黄疸、剧痛等；还有妇科肿瘤导致的腹股沟淋巴肿大梗阻，下肢肿胀等；及腹腔/盆腔手术后可能出现的阻塞输尿管，引起肾盂积液等。总之，癌性梗阻现象非常常见，不一而足，且现代医学处理非常困难；几乎没有好办法可以处置。对此，需另辟蹊径，加以解决。

1. 君子贵流不贵滞

中医学有个说法，叫"君子贵流不贵滞"。健康人生贵"流通"，害怕梗阻不通。不通就是病态，不通则痛。不管是淋巴液、血液、食管、胃肠道、胆管、胰腺管、尿管等，也包括神经传导等，都需流通，需顺畅；一有梗阻，就可出现很多问题。因此，梗阻可以发生在全身各个部位。最常见的就是我们上面讲的这些。从上到下，梗阻可以说有很多种类型。癌性梗阻的原因多种多样：可能因肿瘤侵袭；或癌性赘生物瘀阻；或周边淋巴结因癌性刺激而增生，压迫淋巴管/血管以致回流受阻；或腹腔内有肿块，导致肠道/输尿管等受压而不畅……且一般用常规方法纠治很困难，需特别地对症处理。对此，我们有一定的经验。但临床情况十分错综复杂，只能按照不同情况，大致介绍一下。

2. 癌性梗阻的分类

临床上，癌性梗阻的分类是非常困难的，因为性质不同、原因不同、部位不同，常差异很大。但分类对于处置，又是十分重要的。就我们看来，勉强为之，大致分成几种利于解决的类型：①浅表的梗阻，多见于淋巴、血管病变引起的梗阻。②深层次管腔的梗阻，多见于食管、胃肠道、输尿管道等的梗阻。③特殊部位的梗阻，多见于壶腹部肿瘤、胆管、胰腺等。

它们的处置都很困难，需要不同的思路与方法。

3. 浅表性梗阻

临床十分常见，大多由淋巴/血管受阻所致。女性乳腺癌扩大根治术导致的一侧上肢水肿，盆腔手术引起的腹股沟淋巴肿大，肿瘤转移引起的上腔静脉回流受阻等，都属于此类。

对于此类癌性梗阻，我们的经验是分别处理：对比较简单、能明确肿胀原因（如有淋巴肿大阻塞的），在积极治疗原发病同时，在淋巴肿大周边处可用外敷药，借外敷以控制肿大淋巴，许多人效果相当不错。至于女性因乳腺扩大根治术引起的回流受阻，早期可用外洗剂熏洗上肢，然后上臂抬过头，让手臂超过心胸部，自我（或家属）不断向心性轻轻捋，借重力及轻捋，加速回流，也有一定功效。但这类患者患侧切忌用力。一用力，前功尽弃。至于上腔静脉回流受阻引起晨起面目浮肿，要在治疗/控制原发病同时，在胸前部用外敷药。同时，晚上睡觉时注意稍微倾斜一点，适当抬高头部（可用专业床），使头部回流顺畅些，晨起面目浮肿可以有所缓解。

4. 深层次管腔的梗阻

这类梗阻，有的是可以装支架的。比如，食管下端梗阻、部分输尿管梗阻等，都可以装支架。但有时支架很容易堵塞或脱落。故对这些患者，我们倾向于配合中医药内服外敷，以防范支架堵塞或脱落。对此，我们有比较多的经验。

胃肠道手术或盆腔手术/放疗后很容易引起肠粘连，后者易引发梗阻。对于这类情况，一方面内服方剂以针对性兼顾，同时常给他用个特大的外敷药包，有辛温理气、暖胃通透之功。常可防范此类梗阻的发生。与此同时，要特别嘱咐他饮食行为注意，禁食寒凉之物，不能让腹部受凉，吃东西要慢，吃东西要烂，而且黏性的糯米、年糕之类不易消化之食，尽可能避而远之。时常自我轻轻地顺时针方向揉揉腹部等，都可以帮助有所缓解或防范。

5. 特殊部位的梗阻

这类患者在临床比较常见，主要见于壶腹部肿瘤、胆管癌或胰腺癌等（数据库记载我们诊疗过的、明确为胰腺癌的患者有 4000 多例）。由于胆管、胰腺、壶腹部肿瘤处在传统所说的"膏肓"位置，部位关键，常可引起一连串梗阻问题，症状多种多样，且常和前面说的癌性疼痛相伴随，可同时兼见。像这类梗阻情况目前并没有特别好的办法加以解决。当然，有些可以借用 ERCP（胰胆管造影术）等方法来暂时解决一下。有的并不能完全解决，对此我们在摸索中发现，以外敷方法来解决，不失为一个好方法——既能缓解该类癌症常有的剧痛，又避免了用那些吗啡类止痛剂常引发的肠道梗阻、管腔麻痹之类恶果，且可保持胃肠道通畅，临床非常切用。

案例：2002 年初，扬州邗江的戚先生匆匆忙忙赶到上海找我。他本人是中医师，因春节前发现黄疸，伴有疼痛，在苏北医院确定为阻塞性黄疸；后到南京确诊为胰腺（头）癌梗阻所引起。他自己是医生，知道情况不好，手术已无指征，他儿子在上海工作，得知我治疗此疾有经验，遂赶来找我。我一看，此病很麻烦，黄疸特别厉害，当时，胰胆管造影术（ERCP，借此可行内引流术）还不很流行。他们同时也去了上海及南京多家医院，ERCP及手术等引流均没有医师愿意尝试。故只能认准一条路，借助中医药试试看。他自己是中医师，我们俩共同拟定了内服方，我另外帮助他配制了外敷方——以理气温通、散结消肿为主。嘱其半个月后复诊，半个月后他复诊时，黄疸退了，疼痛也缓解了。约 4 个月后复查，胰头肿块没见长大，指标趋于稳定。2 年余后查体都正常。后来因为过食油腻（他这人有个嗜好，偏肥胖，且喜欢吃肥肉），发作过几次，有惊无险，被女儿/儿子等拉到我处，一起"教训"了几次。他用这类治疗方法一直维持了 17 年，后来，2019 年，因腔隙性脑梗死引起了脑血管意外而亡。而他夫人在接受采访时说，2002 年春节后，家里已置备好了寿衣及整个后事，没有想到一直拖了17 年。

五、癌性肿块

癌性肿块临床也非常常见，它也是威胁患者生命并引起患者高度恐惧的常见原因。癌性肿块大致可分成两类：一类是因为淋巴结转移所出现的肿块，较多出现在腹股沟、锁骨上等部位；其次就是癌症转移所引起的肿块，它的表现可以多种多样，常常与原发病灶有关；两者性质是不一样的，应对对策也不尽相同。

（一）淋巴转移性肿块

淋巴转移性肿块往往集中在三大部位：①腹股沟处，往往是下肢远端癌病变及盆腔癌症转移所致。②腋下，每每是乳腺癌及卵巢癌转移而来。③锁骨上，通常是内脏癌症转移而致，又以左锁骨上最为多见。部分患者还可见下颚处及颈部前后有淋巴性肿块，可能是鼻咽癌转移或某些淋巴瘤所致。

对于淋巴转移性肿块首先要明确性质及来源，手的触诊对临床医师来说意义重大，常可帮助初步判断其性质（是不是淋巴转移性的？）及来源：如果触之卵圆形的，有一定弹性，尚可活动，大都为淋巴转移性的，且多属早期，应根据解剖常识来确定其来源；此时，治疗原发病同时，应积极纠治局部转移性淋巴肿块。至于质地已很硬、有根（即轻按之已不能移动），属转移日久，要特别注意有否转移至更远处（如锁骨上就要考虑脑子有否被累及），纠治要困难得多。

对淋巴转移的肿块，当治原发病为主，同时兼顾控制及消解局部转移性癌肿。我们擅长用外敷药，常以消瘤粉、消瘤散类的外敷药加以配合，效果不错。我们的认识是：除软坚散结、活血消肿外，更通过透皮吸收，借助渗透压改变，可令许多肿块因脱水而慢慢瘪去，最终缩小，以至完全消解，当然，须兼治原发病。

（二）癌转移性肿块

癌转移性肿块临床更为常见，往往见于某些特殊癌，比如说乳腺癌，常可见皮下转移，出现乳房附近皮下明显肿块（或红肿的小粒粒），质硬；胃癌发展到后来也会出现皮下硬块，质硬；肝癌、肾癌等都可以出现类似硬块，质坚硬；特别是肺癌，常可在头部出现一些小肿块，质硬。这些肿块有特点：一是质地很硬；二是往往开始一个小红点，逐步增大；三是会有疼痛感；这些转移性肿块的处理就比较麻烦；早期，在脓头没溃破时，我们也会用些外敷药，但以抑杀肿瘤为主，重点是治疗内在原发灶。原发灶控制不住，转移灶不可能控制住。有时，这些肿块也是癌症控制好不好的典型标志。

案例 1：郝某，老师，女，邯郸人，60 岁左右求治，因左乳腺癌手术后不久，发现左锁骨上转移，在治疗同时，又发现甲状腺癌。当时，左锁骨做过放疗，皮损严重，却没控制住左锁骨淋巴肿大。而且，其非常有特点：脾气一急，两天睡不好，左锁骨淋巴就明显肿大，伴疼痛。郝某为此焦虑万分，2008 年找到我们。以内服控制肿瘤，外敷控制左锁骨淋巴肿大，并每年查一两次脑部 CT（怕有脑部转移）。开始，她的锁骨淋巴硬块控制得很好，大概三四个月复诊时已明显缩小了，不痛了，很高兴。但不久生气发了一次火，又明显长大了。大概这样折腾了三五次。每次复诊，我们都加以开导，四五年后，她情绪趋于稳定了，肿块也一直控制得很好。现 13 年过去了，郝老师的颈部肿块基本摸不着了。

案例 2：李某，女，初诊时 53 岁，徐州人，大 B 细胞淋巴瘤。2010 年求治。当时用过美罗华（靶向药物），治疗完成后不久，发现两侧腹股沟都出现淋巴结肿大，2～2.5 cm，多个，行走一快，两腹股沟淋巴会更大，且疼痛；再用美罗华，初期有效，后效果不好。但体内病灶控制良好。我们在辅以内服调整同时，两腹股沟都用消瘤散、消瘤粉，且嘱咐其长期外敷。并叮咛其不能累，避免长途跋涉等过度劳累。两三年后，至少其淋巴肿大反复发作现象消失了；四五年后（约 2015 年前后），B 超发现肿块缩小，血流基本消失。现已 10 余年了，B 超示淋巴大小只有 4～5 mm，仍多个，但已没血流，不再疼痛，她自认为已痊愈了。

癌源性其他顽固症状

癌症患者治疗期及康复阶段常会出现一些顽固症状，对于此类症状的纠治常也颇为困难。近年来国际学界对此关注日趋增多，纷纷推出了各种癌症生存者康复指南。我们在实践中也总结出了一套以中医药为主、针对癌症生存者的一些顽固性症状的纠治方法及措施，合理运用，常能较好地解决问题。

首先，我们强调对于这类顽固症状或不适，先强调中医药为主，但不排除同时配合必要的其他疗法。而不只是孤注一掷，先天性地排斥其他有效疗法。因为医学的最高宗旨只有一个——"患者利益为重"，无论中西医。如严重而顽固的失眠，短期内配合小剂量安眠药未尝不可。睡眠改善了，体力增强了，抗癌力回升了，比什么都强。了不起睡眠改善稳定后，逐渐抽减安眠药就是了。我们极不主张先入为主，一概排斥中医药或西医药，因为药物只是手段，只是帮助人们达到缓解症状，增进健康的工具而已，何必"原教旨"性质地加以排斥呢！

癌性的这类症状很多，在此只能选择以下 10 类做出简介，以供举一反三。

一、乏力

乏力，又称疲劳，是癌症患者常见症状之一，特别是中老年患者及女性患者，治疗时及治疗后常常伴有乏力、疲劳感，因此，疲劳也是癌症生存者干预的重点之一。

癌性的乏力（疲劳）很常见，纠治首先需初步鉴别一下，因为其原因及类型较多，需有所明确，应对才能有效——它既可能是贫血所致，也可能是生理功能低下引起，或手术、化/放疗后遗症表现；至于伴有畏寒怕冷等症的，需查一查甲状腺功能，同时看看免疫及内分泌指标，甲状腺功能低下引起的不在少数。初步明确后，中西医结合，针对类型，分别调治，如贫血的纠治贫血，特别是甲状腺功能减退（俗称"甲减"）引起的，配合小剂量优甲乐等，常可迅捷改善症状。

癌性的乏力（疲劳）最主要的解决手段是中医药调治。但在中医药调治之前，在进行辨证论治之前，应先做出心身相关性的初步评估：是单纯的躯体病变/虚弱引起的乏力（疲劳），还是心因占据重要地位的疲劳，对于后者，除了辨证论治性的疏方给药外，语言疏导等心理疗法，以及走出去，走向社会康复的支持疗法等，都意义重要。

癌性乏力（疲劳）的对症疏方不难，大都存在着气虚现象，故补气是重点之一。在癌症康复治疗中，善用补气药是一大关键。具体的处方因为过于专业而不再展开，但需注意几大原则：①补而不能滋腻，或致壅滞，补气药同时需兼顾理气之品，令气能流通；且不宜过大剂量一味蛮补。②癌性乏力往往兼有气阴两虚之证，故需气阴兼顾，如用黄芪同时，适当用点北沙参、太子参等，可能更好。③癌症生存者消化功能偏弱，乏力改善往往需兼顾脾胃，何裕民教授的经验是，首味药往往是佛手，其后常常会配伍神曲等。④兼见甲状腺低下者，一定小剂量配合优甲乐等。而且，对多数癌性乏力患者，心理疗法也都十分重要。

中成药贞芪扶正颗粒/胶囊及裕民牌灵芝片等对改善癌性乏力者有缓慢却持久的效果。前者每天 2 次，每次 1 包；后者每天 2 次，每次 3～4 粒，均可长期服用。

此外，对于上了年龄的癌性乏力患者，明确告知此症的纠治需要时间，不可操之过急也很重要。急迫地希望改善，欲速则不达。假以时日，多数乏力患者是可以改善的。

案例：陈姓台湾女患者，41 岁，因婚姻不顺，又发现乳腺癌，做了手术，没有化疗放疗。手术后虚弱不堪，不肯出门，同行的台湾小姐妹天天劝她也没用。约半年余症状没有改善，自述虚弱不堪，下床都累，几乎不出门。她已经服用其他中医师的药，治疗很长时间，很信中医，就是症状改善不了。后来辗转找到何裕民教授，何教授一看，她既有虚弱之像，又有严重抑郁，复加长期不晒太阳，缺乏阳光，苍白无华；心理压力太重。故在原医师的处方基础上稍作调整，辨证原则没有大动，只是给以语言疏导，同时嘱其他几位女同胞经常带她出去走走，可每天午休后出门晒晒太阳，散散步。她起初死活不允，说"我躺在床上都累得不得了"。但在何裕民教授的坚决要求下，小姐妹们就每天下午强行带着她出门散步、骑车、逛街等，两个星期后，她精神状态好多了。半年后完全恢复。回忆起这过程，她已非常阳光及爽快了，承认自己似乎当时有点抑郁，但现在完全走出来了，也不再感到明显疲劳乏力了，并深情地说自己"什么症状都明显改善了，前不久还骑自行车远足，去了上海郊县几天，很快乐！"……很明显，此患者因有心身性心理因素存在，因此，只知道用中医药纠治乏力症状，其效果有限。癌性乏力虽不是疑难之症，但需综合考虑。

二、虚弱

虚弱又称虚劳、体弱等，是中老年癌症生存者常见情况，也见于治疗结束不久者。总体上说，癌是慢性消耗性疾病，常有慢性虚损性的临床症状。

此类病症的纠治，当以中医药为主。与前述的乏力/疲劳一样，虚弱只是一个症状群，很可能与乏力/疲劳等相互包容，故须先初步鉴别一下，因其原因及类型较多，需有所明确：既可能是贫血所致，也可能是生理功能低下引起，或手术、化/放疗后遗症表现；还可能是免疫及内分泌失调、代谢失常等，其中，甲状腺功能低下引起的不在少数，对此，都需同时加以针对性干预。在此不作展开。

此外，中医药处置前，除辨明阴阳、气血、寒热等性质和程度外，还须着重了解此类患者的个性特征、情感倾向及行为习惯等，特别是精神情感状态等，以便做出多重诊断，进行多重干预。

治疗当以中医药辨证论治为主，以中医药汤方为宜。因为此时患者的躯体损伤大都较为严重和明显。与此同时，须配合综合治疗，既要帮助患者形成良好的生活起居习惯，注重饮食调摄，而且，要认真地实施心理及行为治疗等。

明代名医王纶《明医杂著·劳瘵》中针对虚损的治疗指明："然必须病人爱命，坚心定志，绝房室，息妄想，戒恼怒，节饮食，以自培其根，否则虽服良药，亦无用也。"清代名医绮石对虚劳纠治的论述更精详。强调："虚劳……审其现何机兆，中何病根，尔时即以要言一二语指示之，令其善为调摄，随用汤液十数剂，或用丸剂胶剂二三斤，以断其根。"并指出：虚劳纠治要做到"知节""知防""二护""三候""二守""三禁"等，这些虽都是就心理和行为调摄而言的，但对于癌症生存者的虚弱纠治，意义突出。如他强调："节，为节省之义。虚劳之人，其性情多有偏重之处，每不能遵节其精神，故须各就性情所失以为治。其在荡而不收者，宜节嗜欲以养精；在滞而不化者，宜节烦恼以养神；在激而不平者，宜节忿怒以养肝；在躁而不静者，宜节辛勤以养力；在琐屑而不坦夷者，宜节思虑以养心；在慈悲而不解脱者，宜节悲哀以养肺。"都很有见地。此外，患者还须长期注意生活方式优化和坚持药物治疗。绮石提出此病以 3 年为期。"此三年间，起于色者，节欲；起于气者，慎怒；起于文艺者，抛书；起于劳倦者，安逸；起于忧思者，遣怀；起于悲哀者，达观；如是方得除根。"

此外，气功和太极拳等强身保健活动也都有利于虚劳的治疗和康复。

药物汤方等因为过于专业，不细细展开。

案例：黄某，74 岁，某地级市领导，多年来多种慢性病缠身，本就身体虚弱，多种病痛不堪承受，近期又确诊为难治性前列腺癌，无法用常规手术及内分泌治疗控制，只能上化疗。不期，一次化疗就打趴；因有骨转移，改用放疗，也不堪承受，虚弱之极，气喘吁吁，不能行走，而指标仍在飙升。无奈，千里迢迢来上海求助于何裕民教授，其妻子是医界出身，曾任当地卫生系统领导。何教授建议其停用所有西医治疗，先仅以中医药为主，同时加强多方面调控。因其夫人通医学，故自能领悟，中医药加综合调控后，居然出现奇迹，虚弱现象明显改善，天天能够小区散步行走，众人啧啧称奇。患者虚弱明显改善，他夫人前后两封书信感谢。信中写道："您给我们治疗也有半年多时间了，您的中西医结合治疗癌症的智慧和精湛的医术，特别是对癌症是慢性病、人与病和谐共存相处等论述，不仅在理论上而且在临床的实践中，使我们的病（前列腺癌，西医治不好的慢性萎缩性胃炎和二十几年严重的痛风）都得到缓解和有效的治疗，这些顽疾一直使我们悲观，无数的求医求药治疗都无可奈何，但现在经过您的精心治疗，病情明显好转，甚至自己都难以置信呵！献上我们发自内心地对您的感激、感谢……"

"尊敬的何教授下午好！又打扰您了……我把他的近期病情和您汇报一下，请您在百忙之中给予指导用药。他于 9 月 15 日做的全身骨扫描，9 月 23 日复查的胃镜。骨扫描检查结果还可以，没有新的病灶。胃镜检查，我特意问了一下主任，对比去年的胃镜结果，主任说胃黏膜明显好转！胃萎缩是不可逆的，不知道他的说法对不？但是大家都非常肯定地说他的胃黏膜明显好转，是用了您的中药起的作用，他的饭量比以前增加，疼痛感明显减轻。另外痛风也明显好转，脚变瘦了，痛风结石变小了，痛风发病时间变长，发作时症状减轻，明显感到用中药泡脚治疗痛风的好效果，我们全家用言语都无法表达对您的感激之情……"

三、眩晕

眩晕是临床非常常见的一组自觉症状，在癌症生存者中尤其普遍。其中，有些还伴有眼花，故常统称"眩晕"，俗称头昏眼花，头晕等。

一般人的眩晕可见于临床几类病变中：①周围性眩晕，包括梅尼埃病、迷路炎、内耳药物中毒、位置性眩晕等。②中枢性眩晕，包括颅内血管性疾病、颅内占位性疾病及颅内感染性疾病等。③其他原因所致的眩晕，包括高血压、低血压、贫血、发热，有的则处于某特定情境中便眩晕发作，诸如此类。

而癌症生存者的眩晕，除了因癌症治疗可诱发上述病症外，还要考虑以下情况：①因贫血（白细胞、红细胞低）都可引起眩晕。②化放疗等的副作用，均可导致脑部供血或神经功能损伤，出现严重眩晕。③癌症可能脑转移。④可能因癌症或抗癌治疗诱发腔梗。⑤因体力因素引起的眩晕等。再者，颈椎病变、椎管狭窄、脑供血不足等，都会加剧癌症生存者的眩晕之症，使之难以承受。

此外，癌症生存者中眩晕之好发，还源自某些体质和个性方面的特点或偏差。就体质而言有两类情况：一是偏虚，多见血虚或上气不足，故有"无虚不作眩""眩晕生于血虚"之说；二是偏湿重，故有"无痰不作眩"，"头风眩晕者多痰涎"之说。就个性气质而言，以偏于抑郁、内向，弱而不稳定型者较为多见。

眩晕只是一组临床症候群，对于好发于癌症生存者的眩晕，当务之急先是排除脑转移（或占位性病变）之可疑及腔梗/卒中之可能，并严密追踪防控，尤其是症状加重或气候变化之际，定期复查；其次才是对症治疗。此症的改善当以中医药为主，有经验的中医师会以辨证论治为纲，根据证情参佐各自经验，分别以平肝潜阳、益气补血、滋阴补肾、益气升阳、理脾化痰等法调治之。许多中医药成方及成药，对本症状有一定效果，如常食天麻、银杏叶片、灵芝片等。

如果眩晕久治不愈，频繁发作，持续时间越来越长，症状重笃者，必须排除卒中及脑转移后，再进行一般性调治，以免贻误病情。尤其是症状不断加重，更需加强防范；特别是突发眩晕，伴有呕吐或视物不清、站立不稳者，须严防中风及脑转移之可能，及时明确后进行针对性处置；症状明显者可先脱水治疗以救急。

除药物治疗之外，还必须注重心理治疗。平时宜节肥腻酒食，忌辛辣，戒躁怒，节房事，适当增加体力活动，锻炼身体。

眩晕患者中偏于抑郁者较多，常对自身症状特别注重，故应以语言疏导、移情易性、培养多种兴趣爱好等方法，使之心情愉悦、注意焦点转移，常可起到很好的治疗效果。而对部分癌症生存者中性情急躁，表现为肝火旺，肝阳易上亢者，又需劝导其注重自我情感调控，帮助其寻求或建立较多的宣泄途径。

对于原本性子急，动作麻利，每当改变体位而眩晕加剧者，尤需强调放慢动作，各种起立、转身、行走等都需慢慢来，以免剧烈而诱发缺血等，症状加剧。

此外，气功、生物反馈疗法等都有积极的治疗意义，甚至属于求本之治。

案例：姜某，原本在某省的某银行分行任副行长，平素嗜烟酒，行事谨小慎微。55 岁（2007 年）时，因咳嗽有痰，伴胸痛，确诊为肺腺癌。手术后做了放化疗，同年就接受何裕民教授的中医药治疗，一切恢复得不错。因病很早就退休了。退休后初期还可以，很快，因巨大的失落感，伴失眠而出现严重头晕。2013 年前后，头晕之困开始影响正常生活，走路都会七至八倒，2016 年发现有记忆力明显下降，高度提示认知障碍可能，CT 及 MRI 提示有脑萎缩，疑似阿尔茨海默病（早中期），他还有严重的抑郁、焦虑，眩晕令其走路都不稳。他虽一直坚持中医药治疗，但心思重，不释怀，睡眠一直不好，明显消瘦，且自己并没有引起高度重视。2015 年起，每年两次复诊，何裕民教授明确提及其眩晕及认知障碍的危害，且告知根源可能是严重抑郁及顽固性失眠，而眩晕、失智等可能是其恶果；强烈建议他先把睡眠改善了，然后加强中医药调整，嘱咐其多出去走走，晒晒太阳，交交朋友；过去地过去了，不必再计较了，须知活着就是成功，并疏以多种维生素等针对脑认知功能的营养剂等，经过几年努力，姜某情绪大有好转，睡眠改善了，体力逐渐增强了，人也胖了，认知有所提升，眩晕症无影无踪中基本消失，也不再困扰他了。

四、纳呆

纳呆，这是中医学的常用术语。实际上，老百姓通常说的就是胃口不好、吃饭不香、厌食等。这在临床肿瘤患者中十分常见。它大致分三种情况：①化/放疗期间（或胃肠手术切除后）很容易出现消化功能障碍。②原本就有消化道疾病，如胃癌、肝癌、肠癌、食管癌等，一直就存在消化道障碍，因此容易表现出纳呆的情况。③所有治疗结束后，患者处于康复期，属笼统说的癌症生存者，但长期消化功能不好，且营养不良等。后者是我们特别注重的。其中，②③其机制有所接近，可以一并讨论。

关于化/放疗期间或手术后出现纳呆等消化功能障碍，十分普遍。临床上我们通常借智慧巧妙地加以缓解：首先，化放疗（特别化疗）期间一定敦促患者控制饮食，尤其是化疗前/化疗时。和常规看法不一：常规看法（也是社会成见）认为化疗伤体很厉害，消耗多，须大量进食加以补充。即使吐，也要大量吃。其实，往往效果适得其反。此时，胃肠道功能本受限制，再强行进食，徒增闷胀疼痛不适，除加剧消化道症状外，并无益处。而吃进去的，并不见得被吸收了，且可能造成消化道的较持久伤损。所以，我们摸索出一套有效方法：

化疗前一天和化疗当天尽可能控制饮食，令患者消化道里空了，消化道负荷不大，则人比较舒服，也不会诱发消化道障碍和疼痛呕吐等。这对保护他后续的消化道功能也是大有益处的。一旦化疗结束后，先慢慢进食稀饭、烂面等，温和而逐渐地调整，而不是狠命的吃。

对手术（特别是消化道癌症手术）后，我们也主张慢慢调补，强调"欲速则不达"。这类方法试行多年，在众多患者中取得不错疗效。

其实，近几年国外也很流行这类做法。近期有研究提示：化疗期间停食几顿，减轻胃肠负担，反而有增敏（增强化疗敏感性）减毒（减轻毒副作用）之效。因为限制饮食时，正常的胃肠道细胞会启动生物学保护机制，自我回缩（休眠）；但此时的癌细胞则本能性地拼命拓展，抢夺食物。遂更易被细胞毒药物（化疗）给毒杀了，遂表现为增敏减毒的效果。

至于第②③类情况，我们强调的是慢慢调补，这不仅要通过中西药物调整，还比较看重借助益生菌和消化酶之配合，同时加强食物烹饪加工。

中医学特别强调脾胃运纳功能之恢复，一定要借助自己的内在功能，这往往是个缓慢的调整过程，同样是"欲速则不达"的。此时，不仅要讲究临床药物的辨证得当，配伍合理；益生菌、消化酶的充分使用；而且，要讲究食物的选择搭配，烹饪加工方法，包括摄食行为是否合理等。

对此，以往介绍的强调癌症生存者饮食要"粗""淡""杂"

"少""烂""素"，"少吃一口，多活一天"，"别吃得太好，别吃得太饱"及"胃以喜为补"等原则及技巧，对纳呆患者都是有意义的，可参见相关书籍。

何裕民教授在临床常提及一个案例，可作为蓝本，且可举一反三，推而广之。

临床纠治纳呆并不困难，关键是方法得当，从多个环节切入，且持之以恒。

案例：一位 15 岁腹腔肉瘤患者，手术后大剂量腹腔放疗，引起严重副作用，呕吐腹痛，只是拉鼻涕样清稀便，且粒米难进，全然没有食欲，骨瘦如柴，中医药也无法摄入。家属带孩子遍找中西医名家，未果。辗转找到何裕民教授。此时，15 岁男孩，身高 160 cm；体重不到 20 kg，已没法自我行走。何裕民教授见之，也觉得颇为棘手，难以下药。因为如此羸弱，汤药治疗不堪承受。突然记起朱丹溪之师罗知悌治小和尚验案（见原案例），遂仿效之：嘱先以浓米汤徐徐灌之，而后加山药熬制，再后在粥中加菜末，最后在粥中加少量肉末；……徐徐图之。同时令其母常逆时针方向揉腹（有止泻健脾之效），外加外敷药，温胃止泻。一周后患者清稀便之泻痢渐止，半个月余能进菜肉末粥；脸色开始改善。此后，逐步用轻剂中药，2 个月后基本正常。遂加强健脾醒胃之剂；一年后，进食已完全正常，除了稍微清瘦点，偶尔腹部有不适外，已无纳呆、腹泻、厌食等饮食不良之症状表现。

原案例：罗知悌治一病僧，黄瘦倦怠。罗公诊其病因，乃蜀人。出家时其母在堂，及游浙右经七年，忽一日念母之心不可遏，欲归无腰缠，徒尔朝夕西望而泣，以是得病，时僧二十五岁。罗令其隔壁泊宿，每日以牛肉、猪肚甘肥等，煮糜烂与之。凡经半月余，且时以慰谕之言劳之。又曰："我与钞十锭作路费，我不望报，但欲救汝之死命尔。"察其形稍苏，与桃仁承气，一日三贴下之，皆是血块痰积方止，次日只与熟菜稀粥将息。又半月，其人遂如故。又半月余，与钞十锭遂行。

五、恶心呕吐

临床上，引起癌症患者恶心呕吐的原因很多，如便秘、胃潴留、肠梗阻、颅内压增高、高钙血症、尿毒症等。放化疗以及吗啡类镇痛剂刺激呕吐中心化学感受器也是引起呕吐的重要原因。恐惧和焦虑对高级神经中枢的刺激也可引起恶心和呕吐。部分癌症治疗结束的患者，由于某些原因，也会持续恶心或兼见呕吐，此时，需要更多考虑心理及情绪因素等。

癌症生存者因为胃肠梗阻或腹腔粘连等，通常更容易出现恶心呕吐。此时，防范及及时消除胃肠梗阻是关键性纠治措施。

1. 癌症生存者频发恶心呕吐的防范和护理

（1）少量多餐，尽量吃一些干的食物，与汤和饮料分开。

（2）避免吃过甜、油腻食物，肉类食品宜冷食，以减轻气味。

（3）如可能，饭前和饭后适当散步。

（4）经常揉揉腹部，以顺时针方向为宜，经常揉腹有助于肠胃蠕动，防范呕吐。

（5）有过腹部及胃肠道手术（或做过腹腔化/放疗）者，不宜进食黏腻、不易消化之食，如年糕、糍粑等；对长纤维食物（如韭菜、芹菜等）宜剁细后摄入，以免纠缠在一起，诱发胃肠梗阻。

（6）胃脘部经常使用温胃的外敷药，有很好的预防呕吐效果。

2. 恶心呕吐急性发作时的护理

（1）呕吐时令患者侧卧，以防误吸入。呕吐后迅速协助患者清理、漱口。

（2）需观察呕吐物的性质，如有异常留标本送验，并记录呕吐量。

（3）呕吐频繁者，需补液，以维持水、电解质平衡。

（4）持续性呕吐见于肠梗阻，喷射性呕吐见于脑膜刺激，这些都应及时做出针对性处理。

（5）胃脘部经常使用温胃的外敷药，有很好的防范及治疗之功。

3. 围化疗期恶心呕吐的防护

虽然临床用上了止吐药，但仍有一半以上的化疗患者会出现不同程度的恶心呕吐。故围绕化疗前后应采取积极措施，以减轻化疗所致的胃肠道反应。其中，首先包括此时应控制饮食摄入（参见"纳呆"）。

（1）舒缓患者对化疗及呕吐的恐惧，不必过于强调化疗所致恶心呕吐恶果。因为这有时会适得其反，加重其恐惧心理。

（2）对特别紧张者，调整环境，或请家属陪同，做些必要工作，以巧妙配合。

（3）可在化疗前几天服用一些和胃药，配合外敷药等，也常常很有效。

（4）选择适合患者口味、色香味适当搭配的食物，避免油腻、辛辣的食物。

（5）创造良好环境，保持病室整洁安静，营造舒适轻松环境；减少不良气味刺激，以防产生不良的条件反射，可减缓症状。

（6）对一些爱好音乐者，可播放其喜欢的音乐，借舒缓而消解症状。

（7）时间选择：一般而言，睡眠中给化疗药可预防其呕吐。因为胃酸分泌随着迷走神经的控制而周期性变化，睡眠时胃肠蠕动慢，吞咽活动弱，唾液分泌近乎停止，呕吐反射会减弱。故对呕吐频繁者可在午睡时或晚上给药。

（8）静脉化疗则于餐后 3～4 小时用药较适宜，此时胃充盈度小，胃内压力低，发生呕吐的少。

（9）化疗时恶心呕吐使交感神经兴奋性增高，抑制消化腺分泌和胃肠平滑肌的蠕动，直接干扰了消化功能，这时患者常无进食的欲求，不必强求患者多进食。这与前述的化疗期间控制饮食，有异曲同工之妙。

（10）对于脱水的患者，要注意保持水电解质及酸碱平衡。

4. 中医药纠治方法

对于恶心呕吐，其呕吐酸水、苦水者，多属胃热之症，宜以炒陈皮 10 g，清半夏 9 g，茯苓 12 g，竹茹 9 g，黄连 3 g，麦冬 9 g，枇杷叶等煎服；其呕吐清水、凉水者，多为脾胃虚寒之症，宜用炒陈皮 10 g，姜半夏 9 g，茯苓 9 g，炙甘草 6 g，党参 20 g，丁香 6 g，柿蒂 6 g 等加减；也可和胃方中酌加小半夏汤或左金丸等。

六、腹泻

癌症患者中患有腹泻的很多，大致有两类情况：①化疗或者肠道手术后出现腹泻，这很常见；化疗药可引起大便改变，有些人可能是便秘，有些人则是腹泻（这也可能与化疗药有关）；肠道经过放疗者也容易出现腹泻；包括某些远端的肠癌患者（如乙状结肠癌、直肠癌等），做完手术后大便改变也很常见。②癌症生存者中，有些人所有治疗都结束了，可就是腹泻不止。这往往与肠功能紊乱因素有关，可能是菌群失调，也可能是肠道生态改变，或肠道功能异常。也可能是多种因素复合存在。

癌症患者的腹泻调整并不困难。但需兼顾多种因素，且需持之以恒。中医药，包括中成药等，辨证施治运用，往往都有一定的改善之功。在内配合益生菌、消化酶制剂等，都有帮助。此时，配合温胃暖脾的外敷药，有时效如桴鼓，很快见效。

对于癌症生存者中的腹泻患者，优化膳食结构也很重要。对此，近期推出的孙丽红教授主编、何裕民教授主审的《生了肠癌，怎么吃》中，对此给出了具体而操作性强的介绍，可以参考之。

由于手术、化放疗，患者的肠道生态改变了，很容易出现排便异常（包括泄泻等），其中，有一部分人会表现为对原本很多容易接受的食物不再接受了，过敏了，这也常常引起腹泻不止。对此，改善肠道功能，同时适当配合酶制剂及益生菌等，往往就会收到良好的效果。

案例：20 世纪 90 年代中期，何裕民教授治疗过一位来自中国台湾的太太，50 岁左右，她先生被美国跨国大公司聘请来大陆任总经理职。这太太比较乐观，来大陆前患肠癌做了手术及化疗，因腹泻找何裕民教授求治。交往多了后，她说她各方面都恢复得不错，唯一遗憾的就是对海鲜类过敏，她原本长期生活在新西兰，特别喜欢吃海鱼等海产品，而现在不敢吃了，一吃海产品（海鱼等）就拉肚子。她信了老百姓说的海鱼会引起过敏的话，故海鱼一点都不敢碰。因为熟悉了，何裕民教授开导说：其实，你不是海鱼过敏，而是因为化疗后，你肠道菌群和酶的活性彻底被化疗破坏了，所以，不妨中药调整一下，多加一点消化酶制剂，试试看。她信服了。因为她以往一直待在海外，而那个年代，新西兰等地的消化酶制剂的科技含量远较中国内地要高；所以她就从新西兰购了多种消化酶制剂，再配合中成药参苓白术散服用。半个月后，腹泻改善。她试着再吃海鲜，居然没有腹泻等反应。从此以后，她只要加上好的酶制剂及益生菌等，就再也不腹泻了。当然，何裕民教授还特别提醒她：吃海鲜的话，要多加点姜，且以清蒸更安全，不宜再吃生的。她都听从了。自那以后，她只要吃海产品，就加酶制剂等，大便一直控制得很好。

七、便血

癌症患者出现便血现象比较常见。出现便血情况患者中，其便血之因及其机制可以很多，很复杂，有的可能是肠道本身有病变，如溃疡性结肠炎等；有的是肿瘤占位；也有的可能有转移病灶，侵犯肠系膜血管等；也有的可能是做过放疗后的放射性肠炎等；原因多种，不一而足，需基本了解引起便血之因及其可能机制，才能有效加以应对。对于癌症生存者中的便血，中医药有很多方法加以处理，有时也需要借助一些西医方法来处理。总之，在我们看来，便血的情况要特别注意，加强干预。一般情况下，便血易导致虚弱；至少引起高度恐慌、不安，不利于癌症患者康复；严重的便血有可能危及生命，故需引起充分重视。

总体上，便血的中医药干预以辨证论治方法为主。汉代的《金匮要略》提出："下血，先便后血，此远血也，黄土汤主之。"这个常常成为中医药治疗便血的主要方法。而黄土汤由"生甘草、生地黄、白术、附子、阿胶、黄芩和灶心土"组成，主要用于治疗癌症生存者中属于虚损型出血患者。而此类便血，多是由于癌组织伤损，包括局部血管及肠道的生态系统遭到损伤，或者是局部恶化的后果，也有的因癌组织侵袭，或放疗导致局部血管脆化而出血，因此，有时纠治有相当困难性，需采取综合措施。单纯使用内服方法，有时候较难控制及改善症状。

我们临床上对此类便血常常多管齐下，既辨证运用内服汤方，加大止血剂的运用，同时酌情配合饮食、外敷及西医止血疗法等。特别是放射性肠炎引起的便血等，饮食调整（原则上谨慎摄入辛燥类食物，以易吸收的软食物为主），减轻腹部压力（可配合外敷理气、利水等剂），保持大便顺畅，舒缓情绪压力等；必要时，加些有促进凝血作用的西医药。

案例：世纪之交时，上海警备区退役的军职老领导，吴姓，

87 岁，因为晚期肠癌在警备区 85 医院治疗。开始，各方面调理都还可以，因为他有专职的保健医师，康复得不错。但冬至前后，因饮食不当，过食油腻辛辣，出现腹泻，不久持续便血，开始是血便混合，后来纯粹拉血水，且越来越严重，用中西医各种方法都止不住，明显恶病质，已经开始紧急输血，以维持其生命指征。其老夫人没有招了，匆匆忙忙赶到上海中医药大学找何裕民教授帮忙。何教授赶到病房后，当时在场的中西专家已使用了各种方法，束手无策。根据此情况，何教授也觉得十分棘手。该患者腹胀得厉害，整个腹部咕噜咕噜叫，肠鸣严重，显然肠腔压力很重，肠道功能严重紊乱，不改变肠腔压力，改善肠道功能，是没有办法止住出血的。而羸弱的老年人，不可能承受内服方，且内服方难免会加剧肠腔及肠道的紊乱，并刺激新的出血。无奈中，急中生智，何教授采取了以外敷方法为主，减轻腹腔压力，主要用理气利水、温胃厚肠之剂；同时给予他灌肠方法，借助肛门，灌以止血厚肠、止泻利水之剂。一旦肚子舒服，想吃点东西，嘱家属熬制稠粥，令其慢慢咽下。因为他原本有严重的乙状结肠溃疡性、出血性炎症。而当时判断肠腔并没有穿孔，腹腔没有感染迹象；其可能的出血点就在左半结肠位置。用灌肠加外敷方后，一剂下去，半个小时后肠鸣音减少，胀气缓解；二天后血便减少，一周后基本止住。又一周后，胃口大开，想进食；遂中医药温和调整之，外敷和灌肠一直用着，维持了半年多，因其他原因去世。

八、失眠

失眠对于癌症患者来说，既可能是起病之因（也就是诱发癌症的危险因素之一），也可能是癌症生存者常见的伴发症状。临床癌症生存者中，康复期有 40％ 左右的患者伴有失眠（或睡眠质量差）现象。因此，对于癌症患者失眠一症的调整，既属于求本之治，也属于改善症状的治标疗法，值得充分重视。

近年来，每年年终我们在对上海数百名癌症康复者例行举办的"同乐会"总结庆贺活动中，都不忘对患者及所有人提出四个字，强调"别烦，睡好！"何裕民教授总结认为，正是因焦虑、操心、劳累、烦恼等，导致人们心神不宁，夜寐不安。由于担心等因素，导致心理烦恼，不可能睡好。而睡眠是个心理生理过程。因此，癌症生存者一定要把睡眠搞好，而其前提是将情绪和认知调整好。须知，癌症只是慢性病！你已经走在康复旅途了，一定要消解烦恼，改善睡眠，以便康复之路越走越宽广。而要改善并控制睡眠的一大前提是"别烦，睡好！"

如今，改善睡眠的方法很多。改变认知是一大前提。此外，还可以通过加强运动，增加体力消耗，转移注意力，培养兴趣爱好，学会正念疗法等，加以调整。

再者，有很多观念需要改变，有些患者天生惧怕吃安眠药，再睡不着也绝不吃安眠药，这是另一种方式的无知，其实，偶尔睡眠不好，借助安眠药未尝不可，因噎废食不可取。

中医药调整睡眠效果是可以的，对此，资深医师都有些绝招，但真正改善，需要持之以恒，而且需多环节配合。

有时候，饮食不当也可以影响睡眠。中医学就有"胃不和则卧不安"之说。如何借助饮食方式，来改善睡眠，孙丽红教授的《生了肠癌，怎么吃》等书中，有详细介绍，可参阅之。我们运用 γ-氨基丁酸益生菌，就改善了不少癌症患者的睡眠状态。

最后，甲状腺功能不佳等都可以影响睡眠。临床上，部分虚性烦恼的患者，很可能是甲状腺问题，表现为睡不深，极易惊醒。我们嘱其晚上运用甲状腺贴，借以抑制晚间的甲状腺少量分泌，也明显改善了她们的睡眠状态。

九、水肿

癌症生存者中水肿情况也比较常见。具体而言，癌症伴有水肿的情况比较复杂，有多种情况：诊治首先需要区分它系什么类型的？由何因所引起或诱发的。当然，中医治疗的话，还要鉴别证型，加以辨证论治。

一般而言，常见癌症水肿大致有以下几类情况：

（1）因为全身功能低下，特别是肝功能受损，肾功能不好者，复因血液中当白蛋白含量偏低，胶体蛋白渗透压不足时，就容易出现水肿情况；此时，需控制肿瘤，全身调整，保肝保肾，必要时适当输点白蛋白等。

（2）伴随着衰老，体位性或体力性的水肿。此时，往往表现为这些患者晨起脸面水肿，下午则脚踝可肿，且呈现为凹陷性水肿，指压可以出现明显压痕，这种水肿往往多见于中老年女性。这类水肿，相对来说比较容易纠治。

（3）淋巴液（或远端静脉血）回流受阻所引起的水肿。这类水肿往往不是双侧性的，而是单侧性的；在肢体的某一侧水肿厉害，水肿的近肢体段往往曾有过手术或放疗等的创伤，创伤闭阻了管腔，导致其下的远端水肿。这种情况的纠治比较困难。有时，了解了梗阻原因后，借助内服外敷（即在创伤处外敷），配合中西医结合纠治，部分患者可以有所改善。

此外，一类比较罕见的癌症生存者的水肿值得一提：这类水肿多见于女性，往往因为听信社会说法：吃素对肿瘤恢复有好处，故从此以后荤腥一概不进，动物蛋白及油脂类的点滴不碰，蛋也不吃，鱼也不食。由于长期吃素，虽肿瘤控制得可能不算差，但因为营养不良，这些人白蛋白含量、球蛋白含量都不高，胶体渗透压偏低后，常会导致水肿。这些人每每还同时伴有全身功能低下情况。对于这类患者，通过加强营养，适当摄入一些蛋白（优质蛋白），往往就可以改善。

案例：一位六十来岁的女性，是个虔诚的佛教徒，一直信教而吃素。患有乳腺癌七八年后，总体康复得不错，就是消瘦，骨瘦如柴，全身轻度水肿，自述乏力，下午一点都不想动；一指压，全身各处都有凹陷性痕迹。一查体，所有血象指标都偏低。因为她已素食七八年了，且严格执行，油腥点滴不碰，认知功能也有所迟钝。很显然，虔诚的佛教徒因长期吃素，基本的蛋白质等得不到保证，体内的胶体渗透压低下。故何裕民教授给了她建议：首先不反对吃素（反对也无效，且违背人伦），但要求她每天吃两个鸡蛋的蛋白，确保每天一个蛋黄；然后，需在饮食中多加豆类，而且以做成豆腐类的豆制品更为合适，并加强各种坚果类的摄入。同时，辅以长期服用参苓白术散，参苓白术散有健脾利水等作用。该女性听从后，3 个月复诊，体重增加了 2.5 kg；水肿情况除下午下肢还偶尔可见外，其他时间都有所改善；体力也有所提升。而其下午水肿，很可能是体位性的。一天下来后，因为重力因素，一般老年女性到了下午，体液会堆积于下肢，下肢或多或少都会出现轻度浮肿，但此已不属于病态了。

十、肢体麻木

癌症生存者中（特别是做过化疗的），出现肢体麻木症状的，特别是远端的脚趾、手指等麻木，几乎是普遍现象。这种麻木往往是由于化疗过程中因为细胞毒等的作用，引起了神经末梢炎症和神经末梢局部血供不良，简单说就是化疗的副作用。对此，有些轻症的患者无须特殊处置，在中医药辨证论治同时，加强活血通络之品，久服常可改善；但不宜急吼吼地求速效，因为神经末梢的修复需要一定时间；通常，过一两个冬天就能明显缓解。此外，经常配合用点维生素族药物也无妨，尽管理论上有效，临床不见得有效，但却无害。

有些患者则是重症型的，可以表现为特别难受，指端麻木，甚似刀割，麻刺入心，可严重影响其生活质量。对此类问题，现代医学无招，只能借助中医药学调整，对此，我们的经验是强调多环节纠治。借综合方法取胜。具体做法可参阅附案。

案例：陈姓女患者，55 岁，患卵巢癌已四五年了，做了 30 来次化疗，很明显的瘀血质，在找何裕民教授治疗之前，断断续续在化疗，导致两手墨黑，舌质瘀暗，一看就是化学毒的连续毒性作用。经过一段时间的中医药配合治疗，卵巢癌算是暂时基本控制住。现在最大的问题是全身酸楚，周身麻木、刺痛；尤其是四肢末端。她形容是如同刀割，一旦晚上静下来，想睡觉时，就像是千虫百蚁爬在身上叮咬，且钻心样疼痛，四肢放到哪里都不舒服。有时候，疼痛剧烈时，只能拿针扎自身，暂以舒缓疼痛。故她伸出手指时，居然手上扎满了针孔，可见其麻木之甚。前期，已用过不少中医药，稍有改善，终不释然。对于此症，何裕民教授辨为"干瘀血"证：系毒素损伤日久，虚火内蒸，干血瘀结，血行闭塞，致骨蒸潮热，身体羸瘦，经络荣卫皆伤，内结干血，遂肌肤甲错，两目暗黑，瘀滞不通，致新血难生，津血不得外荣，腹部胀满，四肢麻木刺痛……遂处方以益气养血，活血通络，祛瘀止痛为主，同时加强扶正抑瘤，滋阴养肝肾。并以成药大黄䗪虫丸为辅助。考虑到她久病入络，同时加强润肤泽皮之外用之剂涂抹，以改善其远端皮肤血供等；并嘱其有空时经常用远红外取暖设备，以保持四肢末梢温暖……多种方法共施，1 个月余，麻木症状有所缓解，3 个月余，麻木症状几近消失，睡眠、饮食等都已正常，患者康复良好。

———— • 第三节 • ————

癌因性生化指标异常

由于癌症本身及手术、放化疗等造成的伤损，癌症患者常可出现诸多异常，这些异常每每借助生物化学（生化）检查，可以清晰地显现出来。这些生化指标异常，既折射出体内功能的某种失常，又往往令患者惶恐不安，亟须加以纠治。

一、癌因性贫血

贫血是癌症患者常见的并发症之一。如果断定为癌症引起的贫血，则称癌因性贫血；也叫肿瘤相关性贫血。有数据显示：超过50％的癌症患者伴有不同程度的贫血，尤其是接受放/化疗的患者中，有55％～95％的患者会出现贫血。其贫血严重程度受诸多因素影响，如患者的病情、患病前的基础性状态、所使用的治疗方法，以及年龄、饮食营养、休息情况等，都对患者的血象情况造成影响。

1. 癌因性贫血概况

癌因性贫血的原因极其错综复杂，但追溯其根源为血细胞的减少，就好比一辆缺了机油的车——车的发动机一旦没了机油，即使发动，也很难再长距离正常行驶；也许在短时间内，它还能跑一段距离；但久而久之对发动机的损害则是不可逆的。癌因性贫血看似一时半会对身体影响不大，但长时间的癌症自身发展或治疗（放疗、化疗、手术等）过程中对机体的消耗和损害持续，则会导致机体各个系统的问题出现。严重的，既可削弱患者放化疗的效果，也可干扰患者后期的生活质量，包括影响患者的预后等。

癌因性贫血常表现于生化检查中血红蛋白浓度（Hb）、红细胞计数（RBC）两项指标的降低。一般认为：成年男性 Hb＜120 g/L、成年女性 Hb＜110 g/L 即为贫血；此外，RBC 成年男性少于 4×10^{12}/L，成年女性少于 3.5×10^{12}/L，也可判断为贫血。

2. 癌因性贫血中医学处置

纠治癌因性贫血，中医药是有颇多方法手段的。大致分成两大类：中医药处置和食疗调补，两者又往往可以融汇成一体。

例如，对急需快速恢复红细胞水平的患者来说，以铁剂治疗＋生血片＋大枣红糖饮（大枣、红糖，沸水煮 15 分钟，每天饮用），效果不错。

饮食上可辅以富含维生素 C 的食物，以促进铁剂的吸收。如苔菜、红蘑、口蘑、木耳、桑葚、冬枣、红枣、鸭血、紫菜、红糖、枸杞子、当归、桂圆肉、甜椒、油菜、番茄、小白菜、猕猴桃、沙棘等。

糖尿病患者，可将汤饮替换成红枣花生衣汤（大枣 50 g、花生米 100 g，将花生米煮沸取汁，花生米冷却取衣，再将红枣和花生衣放入锅中，加入煮过花生米的汤汁，旺火煮沸，捞出花生衣即可每天饮用）。

如若铁剂使用无效，则考虑促红细胞生成素（EPO）＋铁剂（需要根据患者铁代谢情况考虑是否同时补铁治疗）＋八珍汤（人参、白芍、熟地黄、炒白术、茯苓、川芎、当归、甘草，以水煎服），每天一剂；以增强骨髓造血功能，加快血红蛋白合成，用于化疗后的贫血效果很好。

饮食上可增加富含维生素 B_{12} 和叶酸的食物摄入量。如小青菜、西红柿、花生仁、燕麦、玉米、鹅肝、鸭肝、猪肝等。

当血红蛋白（Hb）低于 60 g/L，且对 EPO（促红细胞生成素）治疗无效时，则需要考虑输血。此方法并非首选方法，只适用于重度贫血，输血治疗能够迅速纠正贫血，主要以输全血或红细胞为主。

贫血一般会带给患者组织或器官上的缺氧，造成供氧少则导致气不足，常表现为疲倦困乏、气虚头晕等。此时，在常规治疗前提下，可增加益气养血等中医药治疗，如长期服用一定剂量的人参归脾丸、香砂六君丸、血宝胶囊等。

汤方可用：党参、茯苓、白术、甘草、当归、熟地黄、白芍、五味子、陈皮、大枣、阿胶）等，水煎服，每天 2 次，每次 150 mL。

伴有食欲不振、腹胀或腹泻等肠道问题的患者，可用八珍益母丸、十全大补丸、人参健脾丸等中成药，且在日常饮食中避免与影响治疗效果的食物一同食用，如浓茶；或减少草酸、植酸的食物一起食用，如菠菜、空心菜、麦麸等。

另外，一些肿瘤导致的出血性问题或失血性贫血，首要应彻底止血，维生素 K 参与凝血酶原及凝血因子合成，能够缓解肠道出血，所以应多吃富含维生素 K 的食物，如香蕉、圣女果、蓝莓、菠菜、猕猴桃、梨、无花果等；肠道出血的患者还应以半流质及软食为主，避免刺激肠道，加重出血现象，如馒头、面条、粥、软米饭、面片汤、包子、水饺、馄饨、肉泥、肉丸子等。

合并血栓或微血管病性溶血性贫血（MAHA）的患者则相反。抗凝药物的增加至关重要，如肝素、双嘧达莫、阿莫西林或新型抗凝药；饮食上建议患者增加膳食纤维食物，如魔芋精粉、玉米、小麦、燕麦、荞麦、竹笋、脱水蕨菜、黄豆、青稞、白芸豆、芹菜等。

3. 癌因性贫血的营养学干预

纠治癌因性贫血还需要营养学干预。

其实，这是上述食疗调补的另一种表达。癌患者饮食上总体偏"素"一点，利大于弊。但对于长期偏爱素食的贫血患者来说，另当别论。长期吃素势必导致脂溶性 B 族维生素的摄入不足，其中维生素 B_{12} 和叶酸是造成贫血的重要影响因子。为此，可适当选择瘦肉、血产品（如鸡鸭血、猪血）、豆制品或坚果等富含维生素 B 族的食物。瘦肉或血产品等中含肌红蛋白、血红蛋白，经蛋白酶消化后，游离出的血红素铁可直接通过肠黏膜细胞进入人体，补益造血。有时，以此方法纠治贫血，比起服用铁剂，既方便可口，又有效，且少副作用。

• 推荐食谱

黄芪炖乌骨鸡

食材：黄芪 10 g，乌骨鸡 1 只，盐、姜片少许。

做法：黄芪加水浸泡 2 个小时左右；乌骨鸡处理干净；将姜片、黄芪连同水一起与乌骨鸡放入砂锅中炖 2～3 小时，肉熟烂，加盐调味，食用。

功效：补气养血。

猪肝粥

食材：粳米 100 g，猪肝 70 g，青菜 30 g，少许盐（≤2 g）。

做法：加入清水 500 mL，粳米浸泡 30 分钟，青菜切碎，猪肝浸泡 1 小时，反复换水，至血水析出，清洗干净，切片，将猪肝、碎青菜放入粳米中煮成粥，加入少许盐即可。

功效：补充营养素铁、维生素 B_{12} 及叶酸，缓解贫血。

鸡鸭血汤

食材：鸡鸭血 150 g，内酯豆腐 150 g，葱姜末、黄酒、鲜汤、盐、味精、青大蒜、麻油均适量。

做法：鸡鸭血、豆腐切小块焯水；铁锅用葱姜炝锅后，加入鸡鸭血、豆腐、黄酒、鲜汤、盐、味精，烧开后撇去浮沫，装盆时撒上青大蒜段，滴上麻油即成。

功效：鸡鸭血含铁量较高，也有补血，利肠通便作用。

二、癌因性白细胞低下

中性粒细胞减少或缺乏是癌患者常见的临床现象。当白细胞持续低于 4.0×10^9/L，中性粒细胞绝对值正常或略低却无明显症状者，称粒细胞减少症；若白细胞总数低于 2.0×10^9/L，中性粒细胞低于正常值 $10\% \sim 20\%$ 或绝对值低于 0.5×10^9/L，则称粒细胞缺乏症；后者也就是通常说的白细胞低下。因于癌的，则归为癌因性白细胞低下症，这是临床常见现象。

1. 形成原因与机制

癌症患者白细胞低下的原因复杂多样：①癌的骨髓内转移，挤占骨髓造血组织，或使粒细胞成熟障碍或无效增生；②源自化疗、放疗抑制骨髓造血干细胞，使粒细胞生成减少；③严重感染等使粒细胞破坏增加或消耗增多。

另外，肿瘤等导致脾功能亢进以及血中抗体增加，使粒细胞存活期缩短，也是白细胞低下的常见原因。

化疗时，出现白细胞低下应首先考虑到药物的副作用。不同化疗药物对骨髓抑制的峰值时间不同，一般白细胞最低点为第5～14天，2～3周恢复；而亚硝脲类骨髓抑制最低值在3～5周（6～10周恢复）。

2. 症状及预后

轻微的白细胞减少患者通常没有明显不适，可仅表现为易疲倦、乏力、头晕及低热等。严重者还可出现四肢酸软、食欲不振、恶心、呕吐、心悸、失眠、高热等。中性粒细胞缺乏的主要后果是导致感染。

白细胞的治疗相对于贫血来说，简单一些，这与它代谢能力一般比较旺盛有关。轻微的白细胞低下影响不大，仅表现为疲倦、乏力、低热等；常出现在手术及化疗后，一般几天后或善加调理，大都能够恢复。严重的，则需多种方法纠治，才能有所改善。

3. 常用的纠治对策

癌性白细胞降低的纠治，目前药物"升白"是首选，尤其是接受化疗时。医学上又称打"升白针"。其实是注射重组人粒细胞集落刺激因子（G-CSF），它确实是目前纠治白细胞降低最快速的方法之一，能够促进白细胞从骨髓到外周血的释放，但治疗中可能会出现身体酸痛等副作用。对白细胞总数持续低于$2.0 \times 10^9/L$的患者，必要时还应采取隔离、住处紫外线消毒、保护骨髓，运用广谱抗生素和集落刺激因子等措施，避免感染，以防加重病情。

此外，对想要快速升高白细胞的患者来说，口服激素类药物（如地塞米松、泼尼松等），都有短期提高白细胞作用；但其升白细胞效果没有"升白针"来得快，虽它不太会出现骨头酸痛等副作用，但也有副作用，更不宜长期使用。

对严重的白细胞降低或骨髓抑制者，有时会被建议进行造血干细胞移植，但目前此类方法仍属小众；就我们观察而言，需谨慎；实在无法，方可一试。

4. 常用措施

临床上做综合考虑，我们倒不一定动不动就注射"升白针"。有时，综合措施，包括加强休息、加强中医药等都效果不错。

考虑到"升白针"本质上是把不太成熟的白细胞从骨髓中"赶出"来，进入血液，拔苗助长，饮鸩止渴，很多人打了"升白针"后，后续治疗，他的白细胞跌得更低。借抓壮丁隐喻：强行"升白"，如同抓完 18 岁壮丁，13～14 岁娃娃凑数；再后呢？生物学的补充是个自然过程，需怀胎十月；且这些娃娃兵效用/战斗力很差，有时仅是凑个数而已。因此我们的经验，若白细胞数不低于 3.0×10^9/L，通过中西医综合纠治方法，借中医药和饮食调整等，也许是最聪明的选择。

对于癌性白细胞低下，我们常采用中医辨证论治结合零毒抑瘤之治则：一方面中医药治疗，并及时适度配合化疗等达到减毒增效，努力减少化疗对骨髓造血机能的抑制和损害；另一方面，化疗后及时采用"零毒抑瘤"之法，也可有效提升化疗所致的白细胞低下，平均起效时间为 13～18 天。

此时，如果运用中医药，包括辨证汤剂及中成药等以提高白细胞，常常效果尚可。中成药如升血调元汤、生血丸、贞芪扶正冲剂、升白宝口服液、补肾健脾扶正冲剂、灵芝片等，都能够益气健脾、升高白细胞。其中，茯苓多糖/灵芝多糖等都可有效促进机体 T 淋巴细胞的增殖，升高白细胞。灵芝片则每天6 片，分两次服用。中成药贞芪扶正冲剂等也有一定帮助，可每天 2 包或若干片。

饮食上可适当补充一些健脾益气、滋养肝肾、益精生髓等的食物，如黑豆、灵芝、黄精、黑木耳、黑芝麻、黄芪、香菇、党参、牛肉、猪骨髓、红景天、枸杞子、桑葚、乌骨鸡等。

5. 营养学干预

癌因性白细胞低下的营养学干预也很重要。它虽无法快速起效，却是维持持久效果的要点之一。这需要遵循下列原则：

（1）保持食物洁净，降低外源性食物感染：首先从食物卫生开始，不吃生食，诸如蔬菜沙拉、生鱼片、泡菜等都不宜吃；蔬菜保持新鲜，在外就餐保持公筷习惯，减少外卖及在外就餐次数，外卖食物或吃剩食物尽早放入冰箱保鲜冷藏，拿出后加热透，目的就是减少可能的肠道感染。

（2）多食滋养肝肾、益精生髓食物：中医学认为白细胞生于骨髓而入血，所以适当补充诸如山药、桑葚、黑豆、黑木耳、黑米、黑芝麻、枸杞子、灵芝、黄芪、党参、黄精、海参等食物，不仅有利于升高白细胞，还能够提高抗癌力。

（3）宜多选择的食物：白细胞低下的营养学干预措施还包括多选择有提高白细胞的食物。其包括：

高蛋白类：鸡蛋羹、酸奶、余瘦肉丸子、清蒸鱼、豆腐、豆浆等；

粮谷类：大米粥、小米粥、燕麦粥、白面馒头、面条、豆粥等；

水果及蔬菜类：煮熟的蔬菜，如菠菜、生菜、圆白菜、娃娃菜、去皮的西红柿、胡萝卜、蘑菇、西葫芦等。

（4）尽可能少食或不宜选择的食物：不太适合于白细胞低下的食物，包括油炸食物、肥肉、半熟牛奶、凉拌菜、生牛奶、冰激凌、糙米、玉米、驴肉火烧、纤维素比较多的蔬菜，如菜薹、辣椒、芹菜等；还有咸菜与泡菜等。

- 推荐食谱

黄精豆浆

食材：黄精 10 g，黑豆 25 g，黑芝麻 10 g。

做法：将黄精和黑豆浸泡 2 小时，黄精用沸水煮沸 30～60 分钟，取汁与浸泡好的黑豆、黑芝麻一起放入豆浆机中打成浆，即可。

功效：黄精具有补养肺阴、润肺、益肾等的功效；黑芝麻具有补肝肾、益精血的功效；黑豆具有益精明目，养血祛风的功效；三者一起相配，具有补肾益精、养阴生血等功效。适宜于化疗时或化疗后白细胞减少的患者。

鸡血藤黄芪大枣汤

食材：黄芪 15 g，鸡血藤 30 g，大枣 5 枚，红糖 8 g。

做法：将黄芪、鸡血藤、大枣一起放在水里熬煮即可。红糖调味，一天 2 次。

功效：补血益气。体内阴虚火旺、湿热、痰湿体质的患者不宜食用。

三、癌症相关的血小板减少

血小板主要作用为凝血和止血功能，并帮助修补破损的血管。当血小板降低时，身体的止血功能变弱，容易发生出血现象：如皮肤或者黏膜的出血，牙龈出血、消化道出血等。癌症患者治疗前后出现血小板减少者很常见。通常，血小板计数低于 $100×10^9/L$ 时，即可谓之血小板减少；$≤50×10^9/L$ 时，可随时有出血倾向；$<20×10^9/L$ 时，可表现为自发性出血；此时，有一定的生命危险。癌症患者治疗前后出现血小板减少就

是癌症相关性血小板减少症。

1. 形成原因与机制

癌症患者中，血小板减少最常见的原因是化疗/放疗对骨髓的抑制；其次是肿瘤浸润骨髓，影响了血小板再生；再次，化疗药也可通过机体免疫机制造成血小板破坏，导致此症；还有，原本有肝脏或脾脏功能问题的，也可以因为血小板代谢失常而导致此症。此外，弥散性血管内凝血（DIC）导致血小板消耗过多，脾功能亢进的血小板破坏增加，以及病原微生物的毒素直接破坏血小板，癌症伴有的微血管病性溶血性贫血（MAHA）和溶血性尿毒综合征（HUS）等，都可见到血小板大减。

原则上，不同原因机理导致的血小板减少与出血，其纠治措施不尽相同。

本病症的主要症状就是动不动便出血及凝血机制失常，很不容易止住血。

2. 常用的纠治对策

（1）去除血小板减少的诱因：如药物引起的，应立即停止可疑药物；由肿瘤直接引起者，应尽可能控制原发癌症；免疫性血小板减少性紫癜（ITP），首选药物为肾上腺皮质激素，如用泼尼松；还可应用烷化剂或长春碱类等治疗。

（2）预防出血：重度血小板减少的患者应避免用力努便、剧咳、性交、外伤等；禁用非甾体类抗炎药等可能诱发出血的药剂；有感染时，应立即加以控制。

（3）轻至中度的血小板减少，可采用药物促进血小板生成；许多中药与西药有升血小板作用：如可用中成药血康、血宁糖浆等；也可用白细胞介素-6（IL-6）等，使其恢复正常。

（4）急性出血或严重性血小板减少：血小板计数低于 $20 \times 10^9/L$ 时，应及时静脉输注浓缩血小板，以避免严重出血。血小板输注应在有致命性或中枢神经系出血危险时及时应用。

（5）控制出血：可使用止血药，如酚磺乙胺、卡巴克络、维生素 K、维生素 C、氨甲苯酸等均可酌情选用。

3. 常用措施

对于癌相关性血小板减少的出血患者，我们的处置原则是：首先控制出血；防范新的出血可能；减少新的创伤；了解血小板减少的可能机制，尽可能针对性地加以纠治；且尽可能综合性地使用中医药方法。

其中，包括以辨证论治为主，适当加促进骨髓血小板再生的中药，根据出血部位不同（如咯血、吐血、鼻衄、便血、尿血、崩漏等）应用不同的止血中药，如仙鹤草、白及、三七、棕榈炭、生地黄、地榆、艾叶、紫草根、茜草、侧柏叶等。

平素常可佐加复方成药，常用的如胶艾汤、十灰散、四生丸、止血生肌散、云南白药、三七伤药片、血宁糖浆、血康等。对于轻中度出血，没有生命危险者，仅以中医药治疗，每每就能达到良好疗效。

临床上，癌症患者的血小板降低很多时候是化疗药造成的，如果是轻中度的减少，可适当地给予口服促血小板生成类药物，生血宝合剂、升血小板胶囊、维血宁、血康胶囊、利可君等均是针对血小板减少症的可用药物。如同时存在白细胞降低情况，还可额外给予 IL‐6 等，也可促使血小板回到正常。

肝功能失常、脾功能亢进等也是血小板降低的原因之一。必要时，着重纠治肝功能失常及脾功能亢进等，也是重要措施之一。具体方法很多，中成药及辨证论治的汤剂，局部栓塞等都可以。对此，不详细展开了。

此外，还可以借助灌肠等以止血，减少血小板丢失，可参见附案。

4. 营养学干预

通过饮食营养来干预调理血小板异常，也是重要手段。

可参考的具体做法很多，比如，可在食物中适当增添一些益髓补血之类食物，如黑芝麻、黑木耳、猪血、猪肝、红糖、红枣、红皮花生等。

此外，经常食用一些具有止血作用的食物；如白茅根、槐花、藕或菠菜、大豆类、黄瓜等富含维生素 K 的食物等，也有帮助。此类食物常有调节凝血蛋白质的合成，从而有利于止血，且可能有一定的促进血小板生成之功。

再者，避免锐利且坚硬类的食物摄入也很重要，如瓜子、坚果、刺多的鱼类、带皮的水果等，避免造成食管和胃肠道黏膜的损伤及出血。

- 推荐食谱

黑豆枸杞炖猪骨

食材：枸杞子 20 g，黑豆 25 g，猪骨 250 g，姜片、葱、盐少许。

做法：上述食材一起放入锅中炖煮至黑豆熟烂，汤汁黏稠即可。

功效：益髓补血汤；适合于血小板低下之症。

参杞鸡蛋粥

食材：党参 15 g，枸杞子 15 g，大枣 3 枚，鸡蛋 1 个，粳米 60 g，红糖 5～10 g。

做法：将党参洗净浸泡 30 分钟后，煮沸取汁，再将党参汁与枸杞子、大枣、粳米一同煮粥，粥成后打入鸡蛋搅匀煮熟，放入红糖调味即可食用

功效：补益气血，止血生血。

黑木耳花生衣羹

食材：黑木耳 30 g，花生衣 20 g，大枣 5 枚。

做法：将黑木耳、花生衣、大枣分别用冷水泡发，红枣去核，所有食材放入砂锅，大火煮沸，再用小火煨炖 30 分钟，待黑木耳酥烂即成。每天 1 次。

功效：补气、养血、止血。

大枣羊骨汤

食材：大枣 10 g（去核），羊胫骨 500 g，盐 3 g。

做法：将羊胫骨洗净，加水煮 30 分钟，去沫，再与大枣一同煮至烂熟，加盐调味即可。每日 1 剂，2 次分服。

功效：补肾健脾、养血，升高血小板。

案例：吴某，革命老军人，素有肝功能不全，常便血，84 岁时因便血，被确证为结肠癌晚期；便血不止，创伤性治疗措施都无法采取。初期靠输成分血才能勉强维持。后来，对成分血不耐受，出现了全身反应。便血不止同时，血象越来越差，血小板不到 $20 \times 10^9/L$，白细胞却高达 $15 \times 10^9/L$。显然，伴发了肠道炎症，医师也不敢再输成分血（包括血小板），怕激发过敏反应。似乎在等死。家属十分着急，找到何裕民教授。何裕民教授一看，确实十分棘手。知其是降结肠段癌大量出血。出血不止，血小板不可能纠正，出血也很难止住。灵机一动，何教授以灌肠法为主，先止其便血。灌肠方中除一般药物外，加了大量仙鹤草、白及、三七、紫珠草等酸涩收敛之物。结果一剂灌下去，大便始成型，便血逐渐减少；灌肠一周后，便血基本消失，血小板开始慢慢回升，体力逐渐改善。该老人后来又活了 6 年多，过 90 岁才去世，在整个干休所里被传为佳话。

四、癌症性肝功能损伤

临床上，癌症患者肝功能损伤非常普遍，其原因及机理众多，不及时有效加以解决，将影响后续治疗及康复。

1. 形成原因及机制

（1）患者常因化疗、放疗等所造成药物或放射等的创伤性肝损伤。

（2）肝脏血流丰富，是不少肿瘤（如结直肠癌、胃癌、肺癌、乳腺癌等）转移灶的寄居地；也就是说，系转移到肝所致。或虽一时尚无影像学证据，但高度提示肝脏存在隐形癌细胞微小转移灶所致。

（3）50％～80％的肝癌患者在癌变前即存在有慢性肝炎或肝硬化病史，多数患者长期肝功能不正常。

（4）有肝脏手术切除史的患者，可能因功能正常肝细胞数量锐减而致肝功能储备力下降；或肝脏自我修复功能差。

（5）有些患者虽肝脏本身没有器质性改变，但因心、肾、胆管等器官的伤损等，造成肝血流量的下降或肝血流瘀滞，进而间接造成肝功能损伤。

此外，有研究提示：癌细胞扩散转移其他器官（虽不一定是肝）时，肝仍处于连锁反应中心，这使得肝脏对癌转移特别敏感，故可率先表现出肝功能损害。换句话说，即使一时尚无影像学证据提示肝转移，但某些肝功能指标异常可能是一个早期信号，提示体内有转移病灶存在。

2. 常见的癌性肝功能异常指标

（1）胆红素：血清胆红素升高多表示肝病活动期，或梗阻性黄疸或癌病程晚期。总胆红素＞30 μmol/L 者不宜进行手术；总胆红素＞20 μmol/L 者，肝癌切除术应谨慎；此时，化疗等创伤性治疗也应谨慎。

（2）白/球蛋白绝对值及比值：白蛋白绝对值反映有效肝细胞的总数在肝脏慢性和严重损害时明显减少。白蛋白正常值为35～55 g/L，＜30 g/L 不宜进行大的手术切除；化疗等也需谨慎。正常人白/球蛋白比值为 1.5～2.5，白/球蛋白比值倒置，反映肝功能失代偿。

（3）丙氨酸转氨酶：丙氨酸转氨酶异常反映肝实质细胞损

害，或提示癌细胞大量坏死。癌患者丙氨酸转氨酶明显增高，化疗需终止，手术也须谨慎，死亡风险会有所提高。

（4）γ-谷氨酸转肽酶：此指标明显升高提示肝癌肿块巨大，或门静脉内有广泛癌栓，或化疗不宜再继续了，或对手术或预后有很大负面影响。

（5）凝血酶原时间：凝血酶原时间明显延长表示肝功能损害严重，凝血机制出了严重问题，有大出血可能，预后较差。

还有其他一些肝功能指标也有一定的临床意义，但由于涉及太多，不做展开。

3. 肝功能异常临床症状

癌症患者肝功能损伤可以表现出诸多临床症状：

（1）肝病面容：表现为面色黯黑、无华、粗糙、唇色/面色紫暗、蜘蛛痣及肝掌（毛细血管扩张）、牙龈出血、脾大、两胁肋部胀痛等。

（2）低白蛋白血症：肝功能异常可致白蛋白合成不足，胶体浓度下降，血液中的水分透过血管进入组织中，常导致腹水、胸腔积液、下肢凹陷性水肿等。

（3）黄疸：常可引起胆色素代谢异常，主要症状表现为皮肤、巩膜等黄染，黄疸加深时，尿、痰、泪液及汗液也被黄染，唾液一般不变色。

（4）消化道症状：出现一系列消化道障碍症状：如恶心、呕吐、纳呆、厌食、腹胀等。

4. 常用的纠治对策

（1）立即停用或减量运用有可能伤肝之药，不管什么药（包括靶向药物、化疗药、止痛药、退热药、抗感染药等），尤其是本身即可能伤肝的靶向药物、化疗药等。

（2）可选择应用保肝药、抗过氧化、解毒、改善肝脏微循环、抗炎等。如用还原型谷胱甘肽（GSH）、复方甘草酸注射液、水飞蓟宾、多烯磷脂酰胆碱、熊去氧胆酸等，必要时加用糖皮质激素。

（3）对症治疗：利胆、促进代谢、调整饮食结构，适当血制品支持等。

（4）饮食营养调整：如以优质蛋白质、高维生素、低糖、低脂肪饮食为主。包括蛋、奶、瘦肉、鱼肉、豆制品等，为肝脏修复提供必需能量；维生素（特别是 B 族维生素、维生素 C）能够促进肝脏细胞修复；强调低糖、低脂肪饮食，以减轻肝脏代谢负担。

（5）严格戒酒：酒精的代谢产物有肝毒性，会加重肝脏损伤。

5. 常用措施

临床上，肝功能损伤的癌症患者非常多。我们颇有应对经验。

（1）梳理肝损起因及其程度，立马减轻可能存在的危险因素：癌患者中肝功能损伤，起因非常复杂。故首先需要初步梳理清楚肝损的起因及严重程度，包括对当下治疗及康复的影响，原本有没有肝损或可能存在的潜在肝损。若肝损严重的，停用现所用的所有药物及疗法，先减少进一步伤损的可能（包括已用了一段时间保肝西医之法却收效不明显的）；有时，仅停止进一步伤损，让肝脏修养生机，也会获得较好效果。若伤损并不严重者，可调整治疗方法及策略，借更为温和的措施来纠治。

（2）借助饮食疗法来纠治：对此，我们临床上特别注重，不同癌种出现肝功能伤损时的饮食纠治对策，讲究针对性，笼统地说，其共性措施有：①肝损患者饮食宜清淡、易消化，不可过食油腻、厚味及浓烈之品。②脂肪摄入过多，会加重肝脏负担，容易引起脂肪泻。③须补充优质蛋白，它是修复肝功能的重要一环，但过量会加重肝负担。④此时的能量供给应以碳水化合物为主，既有节氮作用，还可促进肝脏利用氨基酸来修复肝细胞。⑤合理添加维生素及益生菌等。这些，对肝细胞的解毒、再生、修复等意义特殊。但维生素等主张源自天然的，故宜多吃富含维生素的新鲜蔬菜和水果等。

（3）透皮吸收以缓解诸多症状：此时，患者往往还有许多症状，如胀痛、梗阻、疼痛、肝区胀满、腹水等，我们善于借外敷（透皮吸收）加以解决。透皮吸收无过肝脏效应，故不会伤肝，但可缓解症状，有助于患者综合康复。

（4）中医药调控：此时善用中医药也很重要。但按常规，哪怕是辨证论治，也可能会加重肝脏负担。故用法非常讲究。何裕民教授就从不在这种状态下用柴胡等，因为柴胡有"劫肝阴"之虞。此时，他主张以轻灵通透之剂，如少量且小剂量的佛手、青蒿、金线莲、冬凌草等，呵护肝脏，促进修复。与此同时，他十分喜用有良好护肝作用的灵芝片、食疗的北虫草等，共奏佳效。

五、癌症性肾功能损伤

临床上，癌症患者伴发有肾功能损伤者也十分普遍，只不过人们对其关注程度不及对肝功能损伤这么严重。

1. 形成原因及机制

癌症患者发生肾功能损伤的原因很多，常见的有：

（1）造影剂性肾病：是造影剂引起的肾功能损伤。

（2）中毒性肾病：是化疗药物引起的肾功能损伤。

（3）免疫相关性肾功能损伤：因为癌症所诱发的机体免疫相关性反应导致的肾功能损伤。

（4）肿瘤溶解综合征伴急性肾功能损伤：肿瘤溶解综合征指癌细胞增殖速度极快或经治疗后癌细胞大量死亡时，出现以高尿酸血症、高钾血症、高磷血症、低钙血症等代谢异常为主要特点的急性肾功能损伤。

（5）肝肾综合征：指肝肾功能同时受损之情况。

（6）有些患者，特别是老年女性患者，本身就存在着无症状性的肾功能不全（比如，平素即有慢性尿路感染，或慢性肾盂肾炎等），复因癌症/癌症的创伤性治疗等，加剧了肾功能不全。

癌症患者肾功能损伤的原因及机制还有很多，甚至其情况远较肝功能受损来得复杂。若不及时解决，影响后续治疗及康复；甚至波及其后续的生存。

2. 肾功能异常的指标

癌症患者肾功能损伤有急慢性之分。急性（急性肾衰竭）或迁延性（慢性肾功能损伤）均可主要表现出肾小球滤过率的下降。在临床上可分别表现为进行性尿毒症、水电解质紊乱、代谢性酸中毒、少尿甚至无尿等。

除了肌酐、尿素氮、尿酸等人们熟悉的外，其最重要的指标是内生肌酐清除率，它是判断肾小球滤过功能损害的敏感指标，低于每分钟 80 mL 时，提示肾小球滤过功能减退；减至每分钟 70～51 mL 时，提示轻度损害；低于每分钟 50～31 mL 为中度损害；低于每分钟 30 mL 以下为重度损害；减至每分钟 20～10 mL 以下则为肾功能不全，提示预后不良。一般低于每分钟 30 mL 时就需考虑化疗谨慎了。

此外，尿液检查还包括可见有蛋白尿、血尿等。

由于癌症患者大都属于中老年，本身有可能存在不同程度的肾功能低下，有的患者还有高血压肾病、糖尿病肾病、肾结石、肾炎，或尿路梗阻等，包括长期服用降压药、降血糖药；女性老年人还多少存在着慢性肾盂肾炎或泌尿道慢性感染等，都影响到肾功能，导致肾功能低下。这些都需要有所兼顾。

3. 肾功能异常的临床症状

多数肾功能不全的癌症患者常伴有乏力、呼吸困难、厌食、恶心、呕吐等。急性输尿管梗阻可出现侧腹部疼痛和腹绞痛；急性尿潴留和膀胱流出道梗阻可出现排尿困难、尿频和夜尿增多；查体可发现眼睑及其周围水肿、心动过速、腰痛等。超声波、CT、静脉尿路造影、逆行肾盂造影、放射性核素肾图等检查可发现尿路梗阻、肾脏体积增大、肾积水、肾皮质萎缩等。

4. 常用的纠治对策

（1）立即停用或减量运用有可能伤肾之药，不管什么药（包括靶向药物、化疗药、止痛药、退热药、消炎药等）。特别是某些中医药，也会伤肾，需停用。

（2）根据不同情况，选择较为严格的蛋白控制、摄入水量控制等。

（3）对症治疗：原来有高血压、糖尿病等的，包括利尿剂等的运用，需与专科医师协商后做出合理调整。

（4）饮食营养调整：既要确保一定的营养供应，又不可加重肾脏负担。

（5）部分中成药的合理运用。临床这类药物不少，有金水宝、黄葵胶囊、五苓胶囊、肾炎康复片、肾炎灵胶囊等，特点不一，需在医师的指导下运用。

5. 常用措施

临床上，癌患者中肾功能损伤的很多。而且，肾损伤不同于肝损伤，肝是具有强大自我修复能力的，肾却不然。一旦肾功能单位损伤（不管是肾小球，还是肾小管受损），它是没有自我修复能力的，损伤将是终身的。故保护好肾非常关键。然而，临床上不少癌患者经多年（甚至20～30年）的调整，肾功能不全没有进一步发展，有的反有所改善，却并不少见。说明积极合理调整还是有意义的。不过，肾功能损伤的情况比较复杂，每个患者都不一样，无法一概而论。

（1）梳理肾损伤的起因及其程度，立马剔除可能存在的危险因素。

（2）根据不同情况，指导针对性地调控饮食（特别是蛋白质）及水的摄入量。

（3）以王道为指导，温和的中医药调整，十分重要。稳妥的中医药调整，对维持肾功能还是很有意义的。

（4）饮食指导。

（5）在肾功能虽有伤损，却还未失代偿时，嘱适当增加新鲜的白茅根、白芦根、百合、虫草花等的摄入，特别是白昼多喝水，加强排泄，很重要。

何裕民教授借灵芝片中的灵芝多糖来调整肾功能，效果不错。

非湿热体质者，可建议长期服小剂量（一半剂量）的六味地黄丸，细水长流。

案例1：张某，女，2004年50岁时明确为左乳腺癌，淋巴转移，三阴性，化疗两次后发现面部水肿、下肢水肿，乏力，素来常有尿频尿急等，曾被判断为肾功能不全；查尿蛋白（＋＋＋＋），24小时尿蛋白丢失1500～2000 mg，肾小球滤过率低于20 mL，提示严重的肾功能不全。此妇人很纠结，脾气暴躁，因为正好处于更年期综合征阶段，内心很恐惧，天天提心吊胆。找到何裕民治疗。我们在中医药抗癌的同时，让其果断停用化疗。若再化疗下去，很可能导致肾衰竭。治疗时我们用中医药控制临床症状及乳腺癌，同时帮助她用中医药调整肾功能不全，嘱咐白天多喝水，多喝新鲜的茅草根、芦苇根煮水，当茶饮；并配合用点黄葵胶囊、灵芝片等，建议她食疗多吃点新鲜的北虫草（可以当菜肴，也可以凉拌）。就以中医药为主，很快她的乳腺癌情况和更年期症状都控制住了；3个月后尿蛋白维持在（＋＋＋）～（＋＋＋＋）；半年后维持在（＋＋）～（＋＋＋）；半年后24小时蛋白丢失量进入1000 mg以内；3年后症状和指标都很稳定；肾小球滤过率恢复到了 50% 左右，尿蛋白恢复到（＋＋）～（＋＋＋）。十几年过去了，她现在已 68 岁了，肾小球滤过率维持在 70～80 mL，很少再出现下肢及面部水肿，尿频尿急等也改善，夜尿仅偶尔有，尿蛋白偶尔为（＋＋），一般都为（＋）或以下；24 小时尿蛋白量稳定在 300 mg 以下。患者非常满意。

案例 2：陈某，77 岁，女，本系内科医师，基础病很多，肥胖（90 多千克）、高血压、糖尿病、慢性肾盂肾炎多年，并见中度贫血。于 75 岁时发现输尿管癌，因体质情况差，没法做手术。尽管严格控制饮食，积极西医治疗，仍逐渐出现进行性肾衰竭，肌酐、尿素氮都直线上升。其女儿本人是三甲医院肾病科主任医师，用了多种方法，包括一直运用中医药内服，都没办法改善肾功能，正犹豫于用不用血透和腹透等疗法之际。但她深知一旦透析则是不归之路，母亲的精神及身体状态都不允许。无奈之中，于 2020 年 11 月份求助何裕民教授。何教授研究了其早期处理方法，认为再纯用中医药内服，已效果不佳。遂与其女儿分析后，另辟蹊径，着重借助肠道，排出毒素。因为女儿是肾病科资深医师，虽曾经用过灌肠方法，效果一般，无奈之中，只得同意试试。何裕民教授遂以辨证轻剂内服药为辅，同时保留灌肠为主，灌肠方以小分子通透性较好的中医药打粉为主。没想到此方法十分管用，首先改善了她原来大便坚硬的症状，半个月后，肌酐从 500 多 U，降至 400 多 U；尿素氮则以 10 U 一次的频率下降；且以后持续下降，每一次都降低几个单位。半年后，肌酐基本接近 200 U，尿素氮降至 20 U。气色明显好转，原来尿毒症引起的全血减少也明显改善。后来，该女医生又推荐多名同样肾功能不全患者来求治，效果都有所改观。

其实，善用一些具有吸附性强的中医药药末，通过肠道吸附，排出毒素，也可以作为尿毒症难治症状的一个救急法宝。当然，与此同时，严格控制饮食，配合内服治疗等，也非常重要。

图书在版编目（CIP）数据

智慧治癌 / 何裕民主编. — 长沙 ：湖南科学技术
出版社，2022.3
ISBN 978-7-5710-1492-6

Ⅰ．①智… Ⅱ．①何… Ⅲ．①癌－防治－普及读物Ⅳ.
①R73-49

中国版本图书馆 CIP 数据核字(2022)第 038371 号

ZHIHUI ZHI'AI

智慧治癌

主　　编：何裕民

出 版 人：潘晓山

策划编辑：梅志洁

责任编辑：唐艳辉

出版发行：湖南科学技术出版社

社　　址：长沙市芙蓉中路一段 416 号泊富国际金融中心

网　　址：http://www.hnstp.com

湖南科学技术出版社天猫旗舰店网址：

　　　　　http://hnkjcbs.tmall.com

邮购联系：0731－84375808

印　　刷：湖南凌宇纸品有限公司

　　　　　（印装质量问题请直接与本厂联系）

厂　　址：长沙市长沙县黄花镇黄垅新村工业园财富大道 16 号

邮　　编：410600

版　　次：2022 年 3 月第 1 版

印　　次：2022 年 3 月第 1 次印刷

开　　本：710mm×1000mm　1/16

印　　张：20.25

字　　数：241 千字

书　　号：ISBN 978-7-5710-1492-6

定　　价：59.00 元